Dr. med. David Eisenberg war der erste amerikanische Medizinaustauschstudent in der VR China. Gründliche Sprachkenntnisse und langjährige praktische Erfahrungen in verschiedenen Kliniken für traditionelle chinesische Medizin machen ihn zu einem exzellenten Kenner der chinesischen Energiemedizin.

Dr. Eisenberg arbeitet heute an der Harvard Medical School zusammen mit Prof. Herbert Benson im Fachbereich Verhaltensmedizin an einer Synthese von chinesischer und westlicher Medizin.

Herausgegeben von Wolfgang Gillessen

Deutsche Erstausgabe Mai 1990
© 1990 Droemersche Verlagsanstalt Th. Knaur Nachf., München
Titel der Originalausgabe »Encounters With QI«
Copyright © 1985 by David Eisenberg and Thomas Lee Wright
Originalverlag W. W. Norton and Co., USA
Umschlaggestaltung Manfred Waller
Umschlagillustration Gerhard Prokop
Satz MPM, Wasserburg
Druck und Bindung Ebner Ulm
Printed in Germany 5 4 3 2 1
ISBN 3-426-06005-1

David Eisenberg /
Thomas Lee Wright:

Chinesische Medizin

Begegnungen mit QI – Ein Erfahrungsbericht

Aus dem Amerikanischen von Peter Hübner

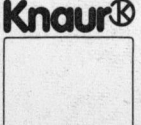

Für meine Mutter
Dorothy Eisenberg

Inhalt

Geleitwort von
Prof. Herbert Benson

David Eisenberg und ich begegneten uns als Student und Lehrer in meinem Kurs über Verhaltensmedizin an der *Harvard Medical School*. Dr. Eisenberg war bereits zu der Zeit sehr an China und seinen traditionellen medizinischen Praktiken interessiert. Wie Sie auf den folgenden Seiten sehen werden, gelang es ihm tatsächlich recht bald, nach China reisen zu können und dort zu studieren. Aufgrund meiner eigenen Forschungen auf dem Gebiet der Wechselbeziehungen zwischen Körper und Geist und den darauf basierenden alternativen medizinischen Systemen war ich sehr daran interessiert, Dr. Eisenbergs Beobachtungen kennenzulernen. Ich war besonders neugierig auf Qi Gong und die Ansätze zur Körper-Geist-Integration, die einem so großen Bereich chinesischer Medizin zugrunde liegen. Schließlich besuchten er und ich gemeinsam China, um Qi-Gong-Aktivitäten zu beobachten und deren Praktizierende zu erforschen. Die Forschungen dauern bis heute an, und Dr. Eisenberg ist jetzt mein Kollege in der Abteilung für Verhaltensmedizin an der *Harvard Medical School*.

Chinesische traditionelle Medizin, das indische Ayurveda, tibetanische Medizin und andere östliche medizinische Systeme entwickelten sich zum größten Teil unabhängig von der westlichen wissenschaftlichen Medizin. Bis zum zwanzigsten Jahrhundert wurden das östliche wie auch das westliche medizini-

9

sche System jeweils von ihren eigenen Praktizierenden als besonders wirkungsvoll angesehen. Heutzutage hält man die westliche Medizin allgemein für den höchsten Standard, an dem alle anderen Praktiken gemessen werden sollten.

Die gehobene Position westlicher wissenschaftlicher Medizin ist gerechtfertigt, da sie viele Heilungen bewirkt, die bei den anderen nicht möglich sind. Doch sie spielte nicht immer eine solch führende Rolle. Vor dem zwanzigsten Jahrhundert hatte die westliche Medizin, gemessen an dem heutigen Standard, einen fragwürdigen Wert. L. J. Henderson, einer der angesehensten Biochemiker von Harvard, soll gesagt haben: »Irgendwann zwischen 1910 und 1912 hatte in diesem Land ein x-beliebiger Patient mit einer x-beliebigen Krankheit, der einen x-beliebigen Arzt aufsuchte, zum ersten Mal in der Geschichte der Menschheit eine mehr als fünfzigprozentige Chance, von der Begegnung zu profitieren.«

Vor dem zwanzigsten Jahrhundert waren erfolgreiche Behandlungen mit nicht spezifischen oder Placebo-Effekten verbunden. Wie Dr. A. K. Shapiro schrieb, sind jede Behandlung oder jeder Aspekt einer Behandlung immer dann ein Placebo, wenn sie keinen spezifischen Einfluß auf die Erkrankung eines Patienten oder deren Symptome haben. Placebos sind jedoch nicht auf Zuckertabletten oder andere inaktive Substanzen begrenzt. Jeder nicht spezifische Aspekt einer Behandlung ist ein Placebo, das schließt die geistige Einstellung sowohl des Patienten wie auch des Arztes ein. Drei Hauptelemente sind notwendig, damit Placebos wirken: die Überzeugungen und Erwartungen des Patienten, die Überzeugungen und Erwartungen des Arztes und die Beziehung zwischen Arzt und Patient. Diese Faktoren werden in chinesischen und anderen nichtwestlichen medizinischen Praktiken mit einbezogen.

Im Verlauf des zwanzigsten Jahrhunderts hat die westliche Medizin spezifische Therapien definiert. Antibiotika wurden entdeckt. Tuberkulose nahm vor dem Gebrauch von Antibiotika, die seinen Erreger unschädlich machten, überhand. Tatsächlich wurden in den USA vor den fünfziger Jahren die meisten Krankenhausbetten zur Pflege von Tuberkulosepatienten vergeben. Nach der Entdeckung und dem weitverbreiteten Gebrauch von Penicillin war Lungenentzündung nicht mehr die gefürchtete Krankheit, die sie einmal war. Syphilis, Gonorrhöe und andere schwere Infektionen wurden ebenfalls heilbar. Insulin wurde isoliert, es konnte Diabetes und seinen ernsten, lebensbedrohenden Manifestationen entgegenwirken. Vitamine wurden entdeckt und ihre Einnahme konnte Pellagra, Rachitis, Beriberi und Skorbut heilen. Die Chirurgie war in der Lage, schwere Verletzungen erfolgreich zu behandeln. Patienten mit grauem Star konnte ihr Sehvermögen zurückgegeben werden. Säuglinge, die mit Herzfehlern geboren wurden, konnten in früher Kindheit operiert werden und ein normales Leben führen. Die Auflistung geht weiter, ist lang und eindrucksvoll. Diese Behandlungen waren erfolgreich, ob an sie geglaubt wurde oder nicht, sogar in der Gegenwart eines unsympathischen Arztes.

Die Bedeutung und der Wert der nicht spezifischen Behandlungen oder Placebo-Effekte wurden neben diesen neuen, wirklich phantastischen, spezifischen Behandlungen als gering angesehen. Diese Therapien hatten einen ehrfurchtgebietenden Erfolg und eine bemerkenswerte Beständigkeit im Vergleich zu denen, die mit dem Placebo-Effekt arbeiten. Der Placebo-Effekt wurde zu einem verspotteten Teil der Behandlung. Er konnte nicht erfolgreich konkurrieren. Viele seiner wichtigen Aspekte wurden aufgegeben, und die westliche Medizin wurde fast ausschließlich von spezifischen Therapien abhängig. Die Therapien nichtwestlicher Medizin wurden nicht für beachtenswert gehalten.

Trotz aller Erfolge der westlichen Medizin werden zur Zeit nur ungefähr 25% der Krankheiten, derentwegen ein westlicher Patient einen westlichen Arzt aufsucht, durch spezifische Mittel und Vorgehensweisen erfolgreich behandelt. Die anderen 75% heilen entweder von selbst oder sind mit nicht spezifischen Wechselbeziehungen der Körper-Geist-Integration verbunden. Unser westliches medizinisches Vorgehen ist also in seiner Wirksamkeit ziemlich begrenzt. Wir können es uns nicht leisten, andere medizinische Praktiken zu ignorieren. Wir sollten sie untersuchen und herausfinden, was spezifisch ist und was nicht. Dann sollten wir die nützlichen Merkmale in unsere westliche Praxis einbeziehen und unser eigenes Wissen mit den Praktizierenden alternativer Systeme teilen.

Da sich das zwanzigste Jahrhundert dem Ende zuneigt, steht China vor einer historischen Wahl. Wie will es den Reichtum seiner traditionellen Medizin bewahren, während es die spezifischen Technologien und Interventionen westlicher Medizin annimmt? Wir für unseren Teil betrachten jetzt alternative Praktiken der Medizin und Wechselbeziehungen zwischen Geist und Körper vorsichtiger und weniger herablassend. Wir wenden wissenschaftliche Technologien an, um nicht spezifische Therapien und Placebo-Effekte zu untersuchen. *Begegnungen mit Qi* ist mit seinen unterhaltenden und lehrreichen Beschreibungen traditioneller chinesischer Medizin ein wegbereitender Beitrag zum gegenseitigen Verständnis zwischen Ost und West. Nur David Eisenberg konnte diese hervorragende Darstellung verfassen.

Dr. Herbert Benson
Boston, Juni 1985

Danksagungen

Ein Sprichwort der Yuan-Dynastie besagt: »Ein Lehrer für einen Tag sollte wie ein Vater für ein Leben lang respektiert werden.« Ich hatte das Glück, vielen ausgezeichneten Lehrern auf der *Harvard Medical School* zu begegnen, und ich bin besonders den Doktoren H. Richard Nesson, Robert Lawrence, Daniel Federman, Dieter Koch-Weser, Leon Eisenberg, Arthur Kleinman und Herbert Benson zu Dank verpflichtet. In vielerlei Hinsicht ist die Entstehung dieses Buches ihrer Ermutigung, ihrem Wissen und ihrer Unterstützung zu verdanken.

Ich danke dem Komitee für Studentenaustausch mit der Volksrepublik China der amerikanischen Akademie der Wissenschaften für die Gelegenheit, in Beijing zu leben, zu arbeiten und zu studieren. Ich bin ebenfalls der Abteilung für Internationale Medizinische Programme der *Harvard Medical School*, der Paul Dudley White Gedächtnisstiftung und der Abteilung für Verhaltensmedizin der *Harvard Medical School* für ihre finanzielle Unterstützung meiner Forschung dankbar.

Folgenden Autoritäten der chinesischen Medizin bin ich zu Dank verpflichtet, daß sie das Manuskript vor seiner Veröffentlichung überprüft haben: Dr. Wu Jie-ping, Vorsitzender der Chinesischen Akademie der Medizinwissenschaften; Dr. Xie Zhufan, Direktor der Traditionellen Medizin am Medical College zu Beijing; Dr. Lu Zhi-jun, Vorsitzender der All-China-Gesellschaft für Akupunktur und Moxibustion; Dr. Shi Yu-shu, Professor

13

des Tian Jin Medical College; Dr. Lin Ya-gu, Direktor des Qi-Gong-Forschungsinstituts zu Schanghai; Dr. Shen Jia-qi, Leiter des Qi-Gong-Forschungsinstituts zu Schanghai; Dr. Wang Yu-ren, Präsident des Instituts für Traditionelle Chinesische Medizin zu Schanghai.

Mein Dank gilt dem *UCLA Department of Internal Medicine*, daß es mir gestattet hat, meine China-Forschung während meiner Zeit als Assistenzarzt fortzusetzen. An Dr. K. Kit Hui, Internist, klinischer Pharmakologe und Gelehrter der chinesischen Medizin, geht mein spezieller Dank dafür, daß er mir so viel über die Integration chinesischer und westlicher medizinischer Praxis beigebracht hat. Mein aufrichtigster Dank geht an die Doktoren Kenneth Shine, Dennis Cope, Roy Young, Neil Parker, Marvin Derezin, David Rimer, Joseph Perloff, Herbert Weiner und Joel Yager für ihre wertvolle Unterstützung.

Herrn Eric Ashworth der *Candida Donadio and Associates* danke ich, daß er an den Wert eines unvollendeten Manuskripts eines noch unveröffentlichten Autors glaubte und eine Heimat für dieses Buch gefunden hat. Hilary Hinzman von der *W. W. Norton & Co. Inc.* half, die Ideen dieses Buches weiterzuentwickeln und redigierte das Manuskript einfühlsam.

Andere, die in der frühen Entwicklung dieses Buches halfen, waren Patty Johnston, Robert Gordon, Andrew Gellis, Matthew Rushton, James Feinerman, Carola Eisenberg, Victoria Trembley, Howard Sawyer, Ivy Lin, Bonnie Glasberg, David Maron, Elliott Fisher, Nan Cochran, Carla Millhauser und Sandra Wright.

Ich danke meinen chinesischen Gastgebern, Lehrern und Freunden für ihre Großzügigkeit und Freundlichkeit. Wang Jin-huai, ein Kalligraph und Gelehrter der chinesischen Medizin, half mir, die Bedeutsamkeit von Qi schätzen zu lernen. Zusammen mit Dr. Ren Ying-qiu und Dr. Lu Bing-kuai führte er mich in viele der in diesem Buch beschriebenen Phänomene des Qi ein.

Meinen tiefsten Dank drücke ich gegenüber meinen Freunden Cai Hong, Sun Li-zhe, Huang Shan, Li Shi-zhuo, Rong Bing-lan, Yang Shu-lian, Fang Chi und Fei Li-min für ihre Mithilfe aus.

Thomas Wright, mein Klassenkamerad am College und enger Freund, ermutigte mich, dieses Buch zu schreiben, und verbrachte die nächsten fünf Jahre damit, mich in jedem Stadium seiner Entwicklung geduldig zu leiten. Seine schriftstellerische Kenntnis half dabei, dieses Buch vom Anfang bis zum Ende zu gestalten.

Ich bin meinem Freund und Lehrer Dr. Ma Hai De (George Hatem), ein in Amerika geborener, westlich ausgebildeter oberster Berater am Chinesischen Ministerium für Gesundheit, besonders dankbar. Seit 1935 ist George Hatem eine unerschöpfliche Quelle der Inspiration für die Chinesen und alle Freunde Chinas.

Zum Schluß möchte ich für die bedingungslose Unterstützung meiner liebevollen Familie danken.

Die Frau im Bus

Nachdem ich Freunde an der Beijing-Universität besucht hatte, wartete ich auf den letzten Bus des Abends. Als sich der menschenleere Wagen der Linie 107 näherte, drängten sich flink drei chinesische Teenager zum Anfang der Warteschlange, wurstelten sich zur Seitentür durch und sprangen hinein. Ich nahm einen Fensterplatz und betrachtete, wie die restlichen Passagiere einstiegen.

Eine junge Frau in khakifarbenen Hosen und einem weißen Hemd, das Haar zu Zöpfen geflochten, bemühte sich sichtlich, die Stufen des hinteren Eingangs zu schaffen. Sie nahm jeweils eine Stufe und stützte sich auf den Arm eines gutaussehenden Fabrikarbeiters, der ihr zu einem Sitzplatz einige Reihen hinter mir half und dann mit gekreuzten Armen in seiner sorgfältig gebügelten Mao-Jacke als Wachposten bei ihr blieb.

Die Türen schlossen sich, und wir fuhren in die geräuschlose Nacht. Der elektrisch betriebene Bus fuhr uns auf einen staubigen Weg.

Wir waren erst kurz unterwegs, als die Frau deutlich stöhnte. Sie vergrub das Gesicht in den Händen und fing an, still zu schluchzen. Als der Fabrikarbeiter näher an sie heranrückte, ergriff die Frau seinen Arm, drückte ihr Gesicht in seinen Ärmel und weinte.

Es war das erste Mal, daß ich eine Chinesin hatte öffentlich weinen sehen. Um ihr Peinlichkeit zu ersparen, rückten einige Leute

17

im Bus von ihr weg, wechselten die Sitzplätze oder wendeten den Blick bewußt woandershin. Zwei junge Männer waren nicht derartig rücksichtsvoll. Sie trugen schlecht sitzende westliche Jeans mit ausgestellten Beinen, für chinesische Verhältnisse langes Haar und aus Hongkong importierte Sonnenbrillen mit dunklen Rahmen. Durch die blaugetönten Gläser, auf denen noch die Herstelleretiketten klebten, starrten sie die Frau drohend an. Der Fabrikarbeiter richtete sich noch gerader auf, blickte direkt in jene absurden Sonnenbrillen und machte so deutlich, daß sich diese »Früchtchen« besser an die Umgangsformen halten sollten. Als Antwort darauf räusperte sich einer der Jungen und spuckte auf den Fußboden des Busses, nur wenige Zentimeter von meinem Schuh entfernt, holte eine Packung Zigaretten heraus und bot seinem Kumpel einen Glimmstengel an. Dann rückten sie ihre Sonnenbrillen zurecht, steckten die Hände in die Jackettaschen und wandelten zum anderen Ende des Busses hin.

Unterdessen weinte die Frau hemmungslos, ihr Stöhnen nur unterbrochen durch kurze Pausen, in denen sie nach Luft schnappte, und dem Surren des Elektroantriebes des Busses.

Ich überlegte, ob ich Hilfe anbieten sollte — darf sich ein Ausländer in eine solche Situation einmischen? —, und mein Gefühl sagte mir, daß etwas unternommen werden mußte. Ich rückte das Studentenschildchen an meinem Revers zurecht, auf dem auf chinesisch zu lesen war »Beijing Institut für Traditionelle Chinesische Medizin«, erhob mich von meinem Sitz und wandte mich dem Fabrikarbeiter zu. Sollte ich mich so vorstellen, wie ich es in den Vereinigten Staaten gewohnt war, oder sollte ich die Patientin in der Art des typischen chinesischen Arztes ansprechen, indem ich fragte: »Sie haben welche Krankheit?« Ich entschied mich für den diplomatischen Angang.

»Hallo, ich bin ein amerikanischer Arzt und arbeite am Institut für Traditionelle Chinesische Medizin. Sie haben welche Krankheit?«

»Beine«, antwortete die entnervte Frau. In Wortstücken erklärte sie, daß sie entsetzliche Schmerzen in den Knochen der Beine empfand. Sie hatten begonnen, kurz bevor sie in den Bus gestiegen war. Sie fühlte sich schwach, und ihre Schwäche breitete sich zu einer Gesamtlähmung aus. Sie konnte die Beine nicht bewegen und hatte von den Schenkeln abwärts kein Gefühl mehr. Sie atmete scharf ein und zuckte vor Schmerzen zusammen. Der Fabrikarbeiter drückte sie eng an sich, um ihr Schluchzen in seiner Jacke zu dämpfen.

»Dies ist meine jüngere Schwester.«

»Hat sie solche Anfälle bereits gehabt?«

»Nur im vergangenen Jahr. Nie so schwer.«

Er war verängstigt.

»Die Schmerzen werden zunehmend schlimmer und schlimmer«, stöhnte die junge Frau. »Was können wir tun?«

Ich fand mich ungenügend ausgerüstet, um die Beschwerden dieser Frau zu diagnostizieren. Letztendlich war ich ein Medizinstudent im vierten Studienjahr und kein Neurologe mit abgelegter Prüfung. Ich fragte sie, ob sie ihre Beine oder die Füße bewegen könne. Sie konnte es nicht. Ich zwickte ihr Bein, doch sie spürte nichts. Ich nahm das Schildchen von meiner Jacke und stach mit der Nadelspitze wiederholt auf die Haut. Die Frau empfand kein Gefühl. Ihre Pupillen, ihr Puls und ihre Atmung waren völlig normal.

Diese Frau mußte dringend in einer Notaufnahme untersucht werden. Sie wehrte sich dagegen, doch ihr Bruder stimmte mit mir überein und fragte nach dem Weg zum nächstgelegenen Krankenhaus. Ich bot an, sie zum Dong Zhi Men-Krankenhaus an meinem Institut zu begleiten, das von der nächsten Haltestelle aus zu erreichen war. Ihr Bruder trug sie die ersten Straßenblocks, aber die Notaufnahme lag eine halbe Meile von der Bushaltestelle entfernt, und bald ließ er mich die junge Frau tragen, damit er wieder Atem schöpfen konnte.

Dann kam ein Armee-Jeep die Straße entlang. Während ich ihn mit Winken anhielt, zerrte der Bruder an meinem Ärmel und bat mich, das Militär von dieser Sache fernzuhalten.

»Es ist nicht deren Angelegenheit«, sagte er.

Ich kümmerte mich nicht darum, obwohl klar war, daß er Angst hatte, dafür kritisiert zu werden, daß er die Armee mit einem persönlichen Problem behelligte. Fünf Soldaten der Volksbefreiungsarmee saßen in dem Jeep. Der Kommandant auf dem Beifahrersitz fragte mich, was das Problem sei.

»Diese Frau ist krank. Wir müssen sie sofort in die Notaufnahme von Dong Zhi Men schaffen.«

Der Kommandant befahl den Soldaten zu helfen. Die Frau war benommen und reagierte nicht mehr auf Fragen, als wir sie behutsam auf den Rücksitz hoben. Wir standen in dem Jeep, während er rasch seinen Weg zum Haupteingang des Krankenhauses machte.

Ein altes Schild wies zum Eingang der Notaufnahme, doch war der Weg durch Bauholz und Ziegelsteine blockiert, also kehrten wir um und suchten eine andere Zufahrt. Ungefähr zweihundert Meter vor der Notaufnahme hielten wir in einem Graben an. Es gab kein Licht. Ich sprang vom Jeep in knöcheltiefen Schlamm und rannte zusammen mit dem Bruder der Frau zum Gebäude hin.

In dem düsteren Korridor wartete chinesisches Landvolk wortlos auf Holzbänken. Krankenschwestern bandagierten eine bewußtlose alte Frau mit Gazetüchern von einem alten, hölzernen Rollwagen.

Das Personal der Notaufnahme erkannte mein Ansteckschild und verwies mich zu einer nahe gelegenen Pflegestation. Ich ließ den Bruder die Erklärungen machen, als wir um eine Tragbahre ersuchten. Die Oberschwester behandelte uns von oben herab.

»Für wen ist sie?«

Der Bruder erklärte, daß seine Schwester draußen in einem Jeep sei.

»Die Krankenhausregeln besagen, daß ein Patient eine Bahre erst benutzen darf, nachdem er sich am Empfang eingetragen hat.«

Der Bruder wies darauf hin, daß seine Schwester sich nicht eintragen könne, wenn wir sie nicht hineintrugen.

Die Oberschwester lächelte, als wollte sie sagen: »Ich halte mich nur an die Regeln.« Catch-22.

Vielleicht aus Höflichkeit gegenüber einem Ausländer übergab die Oberschwester die Tragbahre meiner Verantwortung, bis sich die Patientin eintragen konnte.

Im Jeep litt die junge Frau weiterhin an starken Schmerzen, und obwohl ihre Lebenszeichen normal waren, stöhnte sie andauernd. Nachdem die Soldaten sie auf die Bahre gelegt hatten und weitergefahren waren, trugen wir die Frau auf der Bahre durch den Bauschutt zur Notaufnahme, wo nun der diensthabende Arzt wartete.

Er trug einen weißen Kittel über seiner grauen Mao-Jacke, ein bis oben hin zugeknöpftes weißes Hemd ohne Krawatte und eine Brille mit dicken Schildpattrahmen. In der Brusttasche des Kittels hatte er einen Satz Akupunkturnadeln. Weitere Nadeln lagen auf einem Tablett. Es waren weder Stethoskope noch Ophthalmoskope vorhanden — nur Nadeln. Ich fragte mich, ob die Fähigkeiten des Arztes in der traditionellen chinesischen Medizin ausreichen würden, um diesen Notfall zu handhaben.

Der Arzt begutachtete die Situation, indem er die Interaktion zwischen der Frau und ihrem Bruder beobachtete. Er wendete sich zum Bruder hin und fragte unvermittelt: »Ist sie hysterisch?«

Ich begann zu bereuen, daß wir die junge Frau nicht in ein nach westlicher Art geführtes Krankenhaus gebracht hatten, das in der Nähe lag.

Die Frau erklärte, sie sei nicht hysterisch. Der Arzt benahm sich, als wäre es ihm egal, was sie zu sagen hätte. Zu meiner Über-

21

raschung holte er einen Reflexhammer hervor und machte sich daran, die Reflexe der Frau zu testen. Die Reaktionen waren normal.

Er sagte der Frau, sie benötige Akupunktur, worauf sie mit einem Stöhnen antwortete. Gewissenhaft suchte er vier extrem feine 7—8 cm lange Nadeln aus. Je eine Nadel steckte er 10—15 mm tief zwischen die ersten und zweiten Zehen. Zwei weitere Nadeln steckte er in Punkte mitten auf den Fußsohlen und drehte sie von Hand im rechten Winkel zur Haut fast einen Zoll tief hinein. Diese selten benutzten Punkte gelten als klassisch für die Behandlung von Hysterie, sind seit Tausenden von Jahren bekannt und normalerweise betont schmerzempfindlich. In diesem Fall spürte die Frau jedoch gar nichts.

Der chinesische Arzt stand bei den Füßen der Frau und drehte die Nadeln in die Fußsohlen hinein. Mit dem Ende der Nadeln zwischen Daumen und Zeigefinger drehte er sie drei- bis viermal pro Sekunde hin und her, steckte und zog sie in diversen Winkeln wieder heraus, um die Akupunkturpunkte anzuregen.

Beim Stecken jeder Nadel fragte der Arzt: *»De Qi le mei yu?«* Ich hatte diese Formulierung noch nie gehört. Das Wort Qi (气 ausgesprochen »Tschi«) bedeutet »Lebensenergie«. Bei jedem Stich mit einer Nadel fragte er also: »Spüren Sie die Lebensenergie?« Wenn sie mit ja antwortete, ließ er die Nadel dort, wo sie war, und drehte sie hin und her. Sagte sie nein, so zog er die Nadel heraus und probierte es noch mal in einem etwas anderen Winkel. Dies wurde mit jeder Nadel wiederholt, bis die junge Frau sagte: *»De le«* (»Ich habe es«).

Innerhalb von dreißig Sekunden meldete die Frau eine leichte Gefühlswahrnehmung in den Füßen. Nach ungefähr einer Minute konnte sie die Zehen bewegen. Als drei Minuten vergangen waren, beklagte sie, daß die Nadeln in ihren Fußsohlen außerordentlich weh taten und bat darum, daß sie entfernt würden. Der Arzt drehte und bewegte daraufhin die Nadeln zwischen ihren Zehen. In weniger als sieben Minuten waren ihre motorischen sowie sensorischen Funktionen wieder vollständig hergestellt. Die Nadeln wurden entfernt, und sie durfte die Tragbahre verlassen, um umherzugehen.

Sie schlurfte herum wie ein Mensch, dessen Beine eingeschlafen waren. Während sie ging, schimpfte sie. Diese bizarre Lähmung hatte sie im vergangenen Jahr nicht weniger als sechsmal befallen. Kopfschmerzen, Rückenschmerzen und Schwächezustände hatten sie handlungsunfähig gemacht. Ihr Verlobter hatte sie verlassen. Ihre Vorgesetzten in dem Handwerksbetrieb mochten ihre Arbeiten nicht, und sie konnte keine andere Stelle finden.

Der chinesische Arzt unterbrach sie: »Sie sollten sich nicht so verspannt werden lassen. Sie sollten mehr entspannen. Es ist für Ihren Gesundheitszustand unabdingbar, daß Sie glücklich leben.« Mit dieser Ermahnung überreichte er ihr eine Rezeptur für acht Kräuter.

Als die Frau das Zimmer verlassen hatte, fragte ich den chinesischen Arzt, was er ihr verschrieben hätte.

»Ein Beruhigungsmittel, einen Tranquilizer«, sagte er, während er sich mir zuwendete und mich ansah. »Und sagen Sie, haben Sie in Ihrem Land Patienten, die Tranquilizer benötigen?«

Einleitung

Dieses Buch basiert auf meinen Reisen nach China in der Zeit von 1977 bis 1985. Die meisten meiner Beobachtungen machte ich bei meiner Tätigkeit in städtischen chinesischen Krankenhäusern in den Jahren 1979 und 1980, obwohl der Weg, der mich nach Osten führte, früher begann.

Nachdem sich James Reston, Feuilletonist der *New York Times*, 1971 als Begleiter der Nixon-Entourage in Beijing einer Blinddarmoperation unterziehen mußte, schrieb er über eine medizinische Entdeckung, die »Akupunktur-Anästhesie« genannt wurde. Restons Schilderung dieser Innovation veränderte den Verlauf meiner medizinischen Ausbildung und veranlaßte mich, alles, was ich nur konnte, über China und seine Medizin herauszufinden.

In meinem ersten Jahr an der *Harvard University* begann ich, die chinesische Sprache zu studieren. Bis zu meiner Graduierung hatte ich die Handvoll Bücher gelesen, welche die Grundlagen der traditionellen chinesischen Medizin beschrieben. Kurse bei John King Fairbank und anderen Gelehrten hatten mir die reichhaltige Vergangenheit und turbulente Gegenwart Chinas eröffnet. Ich war fasziniert von dem, was China den Westen lehren könnte. Beschreibungen des chinesischen Gesundheitssystems legten die Vermutung nahe, daß dieses zu den progressivsten der Welt gehörte.

1976 hoffte ich darauf, ein Stipendium zu erhalten, um Medizin in der Volksrepublik studieren zu können, doch angesichts der fehlenden diplomatischen Beziehungen zwischen China und den USA fand sich keine Stiftung bereit, mein Vorhaben zu unterstützen. Nach Beendigung meines ersten Jahres an der *Harvard Medical School* 1977 reiste ich nach Taipeh auf Taiwan, wo ich meine Sprachkenntnisse verbesserte sowie das Wirken von Akupunkteuren, Herbalisten, Massage-Therapeuten und Geistheilern beobachten konnte.

1978 begleitete ich eine Delegation der *Harvard Medical School* bei einer Tour in Krankenhäusern in Beijing und Schanghai. Sechs Monate später nahmen die Vereinigten Staaten diplomatische Beziehungen zu der Volksrepublik China auf, und innerhalb weniger Wochen suchte die amerikanische Akademie der Wissenschaften graduierte Studenten, die Chinesisch beherrschten und Austauschstudenten werden wollten. Ich wurde zum ersten amerikanischen Austauschstudenten in der Volksrepublik China ernannt und ließ mich von der Universität beurlauben, um ein ganzes Jahr lang in Beijing Medizin zu studieren — von August 1979 bis August 1980.

Als ich wieder in den Vereinigten Staaten war, wurden meine Ansichten zusätzlich beeinflußt durch praktische Schulung in innerer Medizin am *UCLA Medical Center*. Als Internist und Stipendiat für klinische Forschung an der *Harvard Medical School* habe ich meine Studien über die Arbeitsweise chinesischer Ärzte fortgeführt.

1983 kehrte ich als Mitglied einer Delegation in die Volksrepublik zurück, deren Hauptanliegen es war, das fundamentalste und verblüffendste Element der chinesischen Medizin zu studieren Qi, das Konzept der »Lebensenergie«.

Dieses Buch beschreibt, was ich darüber lernte, und stellt einige gewichtige Fragen:

— Was können wir im Westen von den medizinischen Praktiken der Chinesen lernen, das unser Verständnis von Ge-

sundheit, Krankheit und dem Heilungsprozeß verbessern könnte?
— Welche chinesischen Techniken der Medizin sollten wir untersuchen?
— Kann chinesische Medizin in die westliche medizinische Praxis integriert werden?
— Kann die chinesische Medizin ihre Behauptung belegen, daß Lebensstil und -einstellung in bedeutendem Maße den Verlauf menschliche Erkrankung verändern können?

Meine Begegnungen mit Qi befriedigten meine Neugier — und frustrierten sie wiederum auf unerwartete Weise. Ich schildere sie hier als einen ersten Schritt zum vollständigeren Verständnis traditioneller chinesischer Medizin.

Erste Begegnung:
Dr. Fang und der Gelbe Kaiser

Während meiner ersten Wochen in Beijing sorgte ich für einigen Aufruhr. Meine blauen Augen, mein lockiges blondes Haar und der Bart kennzeichneten mich als fremde Kuriosität. Erwachsene reagierten auf mich, als wären sie mit einem Wesen von einem anderen Planeten konfrontiert. Kleinkinder waren fasziniert und entsetzt von mir. An einer Straßenecke nahm mich eine Gruppe von Schulkindern sanft an den Armen und führte mich über die Straße. Da sie meine blaugrauen Augen gesehen hatten, nahmen sie an, daß ich völlig blind sei, und wollten mir durch den Straßenverkehr helfen. Auf dem Marktplatz stellte sich mir ein distinguiert wirkender Herr in holperigem Englisch als Augenarzt vor. Er fragte mich dann überaus höflich, ob er meine Augen studieren dürfe. Er hatte noch nie blaue Augen untersucht. Wegen meines Bartes nahmen Leute an, ich sei älter als meine vierundzwanzig Jahre. Junge Frauen meinten, mein Haar wäre gefärbt und dauergewellt. Die meiste Zeit trug ich eine graue Mao-Jacke, Arbeiterhosen und gelbe Laufschuhe. Alle liebten diese Schuhe.

Anfangs wohnte ich im Beijing-Fremdspracheninstitut und bereitete mich auf die traditionelle Medizinschule vor, wo alle Klassen auf Mandarin, also Hochchinesisch, gehalten werden. Wenn ich morgens aufwachte, war es völlig still. Kein Gehupe von Autos und auch kein Hundegebell — man hatte die Tiere vor Jahren im Zuge einer Gesundheitskampagne abgeschafft. Vor meinem

Fenster stieg schwarzer Rauch aus den Kohleöfen der Speisehallen. Studenten waren seit 5.30 Uhr draußen, um Körpertraining zu betreiben, zu joggen, Kampfkünste zu üben oder Basketball zu spielen. Einige spazierten auf und ab, während sie ihre Sprachaufgaben lernten. Das monotone Rezitieren falsch ausgesprochener Sprachen, von Englisch bis Arabisch, vermischte sich mit dem Ton springender Bälle.

Meine morgendlichen Mahlzeiten bestanden aus Tee und einem fritierten Teigstab oder einer Schale Reis-Porridge. Zum ersten Mal hatte ich wenig an persönlichen Gegenständen, war mein Zimmer kein Durcheinander und mein Schreibtisch leer, bis auf einen Schreiber und Luftpostpapier von zu Hause. Ich hatte einige Bücher, eine kleine Auswahl an Bekleidung und viel Zeit zur Verfügung.

Ein chinesischer Leitsatz besagt, daß Ärzte in beispielhafter körperlicher Verfassung sein sollten. Meine Freizeit gab mir Gelegenheit, dieses vernünftige Ideal zu verfolgen, indem ich regelmäßig lief und mich dem Tai Ji Quan widmete, was manchmal auch Tai Chi genannt wird.

Ich lief jeden Tag zur Zeit des Sonnenunterganges. Zuerst war das Arbeit für mich, doch bald wurde es zur Sucht. Indem ich meine Strecken ständig erweiterte, erst drei, dann fünf und zehn Meilen pro Tag, sah ich viel von der Umgegend. Ich fing von meinem kleinen Zimmer im Institut aus an, lief durch einen Markt und eine Kommune bis zu einer Fabrik nahe der Beijing-Universität, durch Reis- und Kohlfelder auf ländlichen Wegen und hielt oft am wunderschönen Kun-Ming-See unterhalb des Sommerpalast-Geländes an. Unterwegs stellte ich mich den Menschen vor. Freunde nannten mich Dr. Ai (eine Abkürzung für *Ai Sen Bo*). Die ansässigen Bauern kamen aus den Häusern, wenn ich vorbeilief, warteten bei Sonnenuntergang, als wären wir verabredet. Die Ziegelmacher riefen mir zu: »*Quai yi diar Lao Ai*« (»Etwas schneller, Alter Ai«). Bäcker von der Brotfabrik luden mich ein, bei ihnen für Tee und Brot Pause zu machen. Kinder im Obstgarten hockten in Baumhäusern und schrien: »*Ai dai fu lai le, Ai dai fu lai le!*« (»Dr. Ai ist wieder da, Dr. Ai ist wieder da!«). An sonnigen Nachmittagen saß ein neunundachtzigjähriger Bauer namens Zhang auf seinem geschnitzten Holzschemel bei der Stabeis-Bude am unteren Ende des Sommerpalastes. Zhang winkte immer, wenn ich vorbeikam, machte dann eine Faust und steckte lachend den Daumen hoch in die Luft. Sogar die hart wirkenden Wächter an den Bahnübergängen erwarteten meine Ankunft. Mir zuliebe pfiffen sie dann »Yankee Doodle Dandy«, die Erkennungsmelodie der neuen Rundfunksendung von der Stimme Amerikas.

Mein spartanisches Umfeld und das fordernde Training begannen, Veränderungen in meinem Körper zu bewirken. Ich nahm fünf Kilo ab, und mein ruhender Puls senkte sich von siebzig auf fünfzig. Ich fühlte mich, als würden mein Körper und mein Geist auf einer neuen Ebene funktionieren. Was war geschehen? War mein guter Zustand der Wirkung meines Trainings zuzuschreiben? Was für eine Rolle spielten meine veränderten Eßgewohnheiten, die nun hauptsächlich Reis und Gemüse umfaßten, bei wenig Fleisch oder Fett? Vielleicht hatte es auch damit zu tun, daß ich durch den Umzug von der *Harvard Medical School* hin zum Stadtrand von Beijing weniger Streß ausgesetzt war. Vielleicht hatte mein Studium der asiatischen Philosophien mein Glaubenssystem ausreichend beeinflußt, um meinen Gesundheitszustand zu verändern.

Was immer die Ursache war, ich fühlte mich unvergleichlich besser als zu der Zeit, als ich die Vereinigten Staaten verlassen und man mir den Zustand »gesund« bescheinigt hatte. Vielleicht war ich nicht so sehr »gesund«, sondern vielmehr »nicht krank« gewesen.

Als es in Nordchina fast Winter war, warnten die Tageszeitungen Beijings vor »großen sibirischen Winden«. Diese Überreste

der Eiszeit kamen über Nordrußland und die Mongolei. Luft-
temperaturen um die −10° C wurden von 100-Stundenkilome-
ter-Winden herangeweht.

Am Tage meiner Versetzung vom Beijing-Fremdspracheninstitut an das Institut für Traditionelle Chinesische Medizin trug
ich lange wollene Unterwäsche, drei Paar Socken, zwei Roll-
kragenpullover, einen Wollpullover, Flanellhosen, eine Dau-
nenweste, eine Mütze, Handschuhe, Stiefel und meinen übergroßen, bis an die Knöchel reichenden, wattierten Mantel.

Am Institut für Traditionelle Chinesische Medizin ähnelten die
Wohnbedingungen denen am Fremdspracheninstitut. Heißes
Wasser gab es an manchen Tagen nur ein bis zwei Stunden lang.
Die nächste Spülmöglichkeit oder Toilette war hundert Meter
von meinem Zimmer entfernt. Wenn mehr als zwei Leute ihre
Kurzwellenempfänger oder elektrischen Heizgeräte einschalte-
ten, stoben Funken, und Sicherungen brannten durch.

Die schwierigen Lebensbedingungen beeinträchtigten jedoch
nicht die positiven Aspekte meines Umzuges. Statt in einem Stu-
dentenwohnheim fünfzehn Meilen außerhalb der Stadt zu leben, wohnte ich nun in einem traditionell chinesischen, zweihundert Jahre alten Hofkomplex eine Meile vom Stadtkern entfernt. Das Beijing-Institut für Traditionelle Chinesische Medizin
ist eines der fünf Schlüsselzentren der traditionell-medizinischen Weiterbildung in China — ein idealer Platz für einen ausländischen Studenten, eine medizinische Ausbildung zu erhalten, die im Westen nicht zugänglich ist.

Der erste amerikanische Medizinaustauschstudent zu sein be-
scherte mir gewisse Vorteile. Ich wurde von den besten Lehrern
unterrichtet, hatte einen maßgeschneiderten Lehrplan und Unterrichtsstunden ausschließlich auf der Basis eins zu eins.

Meine Professoren sprachen kein Englisch. Ihre Medizin basierte auf dreitausend Jahren der Beobachtung und Philosophie,
nicht auf der wissenschaftlichen Methodik meiner Medizinleh-

rer in Harvard. Mein westliches Training beruhte stark auf kausalen Zusammenhängen, Strukturen und quantitativen Veränderungen. Im Gegensatz dazu erkannten die Chinesen Muster, die durch ein kreisförmiges System der Logik definiert wurden. Wir waren durch Welten voneinander getrennt, doch kamen wir für kurze Zeitspannen zusammen, um das, was wir über Gesundheit und Krankheit wußten, miteinander zu teilen.

Die nichtklinischen Unterrichtsstunden fanden in einem kleinen Raum in einem entfernten Gebäude des Instituts statt. Der Raum enthielt zwei harte Stühle, einen abgenutzten Schreibtisch und eine kaputte Schiefertafel. Das Fenster war mit Brettern vernagelt. Es gab keine Heizkörper und keinen Kamin. An jedem Vormittag saß ich vier Stunden und nachmittags drei Stunden lang meinen Lehrern direkt gegenüber in der Kälte. Während sie ihr Wissen vortrugen, schrieb ich mit.

Bei diesen Unterredungen war von Namen wie Hippokrates, Galen oder Pasteur nie die Rede. Statt dessen lernte ich die Urväter der traditionellen chinesischen Medizin kennen. Beispielsweise gab es da den Gelben Kaiser, von dem man annimmt, daß er ungefähr von 2700 bis 2600 vor Chr. lebte, und dessen Name untrennbar verbunden ist mit der berühmtesten Abhandlung über chinesische Medizin, dem *Neijing* (»Klassiker der Inneren Medizin«).[1] Fast dreitausend Jahre später, im 3. Jahrhundert n. Chr., verfaßte Wang Shu-he eine Abhandlung über die Pulsdiagnose. Und im 16. Jahrhundert katalogisierte Li Shi-jen mehr als 12 000 Rezepturen für die Herstellung von Kräuterheilmitteln.

Den Unterricht in chinesischer Medizintheorie erhielt ich von

---

[1] Tatsächlich ist der legendäre Gelbe Kaiser eine von zahlreichen Ärzten aus früherer Zeit angelegte Sammlung. Von vielen Gelehrten im zweiten oder dritten Jahrhundert geschrieben, faßt das *Neijing* das theoretische und praktische Wissen vergangener Jahrhunderte zusammen. Hier verwendete Übersetzungen stammen vom Autor und basieren auf Ilza Veith's Übersetzung: *The Yellow Emperor's Classic of Internal Medicine* (Berkeley: University of California Press, 1966).

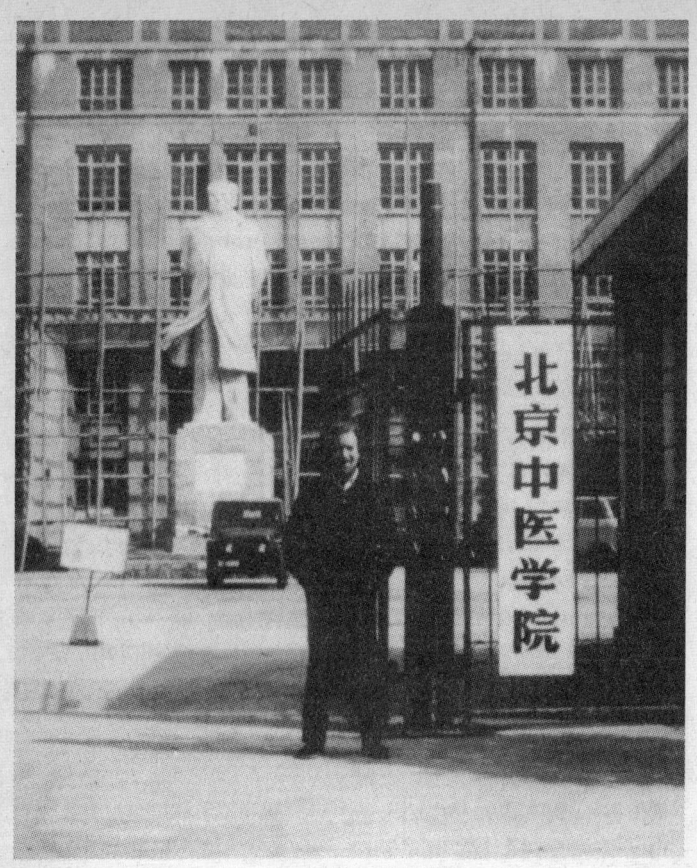

Der Autor vor dem Institut für Traditionelle Chinesische Medizin in Beijing.

Doktor Fang, seit zwanzig Jahren Praktiker der traditionellen Medizin. Fang war Professor für deren Theorie. Seine Schwerpunkte lauteten »Yin-und-Yang-Theorie«, »Die Fünf Elemente«, »Die Organsysteme« und »Die Ursprünge von Qi«.
Fang war Mitte 40, hatte breite Schultern, ein rundes Gesicht, trug einen Bürstenhaarschnitt und eine Brille mit dickem schwar-

zem Rahmen und hatte sechs goldüberkronte Vorderzähne. Er war in einer Kleinstadt der Provinz Shanxi aufgewachsen, einige hundert Meilen von Beijing. Die Männer seiner Familie waren seit mehr als sechs Generationen Ärzte der traditionellen Medizin gewesen. Obwohl er darauf stolz war, wies er sogleich darauf hin, daß ein Kollege in der Abteilung Kräutermedizin die Namen von Ärzten in seiner Familie über *neunzehn* Generationen hinweg kannte.

Jeden Morgen gegen halb acht erschien Fang auf dem Hof auf seinem aus Schanghai stammenden und als Lastenträger tauglichen Fahrrad. Reifen und Federn des Rades befähigten es, Schweine, Betonblöcke oder zwei Erwachsene auf dem Gepäckträger zu transportieren. Fang hatte lediglich eine kleine Aktenmappe aus Kunststoff bei sich, die seine Bücher und einen Teebecher mit Deckel enthielt. Während wir Theorien und Philosophien diskutierten, rauchte er eine selbstgedrehte Zigarette nach der anderen und trank dazu Jasmintee. Alle zwei Stunden machten wir für einen Spaziergang im Hof Pause.

Fang eröffnete unser erstes Treffen mit einer Diskussion über die vorgeschichtlichen Ursprünge von Yin und Yang. Laut der traditionellen Medizin bildet das Prinzip von Yin und Yang die Basis des gesamten Universums: »Es ist das Prinzip von allem in der Schöpfung. Es ist der Ursprung von Leben und Tod.«

Fang erläuterte: »Yin und Yang stellen gegensätzliche, aber dennoch komplementäre Aspekte des Universums dar. So ist zum Beispiel das, was kalt ist, Yin, was heiß ist, Yang. Nacht ist Yin, Tag ist Yang und so weiter. Jeder Gegenstand, jede Handlung, jeder Aspekt von Raum und Zeit kann im Sinne einer Vorherrschaft von Yin oder Yang angesehen werden. Und innerhalb Yang ist etwas von Yin. Zum Beispiel ist das Dach eines Hauses Yang, weil oben im Verhältnis zur Erde, dennoch ist es Yin, weil unten im Verhältnis zu den Sternen. Nichts existiert, das weder Yin noch Yang ist, und alle natürlichen Vorgänge werden von den sich dauernd verändernden Beziehungen dieser beiden formlosen Aspekte aller Dinge beeinflußt.«

»Können die biologischen Prozesse des Menschen auch im Sinne von Yin und Yang gesehen werden?« fragte ich.

»Die massiven Organe schreibt man Yin zu und die hohlen Yang. Weiblich ist Yin, männlich ist Yang. Chronische Erkrankungen sind Yin, während akute Erkrankungen Yang sind.«

So gesehen ist der Körper, wie das Universum, ein komplexes System von Yin und Yang. Yin und Yang ebben ab und steigen an, wandeln sich durch ständige Bewegung. Das eine kann das andere hervorrufen oder durch das jeweils andere beeinträchtigt werden. Laut der chinesischen Medizin ergibt die Ausgewogenheit von Yin und Yang Gesundheit, ihre Unausgewogenheit führt zu Krankheit.

»Was ist mit einem Stück Kreide«, fragte ich, »ist es Yin oder Yang?«

»Es besitzt die Eigenschaften von beiden, Yin und Yang«, antwortete Fang. »Da es trocken ist, ist es Yang. Da es weiß ist, ist es Yin. Seine Oberfläche ist Yang, weil sein Äußeres Yang ist, doch sein innerer Aspekt ist Yin. Dieses Stück Kreide, wie das gesamte Universum, ist eine Mischung aus Yin und Yang.«

»Das System wirkt verwirrend auf den westlichen Geist.«

»Haben Sie Geduld. Mit der Zeit werden Sie verstehen.«

Es war wie eine Wiederholung des ersten Studienjahres der Medizin. Der chinesische Medizinunterricht, wie der bei Harvard, verlangte das Auswendiglernen von großen Mengen an Informationen, die zuerst wenig Sinn ergaben, von denen ich aber hoffte, daß sie sich eines Tages auf meine Fähigkeiten als Arzt günstig auswirken würden.

Nach der Theorie von Yin und Yang war es Zeit, die »fünf Elemente« zu studieren. Laut der traditionellen Medizin besteht alles im Universum, auch der Mensch, aus fünf Grundelementen: Holz, Feuer, Erde, Metall und Wasser. Diese fünf Elemente stellen Untergruppierungen von Yin und Yang dar. Alles, was Yin

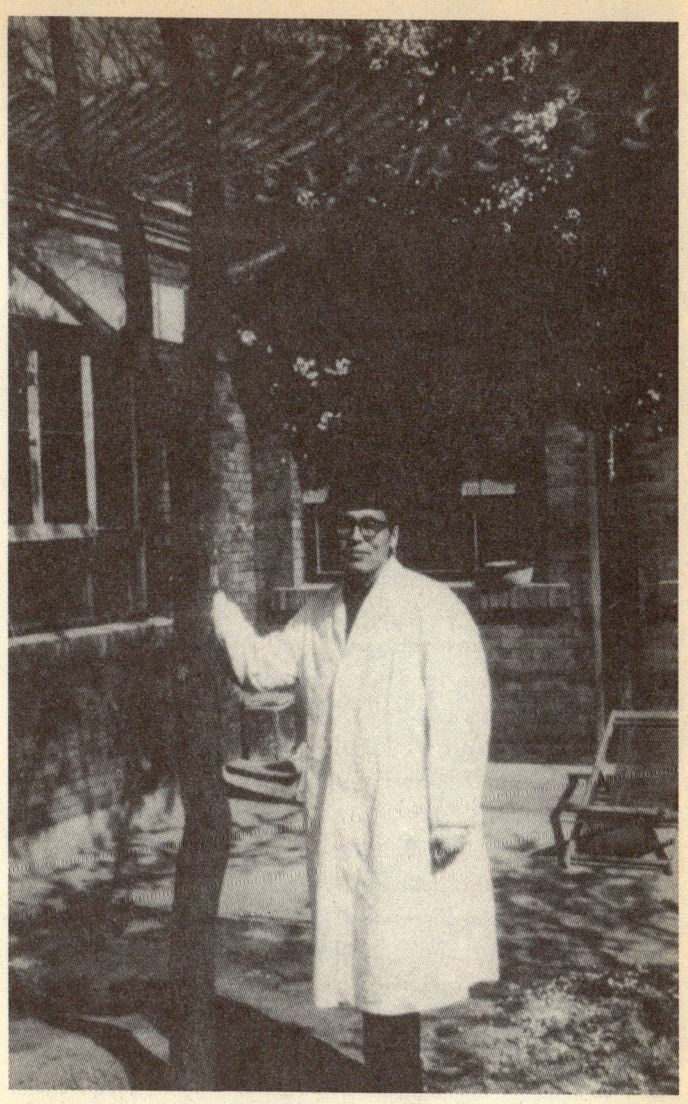

Dr. Fang, ein Spezialist chinesischer Medizintheorie.

oder Yang zugeschrieben wird, korrespondiert auch mit einem der fünf Elemente. Jedes Yin-Organ des Körpers ist beispielsweise einem Element zugeordnet. Zusätzlich hat jedes der fünf Elemente einen entsprechenden Geschmack, einen Klang, eine Jahreszeit, Farbe, Richtung und Witterung und weiteres. Letztendlich kann jeder Aspekt des Universums, auch Krankheit und Gesundheit, im Sinne der fünf Elemente analysiert werden.

»Gibt es irgendeine Beziehung«, fragte ich, »zwischen diesen fünf Elementen und ihren entsprechenden Organen, Farben und Gerüchen?«

»Selbstverständlich«, erwiderte Fang. »Es gibt eine aufbauende Reihenfolge und eine abbauende Reihenfolge.«

»Was bedeutet das?«

»Es ist sehr einfach, wenn man darüber nachdenkt. Zum Beispiel, Holz zerstört Erde, Erde zerstört Wasser, Wasser zerstört Feuer, Feuer zerstört Metall und Metall (z. B. die Axt) zerstört Holz. Wie bei allen Aspekten der Natur gibt es Beziehungen und Gleichgewichte, die klarer werden, wenn man sie überdenkt.«

»Aber dies wird zunehmend unklarer.«

»Holz erzeugt Feuer. Da Holz der Leber entspricht und Feuer dem Herzen, hat die Leber dem Herzen gegenüber eine zubringende Funktion. In der traditionellen Medizin ist das ein Beispiel dessen, was wir die Beziehung zwischen ›Mutter und Sohn‹ nennen. Die Organe des Körpers sowie sämtliche Körperfunktionen sind miteinander auf der Basis der aufbauenden und abbauenden Reihenfolge der fünf Elemente verbunden.«

»Das ist sehr verwirrend«, sagte ich. »Warum sollte Holz der Leber entsprechen und Metall den Lungen? Haben Sie Beweise, daß dies so ist? Ich kann nicht erkennen, wie das irgend etwas mit dem Diagnostizieren oder Behandeln von kranken Menschen zu tun hat.«

»Vielleicht herrscht bei Ihnen Unklarheit über diese Beziehungen, weil Sie die Beziehung des Menschen zum Universum nicht verstehen.«

»Nun, das ist für amerikanische Medizinstudenten nicht gerade Pflichtlektüre.«

»Die chinesische Medizin würdigt die Beziehung zwischen Mensch und Natur. Der Mensch existiert nicht in einem luftleeren Raum. Leben und Tod des Menschen sind lediglich ein winziger Teil des Universums und können von jedem anderen Aspekt des Universums beeinflußt werden. Leben und Tod sind nicht getrennt von der Natur. Ferner sind die Gesetze, welche das Leben bestimmen, die gleichen wie die, welche das Universum bestimmen, nämlich, das sich ewig verändernde Gleichgewicht zwischen Yin und Yang. Der menschliche Körper unterliegt den Veränderungen von Yin und Yang. Dazu gehören das Wetter, der geographische Standort, die Jahreszeiten, Temperatur, Farben, der Geschmack von Nahrung sowie Emotionen. Kurzum, unsere Körper sind von jedem Aspekt der Natur beeinflußt.«

Fangs Worte bei dieser ersten Sitzung erinnerten mich an den Tai Ji Quan-Unterricht, den mir der alte Chang erteilt hatte, der Meister an meinem Institut. Changs Klassen begannen um sechs Uhr. Er war mit sechzig so verspielt und fit wie ein achtjähriges Kind. Anders als die meisten chinesischen Männer war Chang ganz und gar kahlköpfig. »Ich habe ein glänzendes Ei als Kopf«, würde er in seiner sich selbst zurückstellenden Art sagen. »Dem Glück sei Dank, daß ich bereits verheiratet bin!« Er trug ausgebeulte blaue Baumwolltrainingsanzüge über langer weißer Thermalunterwäsche. Als Gürtel diente ihm ein einfaches Stück Schnur. Dieser untersetzte, ärmlich gekleidete Mann besaß die Muskeln eines Turners, die Grazie eines Tänzers und die Balance einer Katze. Aber keineswegs einer üblichen Katze. Der alte Chang war ein menschlicher Löwe von unvergleichlicher Kraft und Wendigkeit. Zusätzlich war er ein Gelehrter.

Seine Würdigung von Balance und Kraft entstammte einem lebenslangen Studium der taoistischen, konfuzianischen und buddhistischen Philosophien. Die alten Philosophen, die auch zu den frühesten Ärzten Chinas zählten, hatten die Kunst des Tai Ji Quan auf einer Ebene definiert, die körperliche Disziplin transzendierte. Tai Ji Quan, wie alle echten Kampfkünste, handelte von einer Lebensphilosophie. Die physikalische Disziplin des Tai Ji Quan verlangte Körperkontrolle und hervorragende Balance. Die Bewegungen waren langsam, kreisförmig, symmetrisch und anmutig. Korrekt durchgeführt wirkten sie mühelos.

»Unsere Bewegungen«, sagte der alte Chang, »müssen wie die der Wolken sein — sich andauernd verändernd, doch nie so wirken, als veränderten sie sich.«

»Konzentrieren Sie sich auf Ihre Balance, auf links und rechts, oben und unten, zuviel und zuwenig.« Hier, in dem Tai Ji Quan des alten Chang, war eine Philosophie von Yin und Yang manifest, den beiden gegensätzlichen und dennoch komplementären und gegenseitig abhängigen Kräften des Universums. Nach dieser Philosophie sollten Körperübungen geleitet sein von einer Balance von Yin und Yang, so wie es auch moralische und ethische Handlungen sollten. Da Yin und Yang sämtliche Aspekte des Universums umfaßten, gab es keine Trennung des Menschen von seiner Umwelt, keine kartesianische Spaltung zwischen Geist und Körper. Alles war Teil eines Ganzen, ein nichtendender Kreis, beschrieben von Yin und Yang.

Der alte Chang bestand darauf, daß wir jeden Tag bei Sonnenaufgang übten, damit wir Tag für Tag den Wechsel der Jahreszeiten erfahren konnten. Ich hatte selbstverständlich bereits wechselnde Jahreszeiten erlebt, doch noch nie hatte ich derartig aufmerksam die Muster des Sonnenlichts, die Farben des Tagesanbruchs und die Gerüche von Sommer, Frühling, Winter und Herbst wahrgenommen.

»In einer ausgewogenen Lebensweise«, lehrte uns Chang, »beeinflussen der Geist, der Körper und das externe Umfeld sich dauernd gegenseitig. Indem man eines vernachlässigt, vernachlässigt man sie alle.«

Chang beschwor uns, sich nicht vor dem Umfeld zu verbergen, so vor der Kälte des Winters, sondern ungeachtet des Wetters jeden Morgen bei Tagesanbruch unsere Übungen zu machen. Auf diese Weise, sagte er, würden sich unsere Körper allmählich an die Kälte gewöhnen und wir weniger Furcht davor haben, und wir würden letztendlich widerstandsfähiger gegen Erkrankungen sein.

Fang rückte die menschliche Anatomie, ein Thema, das ich viele Jahre lang studiert hatte, in ein neues Licht: »Der menschliche Körper besteht aus Qi, ›Lebensenergie‹, Kanälen für den Fluß von Qi, ›Blut‹, ›Körperflüssigkeiten‹, ›Lebensessenz‹, ›fünf massiven Organen‹ und ›sechs hohlen Organen‹.«

Dies war nicht der menschliche Körper, wie von Leonardo da Vinci oder *Gray's Medical Anatomy* dargestellt. Die Organe der chinesischen Medizin entsprechen nicht genau jenen der westlichen Medizin. Die chinesische Vorstellung der »Milz« beschränkt sich beispielsweise nicht auf jene Masse an Gewebe am oberen linken Rand der Bauchhöhle. Vielmehr umfaßt sie auch das Verdauungssystem als Ganzes. Die »fünf massiven Organe« und »sechs hohlen Organe« der chinesischen Medizin sind Zusammensetzungen von Form und Funktion, die taoistische Philosophen vor dreitausend Jahren entsannen.[1]

»Die ›massiven Organe‹ bewahren ›Lebensessenz‹ auf«, sagte Fang, »und die ›hohlen Organe‹ wandeln die ›Essenz‹ um und sondern Schlackstoffe aus. Das ›Herz‹ und nicht der Verstand, wie der Westen es glaubt, ist das Zentrum emotioneller Aktivität und gedanklicher Prozesse. Sexuelle Aktivität wird von den

---

[1] Die in diesem Buch verwendeten Anführungszeichen dienen dazu, Begriffe aus der chinesischen Medizin zu kennzeichnen.

›Nieren‹ kontrolliert. Die ›Lungen‹ steuern die Beschaffenheit von Haut und Haar. Das ›Herz‹ ist eng verbunden mit der Zunge, die ›Milz‹ mit den Lippen und die ›Nieren‹ mit den Ohren. Zusätzlich — und dies wird Sie zweifellos weiter verwirren, Dr. Ai — können Ärger und Frustration der ›Leber‹ pathologisch schaden, wobei ein Überfluß an Freude dem ›Herzen‹ schadet.«

Die Bezüge, die mich Fang auswendig zu lernen bat, waren anders als irgendwelche, die in westlichen Schulen gelehrt werden. Ich fand es schwierig, mich von meinem Hintergrund und meinen westlichen bio-medizinischen Denkmustern zu trennen. Mit dem geistigen Äquivalent von roher Gewalt bemühte ich mich einige Wochen lang, die anscheinend willkürlichen Zusammengehörigkeiten zu erlernen. Es war äußerst erschöpfende Arbeit. Meine Unfähigkeit, mein Wissen loszulassen — es zumindest vorübergehend auszuschalten —, machte es mir unmöglich, mir diesen bizarren Zugang zum menschlichen Körper zu eigen zu machen.

»Dr. Ai, Sie haben Sorgen, nicht wahr?« merkte Fang an.

»Ja, große Sorgen«, antwortete ich. »Was Sie unterrichten, ergibt für mich so furchtbar wenig Sinn. Sie sprechen von Beziehungen von spezifischen Teilen des menschlichen Körpers zur Natur, Beziehungen von Körper und Geist, die in der westlichen Medizin keine Basis haben. Gibt es einen Weg, diese Beziehungen zusammenzufassen, irgendeinen Begriff in der chinesischen Medizin, der mir helfen kann, sie zu verstehen?«

»Verstehen Sie die Bedeutung von *Qi* — ›Lebensenergie‹?«

»Nein, tue ich nicht.«

»Indem Sie Qi verstehen, Dr. Ai, werden Sie beginnen, vieles an der chinesischen Medizin zu verstehen. Versuchen Sie, Ihre westlichen Überzeugungen beiseite zu lassen und versuchen Sie nicht, das Konzept von Qi mit irgend etwas zu vergleichen, das Ihnen bereits bekannt ist.«

»Ich kann es nur versuchen«, sagte ich. »Was ist Qi wirklich?«

»Qi bedeutet das, was Leben von Tod unterscheidet, das Belebte von dem Unbelebten. Leben bedeutet, daß Qi in jedem Teil Ihres Körpers gegenwärtig ist. Sterben bedeutet, ein Körper ohne Qi zu sein. Für die Erhaltung der Gesundheit muß das richtige Maß an Qi vorhanden sein, weder zu viel noch zu wenig. Qi hat drei Ursprünge. Da gibt es das ›ursprüngliche Qi‹, jene Portion von Qi, welche Ihre Eltern auf Sie übertrugen. Es ist einmalig und Ihres vom Augenblick der Empfängnis an. Doch ist es begrenzt und wird im Laufe der Zeit nach und nach verbraucht. Der zweite Ursprung von Qi ist ›Nahrung-Qi‹, also solches, das der Nahrung entstammt, die Sie aufnehmen. Es wird dauernd verwendet und erneuert. Das dritte ist ›Luft-Qi‹, also Qi, das der Luft entnommen wird, die Sie atmen. Auch dieses wird verwendet und erneuert. Die Funktion des Qi wird Ihnen helfen, die vielen Beziehungen zu verstehen, mit denen Sie gerade kämpfen. Die gesamte menschliche Pathologie kann im Sinne von Ausgewogenheiten und Unausgewogenheiten gesehen werden. Ein ausgewogener Zustand entspricht der Gesundheit. Jedes Übermaß sowie jeder Mangel entspricht Krankheit. Wenn sich der Körper intern und in bezug auf sein externes Umfeld in einem ausgewogenen Zustand befindet, dann besitzt er eine ›positive Vitalität‹, eine Form von Qi, die den Körper schützt und gegen ›pathogene Faktoren‹ verteidigt.«

»Würden Sie dies im westlichen Sinne ›Widerstandsfähigkeit‹ gegenüber Erkrankungen nennen?«

»Genau. Das Eintreten von Krankheit beruht auf dem Kampf zwischen Qi — Lebensenergie — und ›pathogenen Faktoren‹. Ist die Lebensenergie nicht ausreichend, um diese ›pathogenen Faktoren‹ abzuwehren, so wird der Körper dysfunktional, und wenn keine Behandlung erfolgt, wird diese Unausgewogenheit zu einer Erkrankung führen. Ist der Körper aus dem Gleichgewicht, erfolgt eine Schwächung der ›positiven Vitalität‹, und sogar ein minderer ›pathogener Faktor‹ kann eine Krankheit hervorrufen. Umgekehrt, wenn sich der Körper in einem exzellenten Zustand der Harmonie befindet, wird eine starke ›positive Vitalität‹ vorhanden sein und sogar der virulenteste der ›pathogenen Faktoren‹ wird dem Körper nichts anhaben können.«

Die Diskussion erinnerte mich an eine fundamentale Frage in der westlichen Theorie der Infektionskrankheiten. Da wir andauernd Bakterien und Viren ausgesetzt sind, warum erkranken wir nicht ständig an Infektionen? Ferner, da zahllose Bakterien die Haut und den Verdauungstrakt jedes Menschen bewohnen, wie schaffen wir es, die meiste Zeit miteinander zu koexistieren und werden dennoch in seltenen Fällen von diesen gleichen Bakterien überwältigt? Die westliche Medizin weiß darauf keine befriedigende Antwort. Das Konzept der »positiven Vitalität« stellte den chinesischen Versuch dar, diesen merkwürdigen Aspekt von Gesundheit und Krankheit zu erklären.

»Dr. Fang«, sagte ich, »wo befindet sich das Qi und wie verteidigt es den Körper gegen ›pathogene Faktoren‹?«

»Qi ist in allen Teilen des Körpers vorhanden«, erklärte er, »und es gibt keinen Teil, der ohne Qi wäre. Das Qi fließt entlang spezifischer Kanäle — Meridiane, wie Sie sie nennen. Es sind Leitungen, die alle Teile des Körpers verbinden. Diese sind die Meridiane, die in der Akupunktur verwendet werden, und der Zweck der Akupunktur ist lediglich, das Gleichgewicht und den normalen Fluß des Qi wieder herzustellen, wo Unausgewogenheit und Stagnation eingetreten sind. Das Ziel der Akupressur ist das gleiche. Was die Kräutermittel betrifft, sie werden für den spezifischen Zweck verschrieben, irgendwelche Überschüsse oder Mängel an Qi zu beseitigen. Das Qi durchfließt alle inneren Organe, ob massiv oder hohl. Jeder relative Überschuß oder Mangel an Qi wird eine Krankheit hervorrufen. Hier werden die Beziehungen, mit deren Erlernen Sie sich abmühen, eine kritische Rolle spielen.«

»Wenn es so etwas wie ›positive Vitalität‹ gibt, eine Art schützendes Qi, wogegen genau schützt es?«

»In der chinesischen Medizin gibt es die ›pathogenen Faktoren‹. Es sind die Elemente des Lebens, die zu Erkrankung führen. Dazu gehören die ›sechs Exzesse‹ (Wind, Kälte, Hitze, Feuchtigkeit, Trockenheit und Feuer), die ›sieben Stimmungen‹ (Freude, Zorn, Angst, Besessenheit, Trauer, Entsetzen und Furcht) sowie Maßlosigkeit im Essen und Trinken, falsche Ernährung, zuviel oder zuwenig sexuelle Aktivität und zuviel oder zuwenig Arbeit oder Körpertraining. ›Pathogene Faktoren‹ können Teile des menschlichen Körpers schädigen und die Lebensenergie des Körpers als Ganzes beeinträchtigen. Sobald sich ein Ungleichgewicht verfestigt hat, äußert sich das in einer Krankheit. Ein gewisser Teil Ihres Qi, Ihrer Lebensenergie, der Ihnen das Leben gibt und Sie zu dem macht, der Sie sind, haben Sie seit der Geburt von Ihren Eltern. Dieser Teil der Zusammensetzung Ihres Körpers ist unabänderlich. Doch Umwelt, Ernährung, Verhalten, Denken und Emotionen können auch eine wesentliche Rolle bei der Bestimmung Ihrer Gesundheit spielen. Durch einen ausgewogenen Lebensstil können Sie Ihre Fähigkeit maximieren, Krankheit zu vermeiden und sie erfolgreicher zu bekämpfen, sollte sie sich manifestieren.«

Ein System, bei dem es um »pathogene Faktoren« gegenüber »positiver Vitalität« ging, klang sehr nach der alten griechischen Vorstellung der Körpersäfte. Dementsprechend existieren gute und üble Körpersäfte, die, wenn sie ausgewogen waren, für die Erhaltung der Gesundheit sorgten. Die Griechen kodifizierten ihr theoretisches System der Körpersäfte ungefähr zur gleichen Zeit, als chinesische Gelehrte *Des Gelben Kaisers Klassiker der Inneren Medizin* vervollständigten, dem 4. Jahrhundert v. Chr. Im Westen hielt sich die Theorie der Körpersäfte bis ins 18. Jahrhundert. Das chinesische System hat das griechische bei weitem überdauert; vierundzwanzig Jahrhunderte nach seiner Niederschrift beeinflußt es weiterhin die Gesundheitspraktiken von einer Milliarde Menschen.

»Wieviel Krankheit ist wirklich vermeidbar?« fragte ich Fang. »Welche Arten von Krankheiten können durch unsere Handlungen und unsere Gedanken beeinflußt werden?«

»Für uns liegen diese Fragen seit Tausenden von Jahren am Kern der Medizintheorie«, erwiderte er. Wieder zitierte er aus der medizinischen Abhandlung des legendären Gelben Kaisers: »Ich habe gehört, daß in viel früheren Zeiten die Menschen mehr als hundert Jahre alt wurden. Dennoch blieben sie aktiv und verfielen nicht. Heutzutage jedoch erreichen die Leute nur die Hälfte eines solchen Alters und müssen ihre Aktivitäten einschränken. Verändert sich die Welt von Generation zu Generation, oder vernachlässigt der Mensch die Gesetze der Natur? Früher herrschte Mäßigung beim Essen und Trinken. Die Stunden des Aufstehens und des Schlafenlegens waren geregelt und nicht unordentlich und wild. Mit solchen Mitteln hielten die, welche vor uns waren, ihre Körper mit ihren Seelen vereinigt, um die ihnen gegönnte Zeitspanne zu erfüllen, die bis zu hundert Jahre lang war, bevor sie starben. Heute wählen die Menschen Leichtfertigkeit als gängiges Verhalten. Sie wissen nicht, wie sie in sich selbst Zufriedenheit finden sollen. Sie sind nicht geübt im Kontrollieren ihres Geistes. Aus diesen Gründen erreichen sie nur die Hälfte ihrer hundert Jahre, und dann verfallen sie.«

Die Vorstellung, daß Gesundheit von Verhalten und Geisteshaltung abhängt, ist ein Eckstein des medizinischen Denkens Chinas. Für die Praktiker der traditionellen chinesischen Medizin stellt dies eine Überzeugung dar, die in den Begriffen von Yin und Yang sowie dem Konzept von »Qi« definiert ist. Für westliche Experten der Medizin ist diese gleiche Vorstellung — daß Lebensstil und Geisteshaltung eine führende Rolle in der Bestimmung von Gesundheit und Krankheit spielen —, weiterhin eine ungeprüfte und kontroverse Hypothese.

Die Qi-Gong-Meister

Während der Zeit dieser ersten Begegnungen mit Fang und dem alten Chang begann ich Gerüchte über die vollendeten Mystiker Chinas zu vernehmen, zu deren in Legenden gehüllten Traditionen die Anwendung der chinesischen Medizintheorie bei körperlichen Leistungen von übernatürlichen Ausmaßen gehörte. Diese Mystiker nennt man die Qi-Gong-Meister. Für die traditionelle chinesische Medizin ist Qi mehr als eine Vorstellung, es ist physikalische Wirklichkeit. Aus westlicher wissenschaftlicher Sicht ist die Existenz von Qi jedoch unbewiesen. Als Energieform hat es keine Klassifizierung. Sein angebliches Fehlen im toten Menschen, entsprechend der chinesischen Theorie, schließt Forschung an der Leiche aus. Akupunktur-Meridiane, die Leiter des Qi, sind nicht identisch mit Nervenbahnen oder irgendwelchen anderen anatomischen Vorkommnissen, die der westlichen Medizin bekannt wären. Versuche, Qi in betäubten Patienten nachzuweisen, waren fruchtlos, weil Betäubung angeblich die Störung von Qi benötigt, um zu funktionieren.

Qi Gong bedeutet »Manipulation der Lebensenergie«, und der Begriff bezieht sich auf eine uralte Praxis, die eine Schlüsselrolle in der Entwicklung der chinesischen Medizin spielt. Von den Meistern dieser Praxis, ursprünglich taoistische oder buddhistische Mönche, heißt es, daß sie Qi in ihren Körpern durch spezielle Atemübungen, körperliches Training und intensive Konzentration manipulieren. Qi-Gong-Meister behaupten, ihr Qi absolut zu kontrollieren und es ihrem Willen entsprechend durch jeden Teil ihres Körpers dirigieren zu können, um so anscheinend übermenschliche Leistungen zu vollbringen.

Zwischen meinen Unterrichtsstunden mit Fang besuchte ich einige beliebte Darbietungen. Eines sonnigen Tages saß ich im Publikum bei einer akrobatischen Vorführung in einem Park hinter dem Himmelstempel in Beijing. Ein kahlköpfiger Qi-Gong-

Meister, der über fünfzig gewesen sein mag und oberhalb der Taille nackt war, kniete mit aufgestützten Händen vor einem dicken Block Marmor. Er starrte den Steinblock einige Sekunden lang an und begann, auf allen vieren vor und zurück zu schaukeln. Er atmete dreimal scharf ein, spannte jeden Muskel an, stieß einen lauten Schrei aus und — den Kopf als Rammbock benutzend — spaltete er den Marmorblock. Der Ansager erhob die Stimme über das Getöse des Publikums, um zu erklären, daß der Qi-Gong-Meister sein Qi in die Stirn dirigiert habe, um diesen Akt zu vollbringen.

Bei einer anderen Vorführung legte sich ein Qi-Gong-Meister auf eine Matte auf dem Fußboden einer Turnhalle, und weitere Matten wurden auf ihn gelegt. Ein Dutzend Männer trugen dann ein Betonteil (das angeblich eine halbe Tonne wog) auf die Bühne, brachten es über dem Qi-Gong-Meister in Position und ließen es auf seine Brust herab. Dann sprangen sie alle auf die improvisierte Betonplattform. Das Publikum johlte Beifall. Die Männer sprangen wieder herab und entfernten das Teil von der Brust des Qi-Gong-Meisters, der jetzt keineswegs »flacher« war als vorher. Der Ansager erzählte den Anwesenden, daß der Qi-Gong-Meister sein Qi in die Brust verlagert hätte, um von dem ungeheuren Gewicht nicht erdrückt zu werden.

Ein weiterer Qi-Gong-Meister dirigierte sein Qi in die Hände und nutzte es, um dicke Eisenstangen zu verbiegen oder Felsbrocken in Stücke zu schlagen. Der nächste Qi-Gong-Meister behauptete, sein Qi in die Haut seines Bauches zu verlagern, um dann ohne weitere Unterstützung so auf den Zinkenspitzen einer Heugabel zu balancieren. Unvergeßlich war der erstaunliche Qi-Gong-Meister, der sein Qi verwendete, um seinen Körper »hart wie Stahl« werden zu lassen, und sich dann von einem Jeep überfahren ließ.

Qi-Gong-Meister sorgen bereits für Stille, wenn sie alleine schon die Bühne betreten. Sie sind die Verkörperung reiner physischer

Kraft, durchsetzt von gelassener klösterlicher Ruhe. Am Höhepunkt ihrer Darbietung, ob es nun das Zerkleinern eines Steines ist oder das Aufhängen eines gesamten Menschen an einem Ohrläppchen, wird das Publikum still. Man hört hier und da gespannte Atemzüge und dann heftigen Beifall. Wenn das Klatschen aufhört, mag ein Kind seinen Vater fragen: »Papa, wie hat er das gemacht? Hat er wirklich sein Qi benutzt? Hat er das, Papa?«

Es ist kein Wunder, daß die Chinesen die noch übrigen Qi-Gong-Meister mit Verehrung überhäufen. In den sechziger Jahren, als sie bei der Viererbande in Ungnade fielen, weil sie »abergläubig und rückständig« sein sollten, verschwanden die Qi-Gong-Meister fast völlig. Zwischen 1964 und 1977 wagten es wenige, die Kunst des Qi Gong öffentlich zu praktizieren oder zu lehren. 1979 zeigte sich bereits eine Wiederkehr dieser uralten Disziplin an. Jene wenigen großen Qi-Gong-Meister, die noch auftreten konnten, tauchten wieder auf und begeisterten riesige Menschenmengen in Parks und Stadien, im Fernsehen und in Zeitschriften.

Waren diese Vorstellungen lediglich Zirkusnummern, die mit großem Geschick dargebracht wurden? Ich hatte die Qi-Gong-Vorstellungen nicht sonderlich beachtet, bis ein befreundeter chinesischer Wissenschaftler mich fragte, ob ich die Fernsehdokumentation über Qi Gong gesehen hätte. Offenbar hatte das Schanghai Institut für Traditionelle Chinesische Medizin, distinguiert durch seine Pionierarbeit im Bereich der Akupunktur-Analgesie, kürzlich mit wissenschaftlichen Untersuchungen von Qi Gong begonnen. Die Dokumentation, die im gesamten Land ausgestrahlt wurde, schilderte den Werdegang von Qi Gong und erhob dann einige überraschende Behauptungen. Es hieß, daß Qi-Gong-Meister nicht nur die Fähigkeit besäßen, das Qi *innerhalb* ihrer Körper zu manipulieren, sondern es auch *außerhalb* des Körpers in Form von Energie zu leiten. Das Manipulieren von Qi im Körper wurde »internes Qi Gong« genannt; das Aussenden von Qi außerhalb des Körpers nannte man »externes Qi Gong«.

Die Fernsehdokumentation hatte einen Qi-Gong-Meister gezeigt, der in einem Forschungslabor vor einem Oszilloskop stand. Auf Befehl atmete und prustete er. Er spannte seine Muskeln an, um das Qi in Gang zu bringen, dirigierte es seinen rechten Arm entlang und schoß dieses Qi dann angeblich von den Fingern heraus. Das Oszilloskop registrierte jedesmal kleine Piepser von Energie, wenn der Qi-Gong-Meister losfeuerte. Das Forschungslabor hatte auch Aufnahmen gemacht, von denen es hieß, sie zeigten Qi, das Bahnen an den Extremitäten von Qi-Gong-Meistern bildete — entlang den präzisen Verläufen der Akupunktur-Meridiane. Das deutete darauf hin, daß Qi als physikalische Kraft existiert und daß es dem Willen der Qi-Gong-Meister entsprechend aus dem Körper treten kann.

Obwohl ich es zu der Zeit noch nicht wußte, sollte ich nicht lange danach Gelegenheit bekommen, diese merkwürdigen Phänomene persönlich zu untersuchen.

Zungen, Pulse und fremdartige Diagnosen

B ald war es Zeit für Fang, mich auf die klinische Arbeit vorzubereiten. In der traditionellen chinesischen Medizin heißt es: »Krankheit ist vergleichbar mit der Wurzel ... Wird die Wurzel nicht erreicht, so können die üblen Einflüsse nicht überwältigt werden.« Das Finden der »Wurzel« und das Aufspüren der Natur jener »üblen Einflüsse« sind die Zielsetzungen der traditionell-medizinischen Diagnose. Diese Diagnose besteht aus »sehen, hören, riechen, fragen und abtasten« — ohne Reflexhammer, Blutdruckmeßgeräte oder andere westliche Hilfsmittel.

Die Zunge

Fang brachte mich in einen kleinen Raum des Instituts für Traditionelle Chinesische Medizin, wo Hunderte von lebensgroßen Modellen menschlicher Zungen in zehn Glasvitrinen ausgestellt waren (siehe Photo Seite 52). Die künstlichen Zungen wiesen eine erstaunliche Vielfalt an Farben, Strukturen, Formen, Größen und Belägen auf.

Die traditionelle chinesische Theorie besagt, daß die Zunge ein sensibles tägliches Barometer der menschlichen Gesundheit ist. Wenn Krankheit den Körper befällt, verändert sich die Zunge

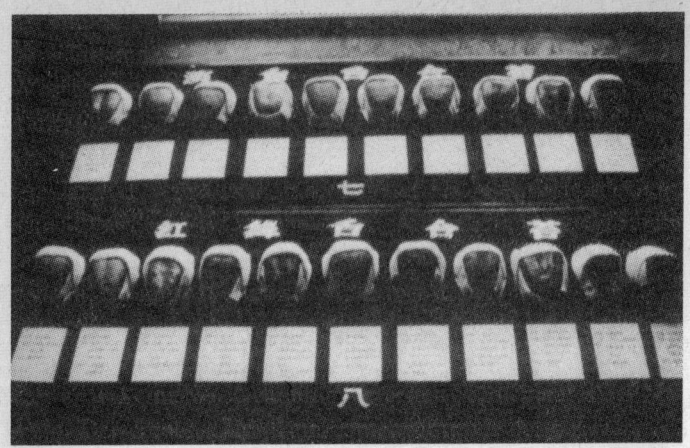

Nachbildungen menschlicher Zungen — ein Lehrmittel für das Beherrschen chinesischer medizinischer Diagnose.

in dramatischer Weise, wird gelb, angeschwollen, rissig oder überzogen mit einer dicken Schleimschicht. Für das erfahrene Auge des traditionellen Arztes weisen diese Veränderungen auf spezifische Unausgewogenheiten des Körpers hin.

Zum Beispiel, die abnorm gerötete Zunge mit einem gelben, klebrigen Belag entspricht »übermäßiger innerer Hitze, Feuchtigkeit und einem Mangel an körperlicher Lebensenergie«. Eine abnorm weiße Zunge mit dünnem Belag kennzeichnet »einen Mangel an Yang, Lebensenergie und Blut«. Es gibt Tausende von Veränderungen und diagnostischen Kombinationen. Eine umfassende medizinische Ausbildung beinhaltet das Studium von Hunderten von Zungen.

Bei Untersuchungen meiner eigenen Zunge und der Zunge ausländischer Ärzte in meinem Wohntrakt konnte ich feststellen, wie sich die Zunge von Tag zu Tag verändert. Am Morgen, wenn ich mit rauhem Hals und angeschwollenen Drüsen erwachte, nahm meine Zunge eine tiefere rote Färbung an und bekam einen dicken, gelben Belag. Die mögliche Relevanz der Beschaffenheit der Zunge zur Diagnose einer Krankheit wurde bei meiner Arbeit in den medizinischen Kliniken noch offensichtlicher. Patienten mit ernsthaften Krankheiten hatten Zungen, die in Färbung, Oberfläche, Form und Belag von der Norm abwichen. Die Experten unter den Ärzten der traditionellen Medizin konnten die Form der Zunge voraussagen, ohne sie überhaupt gesehen zu haben, alleine anhand der persönlichen Geschichte, die der Patient angab.

Spezifische körperliche Unausgewogenheiten, die bei der Untersuchung der Zunge festgestellt werden, sind Hinweise auf die »Wurzel« des zugrundeliegenden medizinischen Problems. Chinesische Ärzte benutzten die Zungendiagnose, um die Richtung ihrer Therapie zu bestimmen und um die Entwicklung des klinischen Zustandes des Patienten zu verfolgen.

Vor der Zeit der Antibiotika achteten die westlichen Ärzte auch auf die Beschaffenheit der Zunge, doch zu einem weitaus geringeren Grad als ihre chinesischen Kollegen. Heute betrachten westliche Ärzte die Zungenuntersuchung als geringfügigen oder unbedeutenden Aspekt einer allgemeinen körperlichen Untersuchung. Der Westen könnte dabei ein höchst wertvolles klinisches Hilfsmittel übersehen, nämlich, das Verhältnis der Zungenmorphologie zu spezifischen physiologischen Zuständen.

Der Puls

Fangs Vorträgen über Zungendiagnose folgte eine Diskussion über chinesisches Pulsmessen. Der traditionelle Arzt erfühlt den Puls der Radialarterie des Handgelenks. Westliche Ärzte berühren den gleichen Bereich, wenn sie den Puls des Patienten nehmen. Sie suchen jedoch nur einen Pulsschlag, wobei chinesische Ärzte sechs Pulse pro Handgelenk aufspüren: Drei oberflächliche und drei tiefe, an genauen Punkten der Radialarterie. Die Ergebnisse beider Handgelenke ergeben zwölf Pulse, die den zwölf inneren Organen entsprechen. Die Qualität des einzelnen Pulses weist auf zugrundeliegende Unausgewogenheiten in spezifischen inneren Organen und dem Körper als Ganzem hin.

Wenn er bereit ist, den Puls zu messen, klopft der traditionelle Arzt mit zwei Fingern auf den Untersuchungstisch. Die Patienten wissen, daß sie nun die nach oben gekehrten Innenflächen der Handgelenke zur Untersuchung hinhalten sollen. Der Arzt setzt die Kuppe des Mittelfingers, Ringfingers oder kleinen Fingers an das rechte Handgelenk des Patienten. Dann gibt es eine Pause, einen Moment der Stille und Konzentration.

Ärzte untersuchen die Pulse nach Frequenz, Rhythmus, Stärke, Volumen und weiteren Eigenschaften. Sie benutzen Ausdrücke wie *schwimmend, schlüpfrig, aufbauartig, schwach, fadenartig* und *rasch*, um die Natur des Pulses klinisch zu beschreiben. Ein abnormer Puls entspricht einem spezifischen körperlichen Ungleichgewicht. Ein »oberflächlich schwimmender Puls« beispielsweise, von dem es heißt, daß er sich wie »im Wasser treibendes Holz« anfühlt, weist auf »externe pathogene Faktoren« wie überhöhte Temperaturen hin und läßt sich im allgemeinen bei Menschen mit Infektionen der oberen Atemwege feststellen.

Wie die Zunge ist der Puls ein chinesisches Barometer der körperlichen Funktionen und Dysfunktionen. Es erfordert Jahre, um das Pulsmessen zu meistern, und es stellt die wichtigste diagnostische Fertigkeit des traditionellen Arztes dar. Fang behauptete, daß man durch das Erspüren des Pulses praktisch jedes medizinische Problem akkurat diagnostizieren kann.

Patienten-Interview

Zusätzlich zur Zungen- und Pulsdiagnose erforscht der traditionelle Arzt die Beschwerden des Patienten, indem er das aufzeichnet, was wir im Westen die Krankengeschichte nennen. Der Zweck der Geschichte ist, die derzeitigen Beschwerden des Patienten im einzelnen zu verstehen.

Der traditionelle Arzt beginnt das Interview typischerweise mit der Frage: »*Ni yu shenmo bing?*« Wörtlich übersetzt bedeutet das: »Sie haben *welche* Krankheit?«, doch wird die Frage als »Was scheint denn das Problem zu sein?« aufgefaßt. Die Antwort des Patienten, was im Westen als »Hauptbeschwerde« bezeichnet wird, ist dort wie in traditionellen Kliniken ähnlich: Es sind meine Kopfschmerzen, ich habe diesen Schmerz im Magen, seit kurzem ist mir schwindelig, und so weiter.

Soweit befinden sich der traditionelle Arzt und sein westlicher Kollege auf ziemlich gleichem Terrain. Doch bald trennen sich ihre Wege. Ärzte des westlichen Stils (jedenfalls die fähigeren unter ihnen) bemühen sich bewußt, *offenbleibende* Fragen zu stellen. Eine offenbleibende Frage kann nicht mit einem einfachen Ja oder Nein beantwortet werden, und das soll den Patienten dazu bringen, über das vorliegende Problem in eigenen Worten zu sprechen. Beispielsweise ist die Frage »Was können Sie mir dazu erzählen?« eine offenbleibende. »Haben Sie auch Schmerzen im Rücken?« ist dagegen eine *gezielte* Frage, die eine spezifische Antwort verlangt, ein Ja oder Nein. Traditionelle chinesische Ärzte wenden kaum offenbleibende Fragen an, sondern betonen die direkte Frageweise.

Manche der Fragen, die von den Ärzten der beiden Richtungen gestellt werden, haben überhaupt nichts Gemeinsames. Traditionelle Ärzte richten ihre Aufmerksamkeit ganz besonders auf Veränderungen der Hauptatmung, des Appetits und der Empfindlichkeit gegenüber Hitze und Kälte. Sie erachten die Quali-

tät und Dauer eines Fiebers, dessen Einhergehen mit einem Empfinden von Kälte und das gleichzeitige Ausbleiben von Schweiß-
absonderung oder Durst als wertvolle Hinweise bei der Erstellung einer Diagnose. Westliche Ärzte ignorieren diese Einzelheiten größtenteils.

Diagnosen

Die chinesische Medizin unterscheidet sich von ihrem westlichen Gegenstück durch ihren theoretischen Rahmen, ihre
Methodik und, am kritischsten, durch ihre Diagnosen — die Be-
zeichnungen von Krankheiten. Die von einem traditionellen
chinesischen Arzt erstellte Diagnose ähnelt in keiner Weise einer Diagnose, die in irgendeinem westlichen Untersuchungszimmer formuliert wird. Ein Fall von Lungenentzündung könnte zum Beispiel mit der traditionell-chinesischen Diagnose
»übermäßige Hitze in den ›Lungen‹ und mangelnde Lebensenergie« versehen werden. Die Feststellung einer Gastritis in einer
amerikanischen Arztpraxis könnte in Beijing »extreme feuchte
Hitze im ›Magen‹« lauten. *Pneumonia* (Lungenentzündung) und
Gastritis (Magenschleimhautentzündung) sind westliche Begriffe für spezifische menschliche Erkrankungszustände. In China
werden die gleichen Erkrankungen auf völlig unterschiedliche
Weise gekennzeichnet.
Laut chinesischer Medizintheorie können körperliche Dysfunktionen im Sinne der »acht Parameter« charakterisiert werden.
Dazu gehören extern kontra intern, heiß kontra kalt, übermäßig
kontra mangelnd und Yin kontra Yang. Die ersten sechs unter-
liegen Yin und Yang, dem theoretischen Fundament der chinesischen Praxis der Medizin.
Die Symptome und die Körperuntersuchung (Zunge, Puls, usw.)

des Patienten ermöglichen es dem traditionellen Arzt, ein Muster der Krankheit im Sinne der »acht Parameter« zu erkennen. Dies wird dann zur *Diagnose*. Lungenentzündung könnte als »übermäßige Hitze in den ›Lungen‹ bei mangelndem Qi« bezeichnet werden. Anschließende Behandlung mit Kräutern, Nadeln oder Diät zielt darauf ab, diese Unausgewogenheit zu korrigieren.

Stellen Sie sich vor, Sie sind ein Patient oder eine Patientin mit Lungenentzündung. Sie haben hohes Fieber, Schüttelfrost und Husten. Wenn Sie die Praxis eines westlichen Arztes betreten, wird eine detaillierte Krankengeschichte aufgenommen, es wird eine Untersuchung vorgenommen und Labortests durchgeführt. Die Ergebnisse Ihrer körperlichen Untersuchung und Anomalitäten auf den Röntgenaufnahmen führen den Arzt zu dem Beschluß, daß Sie an Lungenentzündung leiden. Eine Auswurfprobe, die auf Bakterien hin untersucht wurde, bestätigt die Diagnose. Sie werden mit entsprechenden Antibiotika behandelt und nach Hause geschickt, um im Bett zu ruhen.

Nun stellen Sie sich vor, Sie betreten mit den gleichen Symptomen die Praxis eines traditionellen Arztes. Der Arzt hört sich Ihre Schilderung an und stellt Ihnen dann eine Anzahl von Fragen über die »Art« des Schüttelfrosts, den Sie erfahren, und über die Weise, in der Sie schwitzen. Er mißt Ihren Puls und untersucht Ihre Zunge. Der Arzt ist sich bewußt, daß Ihnen die Lungen Schwierigkeiten machen, doch im Einklang mit der traditionellen Medizin bezieht sich seine Diagnose auf die unterschwelligen Unausgewogenheiten in Ihrem Körper. Die Lungenentzündung samt dem dazugehörigen Fieber, Husten und Schleim ist die *Manifestierung* der unterschwelligen Unausgewogenheit. Sie ist der »oberste Zweig«, nicht die »Wurzel« der Krankheit. Indem er Ihre Zunge und Ihren Puls studiert und sich Ihre Geschichte anhört, identifiziert der Arzt den präzisen Überschuß oder Mangel, der Ihren Körper beeinträchtigt. Das könnte ein

Ungleichgewicht eines Organs betreffen, das weit von den Lungen entfernt liegt. Der Arzt behandelt Ihre Unausgewogenheit statt eines Zustandes, der als Lungenentzündung bekannt ist.

Da traditionell-chinesische Diagnosen dem Anschein nach oftmals nichts mit westlichen Befunden gemeinsam haben, ist ein Vergleich der Wirksamkeit der chinesischen und westlichen Therapietechniken äußerst problematisch.

Bleiben wir bei dem Beispiel der Lungenentzündung. Sobald sich der westliche Mediziner für die Diagnose Lungenentzündung entschieden hat, verabreicht oder verschreibt er ein Antibiotikum, das bewiesenermaßen wirksam bei der Bekämpfung des auslösenden Erregers ist, laut westlicher Medizin der Pneumokokkus. Alle Patienten, deren Diagnose auf Lungenentzündung durch Pneumokokken lautet, werden mit dem gleichen Antibiotikum oder der gleichen Klasse von Antibiotika behandelt, und die klinische Wirksamkeit dieser Antibiotika kann somit bewertet werden.

Ein traditioneller Arzt verschreibt Kräutermittel in einer gänzlich anderen Weise. Nehmen wir einfach an, daß Ihre Zunge geröteter als normal ist, die Spitze ein tiefes Rot, und daß sie einen gelben, wachsigen Belag aufweist. Dieser Belag deutet auf »feuchte Hitze« oder »Schleimhitze« hin. Die hellrote Zungenspitze zeigt »übermäßige Hitze im ›Herzen‹ oder in den ›Lungen‹« an. Wenn Ihr Puls ferner irgendeine Schwäche des Qi anzeigt, dann können Sie damit rechnen, zehn oder zwölf verschiedene Kräuter verschrieben zu bekommen, um gezielt »endogene Hitze zu verringern«, »Phlegma zu beseitigen« und »Lebensenergie zu stärken«. So wie im Westen bekannt ist, daß Penizillin Pneumokokken abtötet, so wird in China erkannt, daß gewisse Kräuter »Herz«-Feuer kühlen und »endogene Hitze verringern«. Traditionelle Ärzte verschreiben diese Mittel nicht aufgrund der Pneumokokkus-Lungenentzündung, sondern wegen spezifischer körperlicher Unausgewogenheiten, die zu dem Zustand führen, den westlichen Ärzte Lungenentzündung nennen.

Die Frage würde sich noch komplizierter gestalten, wenn die Kräuterpräparate wirksam wären und westliche Forscher versuchen würden, ihre Wirksamkeit zu untersuchen. Wenn beispielsweise Ihre Lungenentzündung in dramatischer Weise innerhalb von Stunden auf eine einzige Kombination von Kräutern ansprechen würde, dann wäre es der nächste logische Schritt für einen westlichen Forscher, diese gleichen Kräuter an fünfzig Patienten mit nachgewiesener Pneumokokken-Lungenentzündung zu testen, um zu einem Meßwert ihrer Wirksamkeit zu gelangen. Laut traditionell-chinesischer Medizin ist jedoch *jeder Patient mit Symptomen einzigartig*, und jeder kann eine unterschiedliche grundlegende Unausgewogenheit haben, welche die Lungenentzündung hervorruft. Ein traditioneller Arzt könnte fünfzig verschiedene Befunde in der Testgruppe feststellen und dann jedem Patienten eine andere Kombination von Kräutern verschreiben. In dieser Situation wäre das Vergleichen der Wirksamkeit einer Kräuterkombination mit der von Antibiotika wie das Vergleichen von Äpfeln und Orangen.

Philosophisch folgen die beiden Schulen unterschiedlichen Richtungen der wissenschaftlichen Überlegung. Das westliche System bewegt sich entlang einer Linie von *a priori*, Ursache-und-Wirkung-Verhältnissen. Das chinesische System verwendet eine phänomenologische, kreisförmigere Logik. Beide Systeme sind in sich konsistent und in der Lage, Krankenmuster sowie auch Behandlungsmethoden zu beschreiben. Sie sind wie zwei mathematische Formeln, die bei ein und derselben Aufgabe angewendet werden. Beide können funktionieren, doch wenn man sie vergleicht, können sie völlig unterschiedlich wirken.

Das gemeinsame Element in der chinesischen sowie westlichen Medizin ist Chemie — Biochemie. Wenn die Systeme tauglich sind, müssen sie beide die Fähigkeit besitzen, Muster der menschlichen Chemie zu identifizieren und zu verändern. An dieser Stelle tritt die Anwendung moderner Technologie ein. Wenn die

Beziehungen zutreffen, die von Yin und Yang, den »fünf Elementen« und den »acht Parametern« beschrieben werden, dann müssen diese Beziehungen fähig sein, biochemische Muster zu beschreiben, so, wie es die westliche Medizin tut. Wenn Kräuter, Nadeln und Veränderungen des Lebensstils wirksam sind, müssen sie in der Lage sein, biochemische Muster voraussehbar zu verändern. Traditionelle medizinische Diagnosen und Therapeutika müssen mit den Mitteln der westlichen Methodologie standardisiert werden.

Die beiden Systeme können auf einer biochemischen sowie pharmakologischen Basis studiert werden. Tatsächlich wird daran bereits innerhalb und außerhalb Chinas gearbeitet. Doch gibt es einen weitaus einfacheren und pragmatischeren Weg, um die beiden Systeme zu vergleichen. Dieser benötigt keine Diskussion über Theorie oder Biochemie und kein Abwägen von linearer kontra kreisförmiger Logik. Er fordert die beiden Systeme vielmehr zum Duell heraus. Da wir beispielsweise nicht wissen, ob das westliche oder das chinesische System wirksamer bei der Behandlung von Lungenkrebs ist, könnte es von Nutzen sein, sie mit einem kontrollierten Vorgehen zu vergleichen. Um das zu erreichen, würden wir die Hälfte einer Gruppe von Lungenkrebspatienten mit traditionellen Mitteln behandeln (Kräutern), und die andere Hälfte mit konventioneller westlicher Chemotherapie. Das funktionelle Ergebnis der beiden Gruppen würde dann verglichen. Theoretisch sollte es möglich sein, festzustellen, welcher Ansatz, der westliche oder der chinesische, bei der Beeinflussung des Verlaufs spezifischer menschlicher Krankheiten wirksamer ist.

Akupunktur:
Ungelöste Fragen

Nachdem man als Student an westlichen Medizinschulen die vorklinischen Wissenschaften, wie Biochemie und Mikrobiologie, durchgearbeitet hat, kauft man sich die ersten professionellen Instrumente: ein Stethoskop, ein Ophthalmoskop, ein Sphymomanometer (Blutdruckmeßgerät) und weitere Geräte mit lateinisch oder griechisch klingenden Namen. Dieser Kauf ist für den angehenden Mediziner von überaus hoher Bedeutung. Obwohl die Werkzeuge lediglich funkelnde Stückchen moderner Technologie sind, geht der Student oder die Studentin mit ihnen um wie mit heiligen Reliquien und betet im stillen, daß er oder sie eines Tages wissen wird, wie man sie verdammt noch mal anwendet.

Nachdem ich zwei Monate lang chinesische Medizintheorie studiert hatte, kaufte ich meine ersten chinesischen Arztinstrumente — Akupunkturnadeln.

»Geben Sie mir die besten, die Sie haben«, sagte ich der Verkäuferin hinter dem Tresen im Beijing-Freundschaftsladen. »Mein Akupunkturunterricht am Institut für Chinesische Medizin beginnt morgen, und ich möchte die besten Nadeln haben, die es gibt.« Mein gesprochenes Chinesisch war gut, doch gelegentliche wörtliche Übertragungen aus dem New Yorkerischen ließ die Verkäuferinnen in hemmungsloses Gelächter ausbrechen. Die junge Frau hinter dem Tresen trug ihr Haar in langen Zöpfen und eine gestärkte weiße Bluse, die bis zum Hals zugeknöpft war, und glaubte nur zum Teil, daß ich Student an dem Institut für Chinesische Medizin wäre. Sie öffnete die Vitrine mit den Akupunktur-Schaukästen, die neben denen mit Backwaren und den Spirituosen stand, und zeigte mir die feinsten Nadeln in Beijing. Ich kaufte sie alle: lange Nadeln, kurze Nadeln, einfache Nadeln, solche mit verzierten Griffen, Nadeln mit winzigen Hämmern, Nadeln besonders für die Ohrläppchen. Ich kaufte die Bücher, die Diagramme und die Wandkarte der Akupunktur-Meridiane. Ich kaufte sogar die meterhohe Akupunktur-Puppe, die jeden Akupunktur-Punkt und Kanal auf ihrer Gummioberfläche trug — eine chinesische Voodoopuppe für Ausbildungszwecke. »Was werden Sie mit all den Nadeln anfangen?« fragte die Verkäuferin.

»Ich habe keine Ahnung«, antwortete ich und lachte, »aber ich werde es lernen.«

Mein Akupunkturlehrer war Dr. Zhang, Direktor der Akupunktur-Klinik am Dong Zhi Men-Krankenhaus. Zhang war Mitte Vierzig und stammte, wie Fang, aus dem nördlichen China. Er war hochgewachsen und hatte dickes, schwarzes Haar, das irgendwie merkwürdig geschnitten war. Während es überall ordentlich anlag, ragte es mitten auf seinem Kopf gerade hoch. Zhang lächelte viel und lachte fast nie. Eine Ader an seiner Stirn schwoll immer dann an, wenn er sich aufregte oder ärgerte. Im allgemeinen war Zhang jedoch äußerst selbstbeherrscht. Wenn es darum ging, Akupunktur zu bewerten, kritisierte er nur zögernd, und er war gleichermaßen zurückhaltend, wenn es darum ging, mit der Wirksamkeit dieser uralten Kunst zu prahlen. Er verstand sie, lebte sie seit zwanzig Jahren und war entschlossen, mir zu zeigen, was Akupunktur bewirken konnte und was nicht. Zhang bestand darauf, daß ich mindestens einen Monat mit dem Studium der theoretischen Grundlagen von Akupunktur verbrachte, bevor ich mich in eine der Akupunktur-Kliniken begab.

Zhang begann meinen Unterricht mit einer Diskussion der »Kanäle und Kollateralen«. Die Kanäle, Meridiane genannt, sind symmetrisch über den menschlichen Körper verteilt. Sie sind die Straßenkarten, die es einem ermöglichen, spezifische Akupunktur-Punkte zu finden. Die Kanäle werden als Leitungen für das Fließen von »Blut« (血) und Qi (气) betrachtet, die intern mit der Viszera und extern mit der Haut und den Sinnesorganen verbunden sind. Es gibt zwölf »Hauptmeridiane«, die den zwölf Organen entsprechen. Zusätzlich gibt es acht »Extra-Meridiane«[1]. Die Kanäle gehen ineinander über, so daß das Ende von einem den Anfang des nächsten darstellt. In dieser Weise verbinden Akupunktur-Kanäle sämtliche Bereiche des menschlichen Körpers. Schwäche oder Krankheit in einem Bereich soll andere Bereiche des Körpers beeinträchtigen, indem sie Störungen entlang dem System von Kanälen und Kollateralen auslöst.

Die Theorie begann mit der Entdeckung der wichtigsten Akupunktur-Punkte. Die Alten glaubten, daß das Anregen von gewissen Punkten an der Körperoberfläche Krankheiten mildern oder heilen konnte, welche die internen Organe befielen. Sie beobachteten, daß durch Stimulierung hervorgerufene Empfindungen immer über festgelegte Wege zu anderen Körperteilen gelangten. Indem sie die Akupunktur-Punkte mit ähnlicher therapeutischer Wirkung entlang identischen Wegen verknüpften, definierten sie das System der Kanäle und Kollateralen.

Nachdem er eine Diagnose erstellt hat, wählt der Arzt vorsichtig Akupunktur-Punkte an dem Kanal oder den Kanälen, die am engsten mit dem Mißstand in Beziehung stehen. Wenn beispielsweise das grundlegende Problem mit einem primären Herzleiden zu tun hat, dann müssen Punkte entlang dem Herz-Meridian stimuliert werden. Der Akupunkteur muß »örtliche

---

[1] Akupunkteure verlassen sich am stärksten auf die zwölf Hauptmeridiane und zwei der acht »Extra-Meridiane«.

Punkte« auswählen, also solche nahe dem Ursprung des Problems, sowie »entfernte Punkte«, die weit von dem pathologischen Kern entfernt liegen, und wenn angezeigt, Punkte, von denen man weiß, daß sie spezifische Symptome (Husten, Übelkeit, Juckreiz u. ä.) lindern. Obwohl diese Punkte so weit auseinanderliegen können wie Unterarm und Wade, heißt es, daß sie sich in voraussehbarer Weise über die Akupunktur-Kanäle miteinander verständigen.

Die Punkte

Der chinesische Mediziner wendet Akupunktur an, um Krankheiten zu diagnostizieren. Indem er das Verhältnis zwischen Punkten an der Haut und diversen internen Organen studiert, lernt er, auf empfindliche oder schmerzhafte Bereiche des Körpers zu achten. Diese empfindlichen Bereiche, bei uns oft »Auslösepunkte« genannt, bieten Hinweise über die Natur und Lage des Krankheitsvorganges.

Akupunktur kann angeblich auch angewendet werden, um Krankheiten zu *verhindern*. Durch das Stimulieren ausgewählter Akupunktur-Punkte und somit Korrigieren der leitenden und viszeralen Funktionen kann der Arzt gewissen Krankheiten — körperlichen Unausgewogenheiten — zuvorkommen, bevor sie problematisch werden.

Das Stimulieren von Akupunktur-Punkten beinhaltet drei mögliche Methoden: Nadelstich, Druck und Wärme. Der Stechvorgang wird Akupunktur genannt. Die Anwendung von Fingerdruck ist chinesische Massage (Shiatsu ist die japanische Form davon). Wenn Wärme angewendet wird, meistens in Form von glimmenden Beifußstäbchen oder -kegeln (Moxa), heißt die Behandlung Moxibustion. Wenn Nadeln verwendet werden, werden sie zwecks zusätzlicher Stimulierung gedreht und/oder an eine Niedervolt-Stromquelle angeschlossen. Bei diesen Techniken werden immer die gleichen Akupunktur-Punkte gereizt.

Ein chinesischer Student muß die zwölf Kanäle, fünfzehn Kollateralen, acht Extra-Kanäle und Hunderte von Akupunktur-Punkten, die sich aus den Kanälen und Kollateralen ergeben, auswendig lernen. Dr. Zhang paukte mir die Kanäle ein, ihre Beziehungen zueinander und ihren Einfluß auf den menschlichen Körper. Er diskutierte Akupunktur-Punkte im Sinne von präziser Findung und Indikation zur Anwendung. Genaues Punktieren war keine leichte Aufgabe. Die Größe der Nadel, anatomische Orientierungspunkte und der Einstichwinkel mußten exakt überlegt sein. Jeden Tag bemalte Dr. Zhang meinen Körper mit Punkten an den Akupunkturstellen, die diskutiert werden sollten. Dann verband er die Punkte mit einem Filzstift, um den Verlauf der Kanäle zu verdeutlichen. Körperbemalung ist eine großartige Lehrmethode. Das Problem war nur, daß Dr. Zhang seine Markierungen mit Kopiertinte machte. Da im Institut aber nur drei- bis viermal pro Woche heißes Wasser verfügbar war, erschien ich gelegentlich in Restaurants oder bei Veranstaltungen der amerikanischen Botschaft mit Kopf, Armen und Beinen voller aufgemalter Punkte und Linien.

Nach einigen Wochen der Theorie bat ich Dr. Zhang, mich mit den Nadeln üben zu lassen. Er bestand darauf, daß ich mir Zeit lasse: »Machen Sie Tag für Tag kleine Fortschritte.« Er legte mir nahe, Akupunktur zuerst an leblosen Gegenständen zu üben, bevor ich mich an lebenden Objekten versuchte.

»Es ist überraschend, wie schwierig es sein kann, eine Nadel von der Stärke eines Haares in etwas so Zähes und Widerständiges wie menschliche Haut zu stechen«, sagte er.

Ich übte, indem ich Nadeln in Nadelkissen aus Baumwolle stach und dann zu Schichten von Zeitungspapier fortschritt. Akupunkturnadeln sind extrem fein gestaltet. Ich hatte Schwierigkeiten, eine Nadel durch drei Blatt Zeitungspapier zu stechen, ohne daß sie mir verbog. Dr. Zhang konnte jedoch eine Nadel halb so stark wie die meine ohne Verbiegen durch dreißig Blatt stechen.

Um Akupunktur schmerzlos zu betreiben, muß man die Nadeln schnell und glatt einstechen, ohne sie zu verbiegen.

»Die Fertigkeit liegt im Handgelenk«, sagte Zhang. »Wenn es richtig gemacht wird, gibt es beim Durchstechen der Haut keinen Schmerz.«

Bevor ich auf andere einstach, wollte ich es an mir selbst erfahren. Dr. Zhang meinte, das wäre nicht notwendig, doch wollte ich die damit verbundenen Empfindungen verstehen, um bei anderen die richtigen herbeiführen zu können. Er warnte mich, daß es am anfang etwas unangenehm werden könnte.

Er hatte recht.

Er stach eine Nadel in einen häufig benutzten Punkt zwischen meinem rechten Daumen und dem Zeigefinger, der *He Gu*-Punkt genannt wird. Beim ersten Mal durchstach er die Haut, ohne einen Schmerz auszulösen, doch als er die Nadel drehte, harpunierte er irgendwie einen kleinen Nerv in meiner Hand und jagte einen Schock in meinen Arm, hoch bis in die Schulter. Ich riß meine Hand zurück und unterdrückte einen Schrei.

Dr. Zhang fand das überaus komisch: »Ihr Ausländer reagiert am Anfang immer so. Ihr seid die Empfindungen der Akupunktur nicht gewöhnt.«

Zhang stach mich erneut an gleicher Stelle mit der gleichen Nadel. Diesmal gab es keinen Schmerz. Erst nachdem Zhang begann, die Nadel zu drehen, um den Punkt anzuregen, fing ich an, ein Gefühl der Fülle zu empfinden, als ob meine Hand von innen her anschwellen würde. Dann zog ein Gefühl der Ausdehnung meinen rechten Arm hoch bis in den oberen Rücken.

Ich fragte Dr. Zhang, ob Patienten immer irgend etwas empfinden, wenn sie gestochen werden. Er sagte mir, daß sie keinen

Schmerz spüren sollten, wenn die Haut durchstochen wird, daß aber danach, wenn der Punkt gereizt wird, die Patienten akute sowie dumpfe Schmerzgefühle erfahren, wie auch Schwere, Taubheit, Prickeln oder elektrische Schläge. Bei Punkten im Gesicht können Gefühle der Ausdehnung entstehen, während solche auf dickem Muskelgewebe einen dumpfen Schmerz mit sich bringen können. Schärfere Schmerzen gelten als typisch, wenn Patienten an dickhäutigen Körperpartien gestochen werden, wie Handflächen, Fußsohlen und die Kuppen der Finger und Zehen. Das Empfinden von elektrischen Schocks kann immer dann entstehen, wenn echte Nerven entlang der Extremitäten gereizt werden.

Die Alten hatten eine genaue Bezeichnung für die mit diesen Empfindungen verbundenen Phänomene. Sie nannten sie *de Qi* (得气), was wörtlich bedeutet, »das Qi erlangen«. Theoretisch beeinflussen die Nadelstiche den Fluß von Qi (Lebensenergie), der sich in diesen veränderten Empfindungen manifestiert.

Jedesmal, wenn ein Akupunkteur eine Nadel einsticht, fragt er den Patienten: »Haben Sie es oder nicht?«, was sich darauf bezieht, ob der Patient das »Qi erlangt hat« oder nicht. Die Frage meint wirklich, ob der Patient ein Empfinden der Fülle, der Ausdehnung, des Prickelns oder ähnliches vom Einstechen der Nadel an dem Punkt gespürt hat. Ein Nein als Antwort bedeutet keineswegs, daß der Akupunktur-Punkt nicht stimuliert wurde und der Akupunkteur »danebengetroffen« hat. Die Nadel wird dann entfernt und einige Millimeter weiter oder in einem bedeutend abweichenden Winkel wieder eingesetzt, bis der Patient bestätigt, daß das Phänomen des *de Qi* stattgefunden hat.

Jedesmal, als der behandelnde Arzt eine Nadel in den Fuß der hysterischen »Frau in dem Bus« gesetzt hatte, hatte er gefragt, ob sie »das Qi erlangt« hätte. Diese Befragung erstaunte mich unterdessen nicht mehr.

Die meisten Chinesen haben Akupunktur erfahren. Es beängstigt sie nicht übermäßig und sie verstehen das Phänomen des *de Qi*. Tatsächlich führt der Patient den Akupunkteur, indem er ihm sagt, daß eine Nadel getroffen und das passende Empfinden hervorgerufen hat.

Im Gegensatz dazu wissen die meisten westlichen Patienten, die Akupunktur-Therapie wünschen, nichts von dem Phänomen des *de Qi*. Da sie nicht wissen, mit welchen Empfindungen sie rechnen sollen, können sie dem Akupunkteur nicht mitteilen, wenn eine Nadel richtig plaziert ist. Wenn beide, Therapeut sowie Patient, wenig von *de Qi* wissen, was in westlichen Akupunktur-Kliniken häufig der Fall ist, kann das Ergebnis nur enttäuschend ausfallen.

Das Auswendiglernen von Akupunktur-Punkten und ihre Auswahl nach Art einer Gebrauchsanleitung (»... bei diesem Symptom Punkte A und B ...«) ist nicht, worum es bei Akupunktur geht. Ein chinesischer Akupunkteur verbringt Jahre als Auszubildender, der lernt, wie man eine Diagnose erstellt, kranke Patienten behandelt und ihre Reaktionen auf Akupunktur-Stiche und das Phänomen des *de Qi* erkennt. Um heute in China Akupunktur zu werden, muß man eine anspruchsvolle Ausbildung in traditioneller chinesischer Medizin absolvieren und sich dann auf Akupunktur spezialisieren. Das benötigt soviel Zeit, wie es braucht, um im Westen ein zugelassener Chirurg zu werden, ungefähr sechs bis sieben Jahre.

Dem Nadelstich spricht man die größte therapeutische Wirkung zu, wenn die Empfindungen bemerkbar sind, spontan eintreten und in einigem Abstand von dem Akupunktur-Punkt entfernt auftreten. Die Intensität der Empfindungen variiert typischerweise mit dem körperlichen Zustand des Patienten. Akut kranke Patienten erfahren meist intensivere Empfindungen in entfernteren Teilen des Körpers. Der theoretische Grund dafür ist, daß je kranker der Patient, um so größer der Überschuß oder

der Mangel an Qi. Daher wirkt sich jede Korrektur solcher Unausgewogenheiten durch Akupunktur deutlich bemerkbar für den Patienten aus.

Die große Kontroverse unter chinesischen Akupunkteuren dreht sich darum, ob Qi eine physikalische Beschaffenheit besitzt, die der Praktizierende erspüren und verändern kann. Akupunkteure der alten Schule bestehen darauf, daß sie Qi durch die Nadel in ihren Fingern spüren können, wenn sie in den richtigen Punkt oder Kanal eingedrungen sind. Ein chinesisches Sprichwort besagt: »Ist das Qi erlangt, so ist es wie ein Fisch, der den Köder genommen hat.« Manche Akupunkteure behaupten auch, und zwar vehement, daß sie Qi nicht nur *erspüren* können, sondern es auch durch die Akupunktur-Nadel an den richtigen Punkt am Körper des Patienten *weitergeben* können.

Die Kontroverse gewinnt an Dramatik dadurch, daß Akupunktur in der Chirurgie zur Anästhesie oder Analgesie eingesetzt wird. Akupunktur behauptet sich offensichtlich erfolgreich als Ersatz für westliche Chemie, doch wie es das bewirkt, bleibt noch unklar.

Akupunktur-Analgesie

Ein chirurgischer Eingriff überzeugte mich, daß Akupunktur-Analgesie die menschliche Physiologie dramatisch verändern kann. Ich wurde vom Neurochirurgischen Institut Beijing eingeladen, bei einer großen Operation zu assistieren, die bei Akupunktur-Analgesie durchgeführt werden sollte. Die chinesischen Fachjournale haben seit kurzem aufgehört, Akupunktur-»Anästhesie« oder Schmerzunempfindlichkeit anzuführen und sprechen statt dessen jetzt von Akupunktur-»Analgesie«, der Aufhebung der Schmerzempfindung oder Schmerzlosigkeit.

Ein achtundfünfzigjähriger Professor der Universität Beijing namens Lu litt an einem Gehirntumor. Lu war bei ausgezeichneter Gesundheit gewesen, bekam jedoch mit sechsundfünfzig Probleme mit dem Sehen, begleitet von Schwindelgefühlen und Libidoverlust. Er wurde an das Neurochirurgische Institut Beijing überwiesen, wo die Röntgenuntersuchung seines Kopfes ein kastaniengroßes Geschwür in der Mitte des Hirns anzeigte. Die Wucherung war wahrscheinlich ein gutartiges Geschwür, das der Hypophyse entsprang. Ein Geschwür dieses Typs konnte alle Symptome Professor Lus erklären. Wenn es entfernt würde und sich als gutartig bestätigte, konnte Lu weiterhin ein gesundes und beschwerdefreies Leben führen. Das Problem lag darin, wie eine Wucherung dieser Größe zu entfernen sei.

Wenn ein Hypophysentumor frühzeitig entdeckt wird, entfernt der Chirurg ihn durch die Nase des Patienten. Lus Geschwür war für diese Prozedur viel zu groß. Es mußte durch die Schädeldecke angegangen werden, und das bedeutete Durchtrennen der Knochenschicht.

Lus Neurochirurg, Dr. Wang Zhong-cheng, schlug ihm vor, den Eingriff bei Akupunktur-Analgesie vornehmen zu lassen, statt bei konventioneller Narkose. Dr. Wang erzählte mir, daß Lu anfangs von der Idee nicht besonders begeistert war. Er hatte nur geringe Kenntnisse von Akupunktur und war keineswegs ein treugläubiger Anhänger der traditionell-chinesischen Medizin. Er war von der Vorstellung, bei Gehirnchirurgie völlig wach und reaktionsfähig zu sein, verständlicherweise entnervt. Nachdem ihm jedoch Dr. Wang erzählte, daß mehr als 90% aller Kopf- und Halseingriffe am Neurochirurgischen Institut erfolgreich bei Akupunktur-Analgesie durchgeführt wurden, und daß Akupunktur bedeutend weniger Nebenwirkungen hätte als andere Arten von Narkose, willigte Professor Lu ein, es zu versuchen. Konventionelle Anästhesie nach westlicher Art würde im Operationssaal griffbereit verfügbar sein und konnte bei Bedarf innerhalb weniger Augenblicke hinzugenommen werden. Ich beobachtete den Eingriff und assistierte bei der Akupunktur.

Ich wusch und kleidete mich genauso, wie ich es für eine westliche Operation tun würde, nur daß mein OP-Kittel aus wiederverwendbarer Baumwolle bestand, statt aus Einwegpapier. Als ich den Saal betrat, lag der Genosse Lu ausgestreckt auf dem Operationstisch. Er war hellwach und durchaus bereit, mit einem ausländischen Gast zu reden.

Der Operationssaal war alt und sauber. Es war kaum nennenswertes funkelndes High-Tech-Gerät vorhanden. Zahllose Reinigungen hatten die Kachelwände makellos weiß und glanzlos werden lassen. Die Infusionsschläuche waren aus wiederverwendbarem Gummi, die Infusionsflaschen wiederauffüllbar. Die hochintensive Leuchte, die bei Chirurgie als Flutlicht verwendet wurde, nahm den größten Teil der Decke ein. Es war eine archaische, aber höchst beeindruckende Masse von Glühbirnen und gewölbten, polierten Spiegeln. Professor Lu lag auf dem Rücken auf einem unbeweglichen Operationstisch unter den Lampen. Sein Kopf war glattrasiert. Er trug einen karierten Schlafanzug und war ab dem Hals bereits mit weißen Operationstüchern bedeckt.

Eine Frau in OP-Kleidung kam mit forschen, selbstbewußten Schritten in den Operationssaal. Sie setzte sich auf den Schemel neben dem Operationstisch, ruhte mit den Händen im Schoß und studierte das vorhandene Gerät. Dann stellte sie sich mir als eine der Anästhesistinnen des Institutsstabes vor. Diese Frau war umfassend in chinesischer sowie westlicher Medizin geschult. Sie hatte konventionelle westliche Anästhesie zehn Jahre lang praktiziert, bevor sie — in den fünfziger Jahren — eine Akupunkturnadel in die Hand nahm. Zwanzig Jahre lang gehörte sie einem speziellen Forschungs-Team an, das für die Integration der Akupunktur in die chirurgische Anästhesie verantwortlich war. Kopf- und Halseingriffe waren ihre Spezialität. Sie hatte ein altgedientes Stethoskop in einer Tasche und fünf Sätze Akupunkturnadeln in der anderen.

Neben dem Operationstisch stand der bewährte, leuchtendrote Notwagen, im amerikanischen Medizinerjargon »crash cart« genannt. Er enthielt die üblichen westlichen Narkosemittel für den Fall eines »crash« oder »Absturzes« — die rasche Zuführung von Anästhesie, falls die Akupunktur versagte.

Man hatte bei Lu bereits einen Infusionsschlauch gelegt, durch den er ein schwaches voroperatives Beruhigungsmittel aus 0,1 mg Fentanyl (ein Narkotikum) und 5,0 mg Haloperidol (ein Sedativum/Antipsychotikum) erhielt. Diese Mittel würden den Patienten entspannen lassen und beruhigen, doch waren sie keineswegs ausreichend für die Anästhesie.

Der nächste Schritt war das Einsetzen der Nadeln und der Beginn der Akupunktur-Stimulierung. Die Anästhesistin wählte sechs Schlüsselpunkte, die nach der kollektiven Erfahrung des Ärzte-Teams bei Hunderten von ähnlichen Operationen geeignet waren.

Die ersten beiden Punkte lagen im Bereich der Augenbrauen — einer in der Mitte der linken Braue, der andere am inneren (medialen) Aspekt der rechten Braue (dem Ende nahe der Nasenwurzel). Die Narkoseärztin steckte eine einzige, 15 cm lange Nadel in die linke Augenbraue und führte sie unter der Haut über die Nasenwurzel hinweg in den Bereich des rechten Augenbrauenpunktes. Die Nadel kam nicht wieder durch die Haut, sondern überbrückte nur den Bereich zwischen den Brauen, so daß sie an den beiden Akupunktur-Punkten begann und endete. Die Nadel wurde dann per Hand gedreht, um eine Reizung zu erreichen, bis der Genosse Lu »das Qi erlangte«, also ein Empfinden der Fülle und Erweiterung hatte und sanfte elektrische Schläge an beiden Punkten spürte.

Die Narkoseärztin schloß dann einen Niedervolt-Stimulator an das hervorstehende Ende der Nadel an, um ihr in regelmäßigen

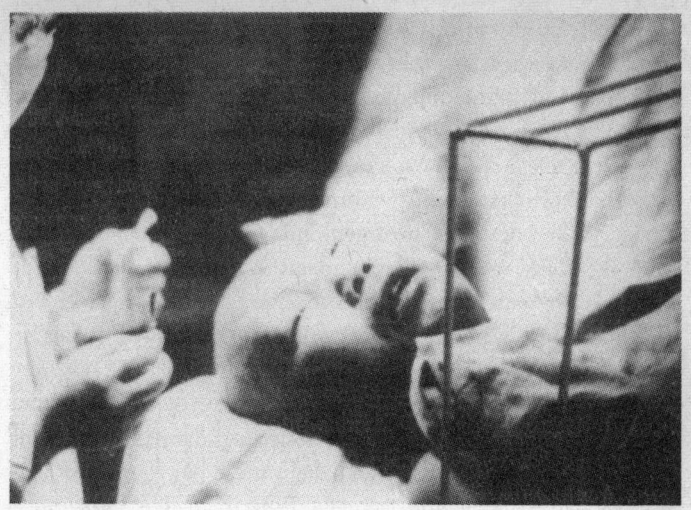

Akupunktur-Analgesie für eine Gehirnoperation.

Intervallen Strom zuzuführen. Die Folge der Stimulierungen war an einem leichten Zucken der Gesichtsmuskeln in dem Bereich ohne weiteres zu erkennen. In gleicher Weise und mit gleichartigem Gerät stimulierte sie zwei weitere Punkte im Bereich der rechten Schläfe. Wieder berichtete der Genosse Lu von einem Gefühl der Fülle, als diese Nadeln per Hand oder elektrisch stimuliert wurden.

Die letzten beiden Punkte, die angeregt werden sollten, befanden sich im Bereich des linken Schienbeins und Sprunggelenks. Die Anästhesistin verwendete je eine Nadel für diese Punkte und führte ihnen elektrische Stimulierung über Drähte zu, die mit einem schweren, schwarzen Kasten verbunden waren, der ungefähr die Größe einer Autobatterie hatte. Es war tatsächlich nicht mehr als eine 12-Volt-Batterie, die in gewünschten Abständen Strom austeilte. Sie befand sich auf dem Fußboden neben dem OP-Tisch. Die Drähte an den Nadeln in Lus Stirn und linkem Bein waren an den Batterie-Stimulator angeschlossen. Als das Gerät weiter aufgedreht wurde und die Amperezahl anstieg, begannen Lus Braue und Wade ganz leicht zu zucken.

»*De Qi le mei yu?*« (»Haben Sie das Qi?«), fragte die Anästhesistin Lu. »*De le, De le*« (»Ich habe es, ich habe es weiterhin«), antwortete er. Dann kam eine Stromzufuhr von zwanzig Minuten Dauer. Während die Chirurgen ihre Geräte arrangierten, bat mich die Narkoseärztin, die Temperatur, den Puls und den Blutdruck des Patienten festzustellen — seine Lebenszeichen. Lu und die Operateure warteten darauf, daß die Akupunktur-Analgesie zu wirken begann.

Um am Schädel zu operieren, benötigt man ein keimfreies Operationsfeld und eine mechanische Arretierung, die dafür sorgt, daß der Kopf sich während des Geschehens nicht bewegen wird. Dies ist besonders dann wichtig, wenn der Eingriff an einem *wachen* Patienten vorgenommen wird. Ein speziell entworfener Kopfring-Rahmen aus Metall wurde eingesetzt, um Lus Kopf festzuhalten und als Gerüst für sterile Tücher zu dienen. Der Rahmen bestand aus vier Metallstangen. Drei waren gerade, der vierte hatte in der Mitte ein gepolstertes, halbmondförmiges Metallband. Dieser Halbkreis paßte über Lus Stirn und ließ sich am OP-Tisch festschrauben. Die drei übrigen Schenkel des Rahmens bildeten ein leeres Rechteck über Lus Gesicht. Von der Oberkante des Rahmens hingen sterile Tücher wie ein Vorhang auf seine Stirn herab. Bei diesem Arrangement konnte man den oberen Teil von Lus Kopf steril halten, während sein Gesicht und der Körper unbedeckt blieben. Lu konnte die Narkoseärztin und mich sehen und mit uns sprechen, doch konnte er die Operateure nicht bei der Arbeit sehen.

Die Ärzte forderten mich auf, mit Lu zu plaudern. Sie richteten mir einen Sitzplatz neben dem OP-Tisch ein, damit ich Lus Puls und Blutdruck überwachen konnte, während ich mit ihm im Verlauf der Operation sprach. Da Pulsfrequenzen und Blutdruck beim Einsetzen von Schmerzen steigen, war es wichtig, daß ich diese Parameter während des Eingriffs kontrollierte. Außer der bereits geschilderten geringen Zufuhr an voroperativen Entspannungsmitteln gab es keine weitere pharmakologische Beruhigung oder Analgesie während des chirurgischen Vorgangs. Die Schmerzbefreiung des Patienten erfolgte ausschließlich durch Akupunktur.

Der leitende Chirurg nahm einen Stift und kennzeichnete das zehn mal fünfzehn Zentimeter große Rechteck der Schädeldecke, das an der linken Seite von Lus Kopf entfernt werden sollte. Dann nahm er eine Nadel und stach in die Kopfhaut in diesem Bereich. Lu sagte, daß er leichten Druck empfinde, aber keinen Schmerz. Die Operateure und die Anästhesistin, zufrieden mit dem Grad der Betäubung, reinigten den Bereich und bereiteten ihn für den Einschnitt vor.

Als ich Lus Lebenszeichen kontrollierte und ein Gespräch mit ihm begann, war er etwas benommen durch die voroperativ verabreichten Mittel, doch außer daß er sich schläfrig fühlte, ging es ihm gut. Er bewegte seine Finger und Zehen mühelos, und seine Sprache war deutlich.

Die Anästhesistin gab das Zeichen anzufangen, und die Chirurgen nahmen ihre Skalpelle auf. Sie schnitten die Haut an drei Seiten des eingezeichneten Rechtecks ein und hoben dann das dreiseitige Stück Haut in voller Stärke von Lus Schädel ab. Im Augenblick des Einschnitts stellte sich bei Lu kein Zucken, keine Grimasse und auch sonst nicht das geringste Anzeichen von Schmerz ein. Er sagte, daß er sich bewußt sei, daß die Operateure Druck auf die Haut ausübten, doch spüre er nichts Unangenehmes. Sein Pulsschlag und Blutdruck hielten weiterhin die voroperativen Werte.

Unter Anwendung von Hochgeschwindigkeitsbohrern mit chirurgischen Bohrspitzen machten die Operateure vier Löcher an den Winkeln des rechteckigen Knochenteils. Dann fädelten sie einen Draht zwischen zwei Ecklöcher und zogen ihn hin und her, bis der Knochen durchsägt war. Sie wiederholten diese Prozedur an allen Seiten, bis sie das große Knochenstück entfernen konnten. Das Behandeln von Knochenoberflächen ist üblicherweise extrem schmerzhaft.

Lu sagte, er empfinde keine Schmerzen. Seine Puls- und Blutdruckwerte blieben unverändert. Ich fragte ihn, worüber er nachdächte. Daraufhin lachte er und meinte, er frage sich, ob die Amerikaner je Akupunktur-Analgesie bei ihren Operationen verwendeten. Er war ruhig, ansprechbar und redefreudig, während Chirurgen einen Teil seines Schädels entfernten und einige wenige, richtig plazierte Nadeln ihn vor den Schmerzen schützten.

Im Verlauf der gesamten Prozedur, die länger als vier Stunden dauerte, war Lu bei Bewußtsein und seine Lebenszeichen blieben stabil. Wir unterhielten uns durchgehend, während er auf dem Operationstisch lag.

Nach Beendigung des Eingriffs setzte sich Lu auf dem Operationstisch aufrecht hin, schüttelte die Hand seines Chirurgen und dankte ihm vielmals, gab der Narkoseärztin und mir die Hand und verließ dann zu Fuß und ohne fremde Hilfe den Operationssaal. Die große Wucherung war erfolgreich entfernt worden und erwies sich nachträglich als gutartig.

Einige Wochen danach nahm ich an zwei Schilddrüsenoperationen teil, die im Dong Zhi Men-Krankenhaus stattfanden. In mancher Hinsicht waren diese unter Akupunktur-Analgesie durchgeführten Halsoperationen noch beeindruckender als Professor Lus Gehirnchirurgie. Eine Thyroidektomie (chirurgisches Entfernen der Schilddrüse) macht eine umfangreiche Bearbeitung des Halsbereichs erforderlich und wird fast immer bei Gesamtbetäubung des Patienten durchgeführt. Bei den Schilddrüsenoperationen mit Akupunktur-Analgesie wurden keinerlei Pharmaka verabreicht. Die Analgesie bestand aus zwei Nadeln in der Hand und sonst nichts. Auch während dieser Operationen waren die Patienten wach und wohlauf, die Lebenszeichen verhielten sich sta-

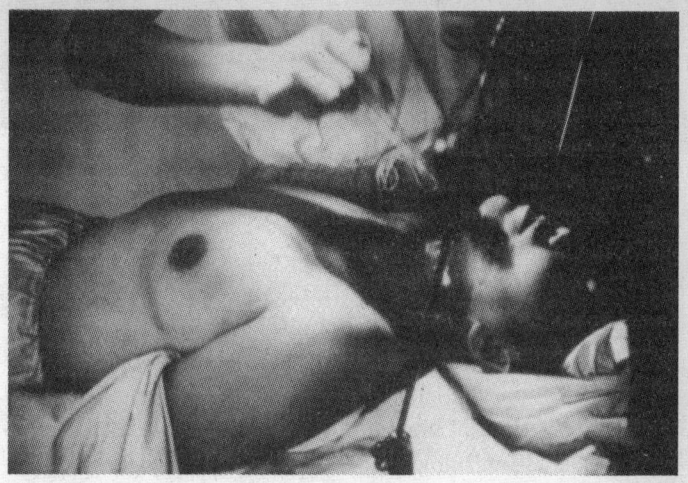

Akupunktur-Analgesie für eine Schilddrüsenoperation.

bil, und die klinischen Ergebnisse waren höchst beeindruckend. Obwohl es Akupunktur seit mehr als dreitausend Jahren gibt, ist ihre Anwendung als chirurgische Analgesie erst etwa fünfundzwanzig Jahre alt. Chirurgie spielte in der Evolution der traditionellen chinesischen Medizin eine untergeordnete Rolle. Das rührt zum Teil von dem konfuzianischen Konzept der Ehrfurcht des Kindes her, welches den Körper als das höchste Geschenk der Eltern an das Kind bewertet und den chirurgischen Eingriff als Verstümmelung eben dieses Geschenks ansieht. Kräuterheilung und Akupunktur wurden dementsprechend der Chirurgie gegenüber höher eingestuft. Traditionelle chinesische Ärzte nahmen geringfügige Eingriffe vor, wie das Nähen von Wunden, doch unternehmen sie selten schwerwiegende Operationen.[1]

---

[1] Eine bemerkenswerte Ausnahme war der berühmte traditionelle Arzt Hua Tou, der bei seinen Versuchen von Abdominal- und Gehirnoperationen im dritten Jahrhundert n. Chr. pflanzliche Anästhesierezepturen verwendete.

Erst in den 50er Jahren dieses Jahrhunderts, als der Vorsitzende Mao den Zusammenschluß der chinesischen und westlichen Medizin verlangte, fand Akupunktur Anwendung bei der Chirurgie. Chinesische Forscher postulierten, daß Akupunktur, mit der unter diversen Bedingungen Schmerzen gehemmt worden waren, bei Patienten kurz vor schwerwiegenden Eingriffen angewendet werden könnte, um somit die Mengen an erforderlichen Betäubungsmitteln zu verringern. Die Theorie erwies sich als richtig, und in den späten Fünfzigern erwuchs Akupunktur-Analgesie aus den chirurgischen Forschungslabors.

Die erste erfolgreiche Anwendung von Akupunktur-Analgesie geschah bei einer Thorakotomie (operative Öffnung der Brusthöhle), die 1957 in Liuzhou durchgeführt wurde. Tonsillektomien (Mandelentfernungen) bei Akupunktur-Analgesie wurden 1958 in Schanghai und Xian durchgeführt. Die medizinische Forschung wendete die neue Technik bald in allen Bereichen des operativen Eingreifens an. Ursprünglich benötigten Operationen der Brust- oder Bauchhöhle das gleichzeitige geschickte Hantieren von vier oder fünf Akupunkteuren, die mehr als hundert Nadeln einsetzten. Indem sie Versuche an sich selbst vornahmen, um den Grad der Analgesie festzustellen, reduzierten Forscher die Anzahl der erforderlichen Akupunkturnadeln auf ein Dutzend, dann nur noch einige und manchmal nur eine einzige.

Während der sechziger und siebziger Jahre experimentierten chinesische Anästhesisten und Chirurgen ausgiebig mit Akupunktur-Analgesie und ihrer Anwendung bei einer Vielzahl von operativen Vorgängen. Kopf- und Hals-, Bauchhöhlen-, Unterleibs- und Brusthöhlenchirurgie wurde bei Akupunktur-Analgesie vorgenommen. Mit zunehmender Erfahrung wurden Probleme erkennbar. Obwohl die Erfolgsquote bei Kopf- und Halschirurgie mit Akupunktur-Analgesie mehr als 90—95% betrug, bewirkte Akupunktur keine ausreichende Schmerzlosigkeit bei

20—30% aller gynäkologischen, Bauchhöhlen- oder Brusthöhlen-Eingriffe.[1]

Im Gegensatz zur konventionellen Anästhesie konnte Akupunktur-Analgesie weder die Bauchmuskulatur entspannen (ein wichtiger Aspekt bei Bauchhöhlenoperationen), noch den Schmerz in Verbindung mit dem Dehnen von inneren Organen blockieren (diese Schmerzfasern werden von dem Vagus [Nervus vagus] kontrolliert). In den achtziger Jahren wendeten chinesische Anästhesie-Abteilungen Akupunktur hauptsächlich bei Eingriffen an Kopf und Hals an, nicht jedoch, wenn gynäkologische Operationen oder solche an der Bauch- oder Brusthöhle vorgenommen wurden.

Akupunktur-Analgesie funktioniert in gewissen Fällen, doch weiß niemand genau, warum sie funktioniert. Im Verlauf der letzten Jahre haben Wissenschaftler entdeckt, daß Akupunktur die Produktion von gewissen morphiumähnlichen Substanzen im Gehirn anregt. Diese neuentdeckten Stoffe mindern die Schmerzwahrnehmung und werden Endorphine genannt. Es sind kleine Ketten aus Aminosäuren, die als Neuromodulatoren dienen, also neurologische Aktivität regulieren. Es gibt Hinweise dafür, daß Akupunktur die Produktion und Verteilung einer großen Anzahl von Neuromodulatoren und Neurotransmittern beeinflußt, und daß dies wiederum die Wahrnehmung von Schmerz verändert.

Jedoch reagieren nicht alle Patienten gleichermaßen gut auf Akupunktur-Analgesie. Liegt der Erfolg an der genetischen Beschaffenheit des Patienten, vielleicht an einem Überschuß oder einem Mangel an gewissen Enzymen? Oder hängt es von seinem

[1] Diese Information stammt von der Anästhesieabteilung des *Beijing Neurosurgical Institute* und dem Institut für Traditionelle Chinesische Medizin in Beijing. Ebenfalls nachzulesen in John Needham's Vortrag über die Medical Acupuncture Society vom Mai 1977, abgedruckt in *Acupuncture: From Ancient to Modern Medicine* von Alexander Macdonald (London: George Allen & Unwin, 1982), S. 121.

Glaubenssystem ab, von der Annahme, daß Akupunktur tatsächlich die Schmerzen verhindern wird? Zu welchem Grad hängt Erfolg oder Mißerfolg von den Fähigkeiten des Akupunkteurs ab? Sind Menschen, die besonders gut auf Akupunkturnadeln reagieren, auch sonst beeinflußbar? Das *Shanghai Acupuncture Research Unit* hat Akupunktur-Analgesie bei Tieren angewendet, also ist unwahrscheinlich, daß Glaubenssysteme oder Suggestibilität alleine für das gesamte Phänomen verantwortlich sind.[1] Andererseits nehmen die Indizien dafür zu, daß psychologische Faktoren die physiologische Reaktion eines Patienten auf Akupunktur in bedeutendem Maße verändern können. Es scheint sich bei Akupunktur um eine kombinierte Wirkung von Psychologie und Physiologie zu handeln, und die Chinesen gehen dieser Frage sehr gründlich nach.

---

[1] Auch nachzulesen in »The Twich in Horses: A Variant of Acupuncture« von Evert Lagerweij et al., *Science* 225 (1984) S. 1172—74

Zweite Begegnung:
Die Wang-Schwestern

Am 11. März 1979 erschien im *Sichuan Daily* ein merkwürdiger Bericht über einen zwölfjährigen Jungen namens Tang Yu. Angeblich konnte Tang Yu »Wörter mit den Ohren lesen«. Was immer auf einem Blatt Papier geschrieben stand, konnte er »lesen«, indem er das Blatt an sein Ohr hielt. Tang Yus Begabung wurde als »außergewöhnliche menschliche Körperfunktionen« dargestellt, und die Nachricht seiner »Entdeckung« verbreitete sich rasch in ganz China.

Innerhalb von wenigen Monaten veröffentlichten Zeitungen aus anderen Provinzen Berichte über ähnliche mediale Fähigkeiten von Dutzenden von Kindern im Schulalter. Am eindrucksvollsten waren Berichte über zwei Mädchen aus Beijing, die Wang-Schwestern.

Es hieß, daß sie, wenn man ihnen irgendeine Schachtel gebe, in die man ein Blatt Papier getan hatte, nur durch Berühren der Schachtel in genauem Detail wiedergeben könnten, was auf dem Papier geschrieben stand. Sie könnten sogar die Farbe der Tinte nennen. Die Kinder gaben an, den schriftlichen Inhalt der Botschaft in dem Behältnis »sehen« zu können. Noch fremdartiger war ihre Behauptung, daß eine Schwester, wenn sie die Schachtel mit dem geschriebenen Inhalt erhielt, diesen der anderen telepathisch mitteilen könne. Gerüchte wollten wissen, daß diese Kinder sogar die Umrisse von inneren Organen sehen konnten, indem sie einfach den Körper des Patienten betrachteten, daß sie große Tumore oder Ansammlungen von Flüssigkeit an jeder Stelle des Körpers erkennen könnten, daß sie das schlagende Herz sehen und dem Arzt genau sagen könnten, wie schnell es schlug, und, daß sie die Haarlänge und das Geschlecht eines Fötus feststellen könnten, indem sie den Bauch der schwangeren Frau betrachteten.

Ich fragte meine Lehrer am Institut für Traditionelle Chinesische Medizin, ob sie von den Wang-Schwestern gehört hatten. Sie hatten nicht nur von ihnen gehört, sondern sie sogar getestet. Die Kinder hatten das Institut besucht und die medizinische Fakultät vollkommen von ihren psychischen Fähigkeiten überzeugt. Die Tests waren viele Male wiederholt worden, und die Fakultät glaubte an die Schwestern.

Ich hatte von diesen einmaligen Untersuchungen noch nichts vernommen, weil das gesamte Thema ein empfindlicher Bereich der chinesischen Forschung war. Es handelte sich um eine Art Staatsgeheimnis.

Obwohl ich skeptisch war, wollte ich diese Mädchen sehr gerne kennenlernen. Nachdem ich sämtliche pedantischen Hürden der Bürokratie überwunden hatte, arrangierte ein Freund eines Freundes meine Teilnahme an einem Gruppenbesuch im Hause der Wangs. Zu der Gruppe gehörten ferner zwölf chinesische Ärzte, die in westlicher Medizin geschult waren, die meisten von ihnen Chirurgen und alle ausgesprochene Skeptiker.

Unser Bus hielt bei einer kleinen Straße in der nordwestlichen Ecke von Beijing. Winzige einstöckige Klinkerhäuser flankierten die Straße und die von ihr abzweigenden Wege. Die improvisierten Dächer bestanden aus Wellblech, Holz und Abdeckplanen. Es war ein heißer Sommertag, Türen standen offen, und ich konnte in all die gedrängten, kleinen Zimmer hineinsehen, die als Küchen, Schlafzimmer und Eßzimmer für ganze Familien dienten. Lange Seile und Bambusstangen, auf denen Wäsche hing, verbanden die Häuser miteinander. Auf der Hälfte des Weges, den wir gingen, war die altbekannte öffentliche Toilette — ein funktionelles graues Klo aus Beton und Gips, mit Löchern im Boden. Bäume kennzeichneten den Anfang und das Ende der Straße, doch der Boden um die Häuser herum war einfach ungepflasterte Erde. Mitten auf dem staubigen Weg saß ein buckeliger alter Mann auf einem Stuhl aus Peddigrohr, rauchte eine Pfeife und hörte einer Rundfunkübertragung von Musik der Beijing-Oper zu.

Als wir uns dem schmalen Erdpfad näherten, der zum Wang-Haus führte, kamen Dutzende von Nachbarn hervor, um zu sehen, was hier los war. Der Ausdruck *wai guo ren* (Ausländer) eilte von einem Ende der Straße zum anderen. Die Leute hatten sich inzwischen (es war Mai 1980) an den Anblick von großen Delegationen chinesischer Wissenschaftler gewöhnt, die ihren Weg entlangmarschierten. Immerhin wurden die Wang-Schwestern bereits seit Monaten untersucht. Wenn überhaupt, hatte es jedoch nur wenige ausländische Besucher in dieser Nachbarschaft von Beijing gegeben.

Herr Wang begrüßte unsere Gruppe an der Tür. Er reichte mir die Hand, nahm meinen Arm mit der anderen und lächelte mich freundlich an. Er wendete sich einem der Chirurgen zu, offenbar überzeugt, daß er einen Dolmetscher benötige.

»Bitte sagen Sie diesem ausländischen Freund, daß er ein willkommener Gast ist.«

Ich drückte Herrn Wangs Hand fester und sagte in meinem besten Chinesisch: »Ich freue mich schon lange darauf, Sie und Ihre Kinder kennenzulernen. Mein tiefempfundener Dank an Sie und Ihre Frau dafür, daß Sie diesen Besuch zugelassen haben.«

Frau Wang kicherte in der Tür. »Oh, Sie sprechen Mandarin. Wie wundervoll!«

Sie zeigte auf zwei Kinder, die sich bei einem Baum abseits der Straße mit Seilspringen beschäftigten.

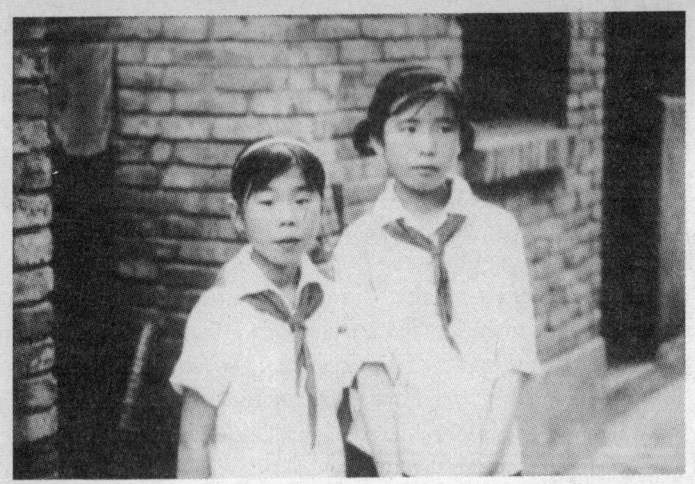

Die Wang-Schwestern — außergewöhnliche Funktionen des menschlichen Körpers?

»Das sind meine Töchter, die Sie sehen wollen. Die kleine, Wang Bin, ist elf, und die große, Wang Qiang, ist dreizehn.«

Das waren also die außergewöhnlichen Wang-Schwestern. Sie wirkten nicht anders als alle anderen chinesischen Kinder. Jede trug eine weiße Bluse und ein patriotisches rotes Tuch um den Hals. Die beiden sprangen Seil auf die traditionelle Weise, mit einem langen bunten Band aus Gummibändern, das den Baum und die Waden einer Schwester umlief, während die andere in den Kreis und wieder hinaus hüpfte. Sie kicherten wie ihre Mutter, kauten Kaugummi und hielten sich in höflicher Entfernung von den Erwachsenen.

»Kommt und begrüßt diese Ärzte und unseren amerikanischen Freund«, rief Frau Wang den Mädchen zu.

Die Schwestern traten aus ihrem Springseil heraus, liefen auf uns zu, blickten zwecks Zustimmung zu ihren Eltern hin und sagten dann ganz informell und ohne die geringste Spur von Schüchternheit: »Hallo, Dr. Ai Sen Bo. Was haben Sie für uns zu lesen?«

Frau Wang schlug vor, uns erst einmal zum Teetrinken hinein zu begeben.

Wir gingen durch einen kleinen Raum, der als Flur, Küche und Eßzimmer diente, dann in ein zweites kleines Zimmer, der das Schlafquartier der Familie Wang war. Familie und Besucher zusammen waren achtzehn Leute, die Ellbogen an Ellbogen auf den beiden Betten, einem Schreibtisch und einem kleinen Beistelltisch saßen, der an einer Wand stand. Die beiden Wang-Schwestern brachten Holzschemel herein und setzten sich in die Mitte unseres Kreises. Frau Wang teilte Tee aus, während sie und ihr Mann ein wenig aus der Familiengeschichte erzählten.

»Wir sind Fabrikarbeiter, Herr Wang und ich, und unsere Familie ist eine der Alten Hundert Nachnamen«, sagte Frau Wang. Es war ihre Art mitzuteilen, daß sie einfache Leute seien, ohne besonderen Status oder Parteiverbindungen. Es gab vier Wang-Kinder, doch nur das zweite und dritte zeigten irgendwelche besonderen Fähigkeiten. In der Schule war die Leistung der Mädchen nicht besser als durchschnittlich.

Die Schwestern fragten uns, ob wir etwas für sie vorbereitet hätten.

Ich nahm einen Filmbehälter aus schwarzem Kunststoff aus der Tasche. Vorher hatte ich ein gefaltetes Stückchen Papier hineingetan, auf dem zwei chinesische Schriftzeichen standen. Es waren die Zeichen 朋友 (die »peng yu« ausgesprochen werden und »Freund« bedeuten). Ich gab den Behälter der älteren Schwester.

Zur gleichen Zeit holte einer der Chirurgen einen eigenen Behälter hervor, der aus dem Material der dicken schwarzen Schutzummantelungen gemacht war, mit dem Röntgenfilme geschützt werden. Zwischen zwei lichtundurchlässige Schichten davon hatte er ein Stück Papier mit dem Wort 人 (was »ren« ausgesprochen wird und »Mann« heißt) getan. Sein »Sandwich« war mit Klebeband versiegelt. Die jüngere Schwester nahm dieses Behältnis entgegen.

Kein Mensch außer den Urhebern selbst wußte, was auf den Zetteln in diesen Behältern geschrieben stand.

Die Mädchen saßen kreuzbeinig auf ihren Schemeln, ließen ein Bein auf dem anderen wippen und kauten ohne Unterlaß. Ich saß gespannt nach vorne gebeugt. Die Neurochirurgen lehnten sich selbstzufrieden zurück und kreuzten die Arme vor der Brust.

Beide Mädchen machten die linke Hand zur Faust um das jeweilige Behältnis herum und steckten die Faust dann fest in die rechte Achselhöhle. Frau Wang erklärte, daß es nicht nötig wäre, die Behälter unter die Achsel zu tun, doch wäre es wichtig, daß die Mädchen Hautkontakt bekamen, um die Inhalte »lesen« zu können. Offenbar hatten sie durch Experimente festgestellt, daß die rechte Achselhöhle der funktionellste Körperteil war.

Ich witzelte, daß ich meine Worte vielleicht auf englisch geschrieben hätte. Die jüngere Schwester lächelte und meinte, wir könnten in jeder beliebigen Sprache schreiben oder auch Bilder zeichnen, wenn wir wollten. Sie könne alles wiedergeben, was sich auf dem Papier befand, auch wenn sie dessen Bedeutung nicht verstand. Es würde von wenigen Sekunden bis zu einer Viertelstunde dauern, bis sich der geschriebene Inhalt »materialisierte«.

Die Mädchen erklärten uns, daß die Schrift (oder Darstellungen) ihnen bildlich sichtbar wurden, »als erschienen sie auf einem Bildschirm im Kopf«. Sie wußten nicht, wie oder warum das so geschah. Sie erzählten uns, daß der »Bildschirm« klein wäre, und wenn das ihnen gegebene Schriftbild auf dem Papier mehr als 2—3 cm hoch wäre, dann paßte das »Bild« vielleicht nicht auf die Fläche, die sie als »hinter der Stirn« beschrieben.

Wir fragten Frau Wang, wie die außergewöhnlichen Fähigkeiten ihrer Töchter entdeckt worden waren. Sie schilderte, daß Monate vor unserem Besuch Herr Wang in der Zeitung den Bericht über Tang Yu gelesen hatte, dem kleinen Jungen aus Sichuan, der »lesen« konnte, ohne den Text zu sehen. Beim Abendessen hatten die Kinder zugegeben, daß sie dieses Talent auch besaßen und waren überrascht, daß ihr Vater das einmalig fand. Tatsächlich hatten sie angenommen, daß jeder das zu einem gewissen Grad konnte. Von dem Tag an hatten die Eltern begonnen, mit Hilfe der ortsansässigen Forscher diese Begabung der Mädchen gründlicher zu untersuchen.

Es klang beeindruckend. Dennoch war es schwer zu glauben.

Die ältere Schwester, die noch immer meinen Filmbehälter mit den Worten *peng yu* in der Achselhöhle hielt, rief auf einmal aus: »*Peng, peng, peng yu!!!*«

Ich war zutiefst erstaunt. Ich hatte diese Worte in meinem Zimmer zwanzig Meilen entfernt vor fünfzehn Stunden geschrieben und sie niemandem gezeigt.

Die kleine Schwester nahm den Kaugummi gerade lange genug aus dem Mund, um zu sagen »*Ren!* Mein Wort ist *ren!* Und sie haben es in roter Tinte geschrieben!«

Nachdem wir alle reihum einige hundert Meter von dem Haus weggingen, um winzige Wörter oder Zeichnungen zu Papier zu bringen, die dann in Schachteln versiegelt wurden, wiederholten die Mädchen ihre Künste sieben weitere Male.

Sechs von den sieben Wiedergaben waren *exakt* richtig.

Ihr einziger Fehler war in sich merkwürdig. Ich war mit meinem Filmbehälter und kleinen leeren Papierstückchen nach draußen gegangen. Dort schrieb ich 中 国 (*Zhong Guo*, China). Doch dann beschloß ich, daß 中 国 zu einfach sei. Ich zerriß den Zettel, nahm mir einen anderen, und schrieb 美 国 (*Mei Guo*, Amerika). Ich faltete das Papier viermal, steckte es in den Behälter und kehrte in das Schlafzimmer der Wangs zurück, wo ich die Plastikdose der älteren Schwester übergab. Sie las meine Nachricht als *Zhong Guo*. War es möglich, daß das Schriftstück im Behälter weniger wichtig war als die geistige Vorstellung, die von der Person projiziert wurde, die es schrieb? Mein ursprünglicher und vielleicht auch stärkerer Gedanke war *Zhong Guo* gewesen. Ich hätte ein Wort schreiben und in den Behälter tun und den dann einem Freund geben sollen. In der Weise wäre der Autor des Zettels abwesend gewesen, wenn die Mädchen ihren Leseversuch unternahmen.

Trotz ihres einen Fehlers, der ihnen äußerst peinlich war, machten die zahlreichen Erfolge der Schwestern jeden Arzt im Zimmer zu einem Gläubigen. Bevor wir gingen, erlebten wir eine abschließende Darbietung.

Ich schrieb das Zeichen für *Feuer*, 火, »huo« und tat den Zettel in den Behälter. Die ältere Schwester steckte ihn prompt unter ihre Achselhöhle. Dann wendete ich mich der kleinen Schwester zu und sagte: »Nun, ohne daß deine Schwester ein Wort sagt, erzähl mir, was auf dem Papier steht.« Sie lächelte, kaute ihren Gummi, starrte auf ihre Turnschuhe und wartete darauf, daß die große Schwester ihre Gehirnströme in Bewegung brachte. Nach zwei Minuten sagte das ältere Mädchen: »Ich weiß, was das Wort ...« Die kleine Schwester unterbrach sie und rief: »*Ren*! Ich sehe *ren*!« Das Schriftzeichen *ren*, 人, (Mann), ist bis auf zwei kleine Striche wie 火 (*huo*, »Feuer«). Ich sagte der kleinen Schwester, daß dies nicht richtig sei und sie sich mehr anstrengen müsse. Ihre Augen kehrten nach oben, während sie sich in einem bewegten Trancezustand auf die Innenseite ihrer Stirn konzentrierte.

»Es ist wie *ren*«, sagte sie, »nur ein bißchen anders. Ich zeichne es Ihnen, aber es ergibt keinen Sinn.«

Sie schrieb 人, was auf chinesisch keine Bedeutung hat. Da ihr Ergebnis jedoch meinen Schriftzeichen so ähnlich war, obwohl nicht völlig korrekt, schien es möglicher denn je, daß sie tatsächlich den Inhalt des Behälters visualisierte — oder, was wahrscheinlicher war, meine geistige Projektion —, und daß kein Trick versucht wurde.

Auch die Neurochirurgen zeigten Respekt. »Ich hätte das nie geglaubt, wenn ich es nicht mit eigenen Augen gesehen hätte«, merkte ein leitender Chirurg an. Er zitierte das *Buch der Wandlungen:* »Ich bin daran erinnert, daß Überheblichkeit dem Ruin vorangeht; Demut erntet Vorteile.«

Die Wang-Schwestern waren erfreut, daß sie uns überzeugt hatten. Auch waren sie froh darüber, einem echten, lebendigen Amerikaner begegnet zu sein. Ich wollte mehr Zeit mit ihnen verbringen, und sie kamen mir mit einer freundlichen Einladung entgegen, in der Woche darauf Bootfahren zu gehen.

Einige Tage später erfuhr ich jedoch durch die »Gerüchteküche«, daß gewisse »offizielle Stellen« darüber verärgert seien, daß »inoffizielle Kanäle« genutzt worden waren, um mein Treffen mit den Wang-Schwestern zu arrangieren. Mich nochmals inoffiziell mit der Familie zu treffen hätte riskant für sie oder meine Freunde werden können, die die Begegnung als persönlichen Gefallen möglich gemacht hatten.

Ich sah die beiden Zauberkinder nie wieder.

Ärzte der traditionellen Medizin waren über die Wang-Schwestern nicht so erstaunt wie die der westlichen Medizin, mit denen ich die Wangs besucht hatte. Fähigkeiten wie die der Schwestern waren bei Meistern der traditionellen Medizin jahrhundertelang beobachtet und in historischen Texten festgehalten worden. Telepathie, Hellsehen und Psychokinese waren Teil der traditionell-chinesischen Medizin.

Im Februar 1980 veranstaltete die populäre Zeitschrift *Ziran Zazhi* (Natur) in Schanghai eine nationale Konferenz über Parapsychologie. In jenem Frühjahr strömten Millionen von Menschen in Sportstadien, um zu erleben, wie Qi-Gong-Meister unglaubliche Leistungen vollbrachten. Die Erklärungen für die »außergewöhnlichen Funktionen menschlicher Körper« in der Publikumspresse, die über Kinder sowie die Qi-Gong-Meister berichteten, stammten aus der historischen *Medizin*literatur. Die Verbindung faszinierte mich, und ich beschloß, einen medizinischen Experten zu finden, der mir diese abnormen Phänomene erklären könnte.

Meine Lehrer an den Kliniken für Akupunktur und Kräutermedizin schlugen ein Treffen mit Dr. Ren Ying-qiu vor, einem der führenden Gelehrten der traditionellen Medizin. Dr. Ren, damals leitender Professor an dem Institut für Traditionelle Chinesische Medizin zu Beijing, hatte fünfzig Jahre lang klinische Medizin praktiziert und Hunderte von Berichten über die Techniken und Theorien der traditionellen Medizin verfaßt.

Wir trafen uns in Dr. Rens winzigem Arbeitszimmer im dritten Stock eines städtischen Hochhauses. Das Zimmer war mit Büchern der Medizin und Philosophie gefüllt. Eine kalligraphische Wiedergabe eines Zitats aus dem *Klassiker* des Gelben Kaisers hing hinter Rens Schreibtisch. Das Zimmer roch wie eine verstaubte, unterirdische Aufbewahrungskammer für seltene Bücher.

Dr. Ren, ein Mann in den Siebzigern, lehnte sich in seinem Kippsessel zurück, zündete eine filterlose Zigarette an und blickte kurz zur Tür, als ich eintrat. Eine Wollmütze wärmte seinen spärlich behaarten Kopf. Sein Gesicht war von einem engen Faltennetz überzogen und trug zudem eine Anzahl brauner Altersflecken auf der Haut. Seine dunklen Augen hatten unzählige Bücher studiert, die Krankheiten von Tausenden von Patienten erfaßt und die Summe der Beweise untersucht, die für die Wirksamkeit der traditionellen Medizin sprachen. Ren schob seine Schreibfeder beiseite und holte sich den Aschenbecher heran, der vor ausgedrückten Zigarettenstummeln überlief. In seinen Redepausen zog er tief an seiner Zigarette.

»Willkommen, willkommen«, sagte er und erhob sich aus dem Sessel. »Ich habe viel von Ihnen gehört, Dr. Ai. Mir wurde gesagt, daß Sie Interesse daran haben, die Medizin Chinas und des Westens zu verknüpfen. Ist das der Sinn Ihres Aufenthaltes in China?«

»Ja, deshalb bin ich hergekommen«, antwortete ich.

»Wo haben Sie Mandarin sprechen gelernt?«

»Ich studierte Chinesisch an der Harvard-Universität. Meine Lehrer stammten aus Beijing.«

»Sie studieren nun chinesische Medizin am Institut, nicht wahr?«

»Ja.«

»In welcher Weise kann ich Ihnen behilflich sein?«

»Ich bin hier, um Ihre Meinung über die Natur von Qi zu erfragen. Ich habe Berichte darüber gehört, wie Kinder und Qi-Gong-Meister Leistungen aller Art vollbringen, bis hin zur Telepathie und dem gewollten Ausstoßen von Energie. Haben Sie Erfahrungen mit solchen Aktivitäten gemacht?«

»Ja, habe ich. Zwischen Ihren Worten sagen Sie, daß Sie nicht an Qi Gong glauben. Trifft das zu?«

»Ich weiß nicht, was ich an Qi glauben soll«, erwiderte ich. »Wenn es existiert, dann wurde es von der westlichen Medizinwissenschaft nicht identifiziert.«

»Haben Sie Akupunktur-Analgesie miterlebt?«

»Ja.«

»Glauben Sie, daß sie wirkungsvoll ist?«

»Ja, das glaube ich.«

»Nun, Akupunktur ist vollkommen von dem Qi-Fluß abhängig. Der Akupunkteur erspürt und dirigiert Qi mit der Nadel. Akupunktur ohne Qi ist nur so wirksam, wie wenn ein Mensch Nadeln in das Fleisch eines anderen sticht. Das würde keinem Zweck dienen. Chinesische Massage ist das gleiche. Qi kann in vielen Situationen zur Heilung angewendet werden. Es wurde über Tausende von Jahren therapeutisch angewendet und ist fundamental für die gesamte chinesische Medizin. Seien Sie vergewissert, Qi ist physikalische Wirklichkeit.«

»Was ist mit den Behauptungen, daß es möglich sei, Qi im Körper zu dirigieren und es nach außen abzugeben? Was ist mit Telepathie und Psychokinese? Stimmen diese Behauptungen?«

»Sie stimmen alle, Dr. Ai. Im Verlauf der gesamten Geschichte haben Qi-Gong-Meister, die auch Ärzte der höchsten Vollendung waren, wundersame Leistungen vollbracht, die Ihnen unerklärlich erscheinen mögen. Beispielsweise während der ›Zeit der streitenden Staaten‹ (403—221 v. Chr.) zeichnete der Historiker Si Ma-qian die sensationellen Fähigkeiten des Bian Que auf, ein Mann, von dem es hieß, daß er lichtundurchlässige Gegenstände durchblicken konnte. Im ›Zeitalter der Drei Königreiche‹ (220—264 n. Chr.) erbrachte der berühmte Arzt Hua Tuo Fähigkeiten, die mit denen der Wang-Schwestern und der Qi-Gong-Meister, die zur Zeit in ganz China auftreten, identisch waren. All diese Talente können im Sinne der Manipulation von Qi erklärt werden. Dem einen Kind, vielleicht einem von einer Million, sind diese außergewöhnlichen menschlichen Körperfunktionen angeboren, doch ohne die dazugehörenden Übungen werden sie nachlassen und verschwinden. Die Praxis der Qi-Gong-Techniken wird diese außergewöhnlichen Körperfunktionen hervorrufen, und Qi Gong kann von jedem erlernt werden. Ich habe diese Dinge persönlich erfahren und bin überzeugt, daß es sich dabei nicht um falsche Worte handelt.

Sie sind der erste amerikanische Austauschstudent der Medizin, der traditionelle Medizin in der Volksrepublik China studiert. Wenn Sie Ihr Ziel erreichen wollen, dann müssen Sie von der Existenz von Qi überzeugt sein. Ohne Qi gibt es keine chinesische Medizin. Ohne das Verständnis von Qi wird der westlichen Medizin bei ihrer gesamten mächtigen Wissenschaft die eine größte Gabe der chinesischen Medizin unbekannt bleiben. Dieses Qi ist Wirklichkeit, und Sie sollten sich, solange Sie in China sind, jede Mühe machen, es zu studieren, um von seiner Bedeutung überzeugt zu werden.«

Andere leitende Fakultätsmitglieder am Institut für Traditionelle Chinesische Medizin bestätigten den Rat, den Dr. Ren mir gegeben hatte. Es handelte sich um Männer von unerreichtem Ruf. Ihr Glaube an die Existenz von Qi und an die Bedeutung von Qi Gong war unerschütterlich. Später sollten sie mich mit einem echten Qi-Gong-Meister bekannt machen.

In der Klinik:
Akupunktur und Massage

D rei Monate arbeitete ich an der Akupunktur-Klinik des
Dong Zhi Men-Krankenhauses mit Dr. Zhang zusammen.
Dong Zhi Men ist eines der vier großen Krankenhäuser Beijings,
die ausschließlich traditionelle chinesische Medizin anwenden.
Dr. Zhang und ich sahen ungefähr 100 Patienten am Tag. Die
Ambulanz insgesamt, zu der zusätzlich zur Akupunktur-Klinik
auch die Kräutermedizin- und Massagekliniken gehörten, behandelte zwischen 1500 und 2000 Patienten pro Tag. Das ist grob geschätzt das Zehnfache der Patientenzahl, die täglich von den
Ambulanzen der meisten amerikanischen Krankenhäuser behandelt wird.
Wer waren all diese Menschen und wie wurden sie überwiesen?
Die Antwort ist keineswegs einfach. Wir wissen eine Menge
über die Verabreichung von westlich gearteter Medizin in China. Wir wissen jedoch sehr wenig über die Behandlung von Patienten, die traditionelle medizinische Versorgung suchen. 1980
gab es 502 000 chinesische Ärzte, die in westlicher Medizin geschult waren, sowie 369 000 Ärzte der traditionellen chinesischen Medizin.[1] Nicht jeder wendete sich im Bedarfsfall an einen westlich-praktizierenden Arzt.
Das Überweisungssystem bei der Medizin westlicher Art funktioniert wie folgt: Der Patient muß von einer örtlichen Straßen-

---

[1] Ministerium für Volksgesundheitsstatistiken, 1980

oder Fabrikklinik an ein Bezirkskrankenhaus überwiesen werden und, wenn erforderlich, an ein städtisches Krankenhaus oder eine Fachklinik. In den ländlichen Bezirken, wo mehr als 800 Millionen Menschen leben, sind am Überweisungsvorgang sogenannte »Barfußärzte«, Brigade-Gesundheitsstationen, Kommunen-Kliniken oder -Krankenhäuser und letztendlich die Kreiskrankenhäuser beteiligt. Diese Kreis- und Stadtkrankenhäuser und Fachkliniken fungieren in ganz China als Lehr- und Forschungszentren, doch sind sie im großen und ganzen medizinische Einrichtungen westlicher Art.

Wie Dutzende Millionen von Patienten zu den Akupunktur- und Massage-Kliniken geraten, ist nicht völlig klar. Wie sie von traditionellen Kliniken an westliche Krankenhäuser überwiesen werden, bleibt ein Rätsel. Der Patient hat die Wahl zwischen westlicher oder traditioneller Behandlung. Obwohl darüber keine Statistiken verfügbar sind, kann man wohl davon ausgehen, daß die ältere und ländliche Bevölkerung die traditionelle Medizin vorzieht, während die jüngere, städtische Bevölkerung mit höherem Bildungsniveau zur Medizin westlicher Art neigt. Und nachdem beide Systeme der Medizin über ein Jahrhundert lang nebeneinander praktiziert werden, haben die Menschen bei gewissen Arten von Erkrankungen eine Vorliebe für diese oder jene Art der Behandlung entwickelt. Im allgemeinen ist das Empfinden in der Bevölkerung, daß chronische Krankheiten und musculoskeletale Probleme besser auf traditionelle Weise behandelt werden, aber daß akute Zustände wie Traumata oder schwerwiegende Infektionen wirksamer mit westlichen Vorgehensweisen versorgt sind. Dies sind jedoch Verallgemeinerungen, da beide Systeme von sich behaupten, bei praktisch allen Gesundheitsproblemen wirkungsvoll vorgehen zu können. Manche Patienten sind unschlüssig und pendeln zwischen den Kliniken westlicher und traditioneller Versorgung hin und her. Andere haben den einen Stil der Medizin satt und wählen nur deshalb den anderen.

In dem Korridor vor dem Zimmer, in dem Dr. Zhang und ich arbeiteten, standen Hunderte von Patienten beim Eingang oder saßen auf Holzbänken und warteten darauf, daß ihre Nummer aufgerufen wurde. Sie erhielten ihre Nummern, nachdem sie am Klinikeingang eine Gebühr entrichtet hatten, die fünf oder zehn Fen betrug, grob gerechnet 3,50 bis 5,— Mark. Es gab keine festen Termine, keine Sekretärinnen, keine Telefone und keine Computerterminals. Jeder erhielt eine Nummer und wartete.

Jeder chinesische Patient trug einen brieftaschengroßen Notizblock aus Pappe bei sich, der vorne mit seinem Namen und seiner Anschrift versehen war. Dieser Notizblock war die persönliche medizinische Akte des Patienten. Es gab keine Krankenhausakten. In dem Notizblock oder Buch standen die bisherigen Besuche von Kliniken westlicher oder traditioneller Art sowie kurze Zusammenfassungen der Diagnosen und Behandlungen des Patienten.

Auf dem schwach erleuchteten Betonflur saßen die Patienten und sprachen über die üblichen Dinge — diese und jene Schmerzen, eine gute Behandlung an einem Tag, eine weniger gute am nächsten. Über mich, den »hellbärtigen Fremden«, flüsterten sie gerne. Manche der Menschen auf den Bänken kamen schon seit Monaten, Jahren oder Jahrzehnten in diese Klinik. Es waren unsere »Stammkunden«, Patienten, die einen Schlaganfall erlitten hatten, Arthritiker, solche mit chronischen Schmerzen und solche, die ewig etwas zu beklagen haben. Jede Klinik der Welt hat ihre Stammkunden.

Gelegentlich kamen Patienten aus einer entfernten Stadt oder Provinz, die aus Eigeninitiative da waren und eine dramatische Heilung für ein unheilbares Problem erhofften. Wenn solche Reisende erschienen, die meisten von ihnen Landarbeiter in wattierter, schwarzer Kleidung nach Bauernart, befaßte sich das Gespräch mit den Vorteilen der Stadt im Vergleich zum Landleben. Viele Patienten vertraten feste Meinungen über die Überlegenheit der traditionellen Medizin. Manche waren sogar besorgt, daß die »Schatzkammer der traditionell-chinesischen Medizin«[1] im Zuge der Modernisierung Chinas zukünftigen Generationen verlorengehen könnte.

Wenn eine Nummer aufgerufen wurde, begab sich der Patient oder die Patientin in eines von drei Behandlungszimmern. Im ersten davon hatten Dr. Zhang und ich Dienst. Kleine Kinder, Verwandte und gelegentlich Hühner, die unterwegs zur Klinik auf dem Markt gekauft worden waren, mußten im Korridor warten.

Unser Behandlungszimmer hatte eine hohe Decke, vier Leuchten von zwei Metern Länge und gipsverputzte Wände, die glänzend hellgrün gestrichen waren. Zwanzig Behandlungstische von je 1,50 m ließen den großen Raum eng wirken. Zhangs Schreibtisch stand am Fenster. Daneben war ein kleiner, vierbeiniger Holzschemel. Ein System von Metallregalen entlang der hinteren Wand trug Leichtmetallkästen mit wiederverwendbaren Akupunkturnadeln. Neben den Kästen waren batteriebetriebene Elektrostimulatoren und Beifußstäbchen für die Moxibustion. Der Geruch von glimmendem Moxa, dem von Marihuana sehr ähnlich, erfüllte den Raum. Akupunktur-Karten bedeckten sämtliche Wände. Eine zeigte die Punkte des Unterarms, eine weitere befaßte sich mit den Punkten des Kopfes und Gesichts, wieder eine andere erläuterte zweihundert Akupunktur-Punkte am Ohr.

Wenn ein Patient das Behandlungszimmer betrat, waren neunzehn der zwanzig Tische belegt. Die Patienten auf diesen Tischen hatten ihre Geschichten bereits erklärt, hatten ihre Nadeln eingesetzt bekommen und waren nun dabei, eine Akupunktur-Behandlung von zwanzig bis vierzig Minuten Dauer zu erhalten. Der neue Patient setzte sich auf den Schemel bei Zhangs

---

[1] Eine Formulierung des verstorbenen Vorsitzenden Mao

Schreibtisch und überreichte seinen Nummernzettel und die ärztliche Akte. Dann nahm Zhang die Geschichte des Patienten auf. Es gab keine Abgeschiedenheit, keinen Vorhang und keine Geräuschdämmung.

Mich beeindruckten die Ähnlichkeiten zwischen diesen Patienten und jenen, um die ich mich im Westen gekümmert hatte. Jeder kam mit einer alltäglichen körperlichen Beschwerde in die Klinik, und mit einer einzigartigen Sammlung an vorgefaßten Meinungen, Fehlauffassungen, Ängsten und Erwartungen. Ich schrieb mir die Geschichten auf, die von den Patienten erzählt wurden. Indem ich den klinischen Werdegang von fünfzig unserer Stammkunden über eine Zeit von zwei Monaten verfolgte, hoffte ich, einige vorläufige Schlüsse über die Anwendung der Akupunktur ziehen zu können, nicht als Mittel der Schmerzhemmung, sondern als uralte Arznei bei alltäglichen Erkrankungen.

Der Steinmetz

Ein zweiundsechzigjähriger Steinmetz kam herein und beklagte eine Schwäche in seiner rechten Hand. Seine Muskeln und Schwielen belegten Jahre harter körperlicher Arbeit. Er stellte sich zurückhaltend Dr. Zhang vor, die Arbeitermütze mit beiden Händen an die Brust gedrückt. Er war ein sanfter Mann, ein liebevoller Opa, der außer gelegentlichem hohen Blutdruck keinen Tag in seinem Leben krank gewesen war. In der Nacht vor seinem Klinikbesuch war er jedoch von einem Prickeln der rechten Hand geweckt worden. Innerhalb von wenigen Stunden konnte er die Hand nicht mehr bewegen. Die Beweglichkeit war nun wieder schwach vorhanden, doch ließen die Finger keine normale Arbeit zu.

Angesichts des altbekannten Bluthochdrucks des Patienten schrieb Dr. Zhang den Zustand einem leichten Schlaganfall zu. Zhang sagte dem Mann, daß er die vollständige Beweglichkeit seiner Hand wahrscheinlich wiedererlangen würde.

Die traditionelle Medizin besagt, daß ein Schlaganfall eine Manifestierung eines Überschusses an »innerem Wind« sei, sowie von körperlichen Unausgewogenheiten an Yin und Yang. Der alte Mann schien in diesen Bahnen zu denken. So wie er es sah, hatte er einen Schlaganfall im Gehirn erlitten — ein Überschuß an »innerem Wind«, der durch eine Störung der Harmonie in seiner Betrachtung des Lebens verursacht worden war.

»Ist es möglich, daß ich diesen Schlaganfall auslöste, indem ich zuviel dachte? Ich bin ein Mann von wenigen Gedanken. So bin ich schon mein ganzes Leben lang. So bin ich einfach. Meinen Sie, Dr. Zhang, daß ich meinem Hirn durch zuviel Denken geschadet habe? An den Neujahrs-Feiertagen habe ich eine ganze Menge gedacht. Gedanken über meine Kinder und Enkelkinder. Vielleicht hat das den Schlaganfall verursacht.«

»Nein«, sagte Zhang. »Sie müssen sich keine Vorwürfe machen. Wir werden alt, diese Dinge passieren. Wollen wir sehen, was wir tun können, um die Unausgewogenheiten zu korrigieren.«

Laut der chinesischen Medizin rühren die üblichen Folgeerscheinungen nach einem Schlaganfall — wie Lähmung, örtliche Schwäche (wie in diesem Fall), Taubheit und Sprachstörung — von dem Stagnieren des Qi innerhalb der Meridiane des Körpers her. Die Stagnation wird von der durchdringenden Kraft des »inneren Windes« verursacht. Die Behandlung des Schlaganfalls und seiner Folgen zielt dahin, die Kanäle zu klären, um den Fluß des Qi zu fördern.

Fünf Zentimeter lange Nadeln wurden dem alten Mann in die Hände, Unterarme, Oberarme und Schulter gesteckt. Die Nadeln folgten einer Linie, die von dem Akupunktur-Meridian in

Beziehung zum »Dickdarm« definiert wurde, und aktivierten auch einige Punkte des »Dreifachen-Erwärmer«-Meridians. Immer wenn eine Nadel eingesetzt und gedreht wurde, schloß der alte Mann die Augen, wartete und nickte, wenn er »das Qi erlangt« hatte. Er bekam insgesamt fünfzehn Nadeln. Eine halbe Stunde lang saß der alte Steinmetz da, starrte seine leblose rechte Hand an und murmelte: »Wenn ich bloß nicht mein altes Hirn angestrengt hätte... hätte ich bloß nicht mein Hirn angestrengt...« vor sich hin.

Im Verlauf des nächsten Monats wurden dem Mann dreimal pro Woche Akupunktur-Behandlungen des rechten Armes verabreicht. Die Haltefähigkeit seiner Hand verbesserte sich um ca. 50%. Unklar bleibt, inwieweit genau die Akupunktur seine Wiederherstellung beeinflußte.

Das Schlaganfall-Opfer

Ein achtundvierzigjähriger Mann, der eine rechtsseitige Lähmung als Folge eines vor kurzem erlittenen Schlaganfalls hatte, war dafür eher typisch für die vielen Schlaganfall-Patienten, die zur Klinik kamen. Obwohl der Mann wußte, daß er hohen Blutdruck hatte, nahm er nur wenige der Mittel ein, die ihm verschrieben worden waren. Er haßte Medizin und besonders westliche Medizin, die er Gift nannte. Er sah keinen Sinn darin, Medikamente einzunehmen, es sei denn, er fühlte sich krank. Non-Compliance-Patienten (solche, die ärztliche Ratschläge nicht befolgen), die zudem überhöhten Blutdruck haben, äußern sich im Westen in gleicher Weise. Er rauchte wie ein Schornstein, liebte salzige und scharfgewürzte Speisen, hatte nach eigenen Angaben einen stressigen Job, doch machte er keine Anstalten, andere Arbeit zu finden. Obwohl er drei Jahre zuvor einen

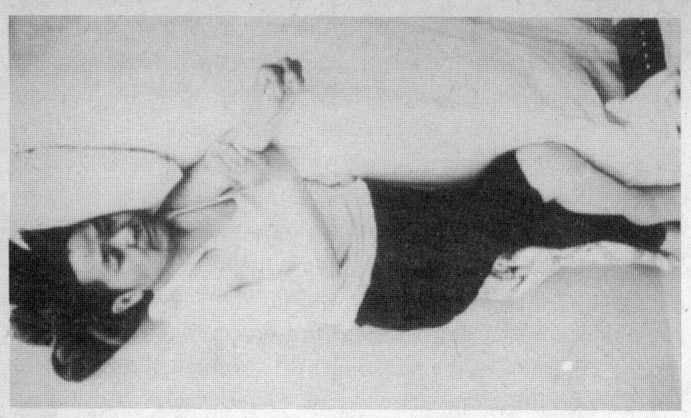

Behandeln eines unfügsamen Schlaganfall-Opfers mit Akupunktur

Schlaganfall gehabt hatte, war er davon wieder genesen, also kümmerte er sich nicht um die Zukunft, bis ihn der zweite Schlaganfall heimsuchte.

Der jüngste Schlaganfall machte es ihm vorübergehend unmöglich, den rechten Arm und das rechte Bein zu benutzen. Er konnte tagelang nicht sprechen. Danach begann er die Akupunktur-Behandlung. Im Laufe der folgenden Wochen erholte er sich in erstaunlicher Weise und schrieb seine Genesung wieder der Wirksamkeit der Nadeln zu, die ihm rechts in den Fuß, das Bein, die Hand, den Arm und die Schulter gesteckt wurden. Es fiel diesem Mann nie ein, daß er sich vielleicht ebenso ohne die Akupunktur erholt hätte, oder daß er sich eventuell auch mit Akupunktur nicht erholt hätte. Er weigerte sich, mit dem Rauchen aufzuhören, änderte seine Lebensweise nicht und betrachtete westliche Medikamente weiterhin als Gifte.

Schlaganfall ist eine der beiden häufigsten Todesursachen Chinas (die zweite ist Krebs). Massive öffentliche Kampagnen sind unternommen worden, um den Bluthochdruck in der riesigen Bevölkerung Chinas zu bekämpfen. Dieses Schlaganfall-Opfer war ein Problempatient, vielen schwierigen Patienten in westlichen Kliniken nicht unähnlich. Bemühungen, den Patienten zu überzeugen, seine Lebensweise zu verändern, blieben ergebnislos, so, wie sie es oft in Kliniken rund um die Welt bleiben.

Die Asthmatikerin

Eine zwanzigjährige Frau mit schwerem Asthma wurde von ihrer Mutter hereingebracht. Sie hatte ihr ganzes Leben lang an Asthma gelitten. In jüngster Zeit hatte sie asthmatische Krisen und sich verschlimmernde Symptome erfahren. Ich hörte ihre Lungen mit dem Stethoskop ab und vernahm das bekannte Pfeifen des Asthmas. Dr. Zhang beschloß, diese Patientin mit einer relativ neuen Form der Akupunktur zu behandeln.

Die nervöse junge Frau legte sich rücklings auf einen der Behandlungstische. Sie knöpfte die Bluse auf und zog ihren Büstenhalter herab, um ihr Brustbein freizulegen. Dr. Zhang reinigte die Brustmitte mit einem Wattetupfer und Alkohol. Dann bat er um ein Skalpell. Das überraschte mich, denn ich hatte erwartet, daß er sich eine Nadel geben lassen würde. Zhang ermahnte die Frau, still zu liegen und machte einen Einschnitt von 2,5 cm Länge entlang dem Brustbein. Die Patientin zuckte. Er nahm eine Gefäßklemme und schabte damit auf dem freigelegten Knochen. Es muß für die Patientin eine furchtbar schmerzhafte Prozedur gewesen sein. Tränen schossen ihr in die Augen. Nach dem Schaben versorgte Zhang die Wunde mit einem Gazepflaster und wies die Patientin an, in einer Woche für eine weitere Behandlung wiederzukommen.

Bevor sie wieder aufstand, hörte ich ihre Lungen erneut ab. Ich konnte keinen Unterschied zum Vorbehandlungszustand feststellen.

Nachdem die Frau gegangen war, fragte ich Dr. Zhang, warum er keine Oberflächenbetäubung verwendet habe, bevor er den Einschnitt auf der Brust vornahm.

»Hätte ich Betäubung verwendet«, sagte er, »dann hätte die Behandlung keine Wirkung gehabt. Verlangen Sie Beweise, so habe ich nur meine eigenen Erfahrungen und die anderer Akupunkteure.«

Ich sagte ihm, daß mir die Prozedur barbarisch erschien und daß ich sie nie bei meinen eigenen Patienten anwenden könnte.

»Doch ist diese eine unserer wirksamsten Behandlungen«, sagte er. »Wir können damit 70 bis 80% aller asthmatischen Kinder heilen.«

Es gab keinen Weg, diese Behauptung zu bestätigen.

Die zwanzigjährige Frau kam einige Woche lang nicht zur Behandlung. Zhang schloß daraus, daß ihr Zustand auf die Therapie angesprochen habe. Für mich bedeutete es eher, daß sie eine Höllenangst hatte und nicht wiederkehren würde, bis ihre Symptome so ausgeprägt waren, daß sie die nochmalige Behandlung rechtfertigten. Als sie endlich doch wiederkehrte, war kein Pfeifen festzustellen. Diesmal wendete Zhang Akupunktur an, nicht Knochenschaben, um ihr System zu stärken und damit einen erneuten Asthmaanfall zu verhindern.

Zhang war kein gemeiner Mensch. Er hatte keinen Gefallen an der Prozedur des Knochenschabens. Er wendete sie nur dann an, wenn sie seiner Auffassung nach dem Patienten helfen konnte. Er glaubte daran, daß sie wirkte.

Die alte Frau

Die dreiundsiebzig Jahre alte Chinesin war klein und mager, ihr Gesicht lang und mit Falten zerknittert. Sie trug schwarze, wattierte Hosen, eine schwarze, seidengefütterte Jacke, einen Hut aus der Zeit vor der Befreiung, aus Samt geformt, mit hochwertiger Seidenstickerei und einer Nadel mit Opal. Sie hatte winzige Goldringe in den Ohrläppchen — zu einer Zeit, in der es wenige Frauen wagten, öffentlich Schmuck zu tragen. Sie schritt in die Klinik, ging direkt zu dem Tisch in der Ecke und begann, sich auszuziehen.

Zhang beugte sich zu mir hin und flüsterte: »Diese Dame kommt ein- bis zweimal die Woche zu mir, seit die Klinik 1957 eröffnete!«

Als ich sie fragte, was ihr fehle, ließ sie einen Redeschwall über mich los.

»Fragten Sie, was mir fehlt? Sehen Sie sich mein Gesicht an! Sehen Sie, wie furchtbar und alt mein Gesicht ist? Ich bin so alt, daß sogar schon meinen Söhnen die Zähne herausgefallen sind! Mir geht es elendig! Elend! Es ist sinnlos, weiterzuleben. Die Kulturrevolution hat mir dies angetan. Sie hat mich ruiniert, meine Familie, alle. Und mein Magen tut weh. Er schmerzt von früh morgens bis ich abends schlafen gehe. Er wird weh tun, bis ich sterbe! Vielleicht wird er auch noch danach weh tun! Hier, fühlen Sie hier —«, sagte sie und tat meine Hand auf ihren Bauch. »Hier, Doktor. Können Ihre fremden Finger das Geschwür da drin fühlen? Der Tumor bringt mich um!«

Ich konnte kein Anzeichen eines Tumors entdecken. Sie fuhr fort.

»Meine Beine tun weh. Und wenn es windig ist, wird mein Körper von dem Wind beeinflußt, und manchmal fangen meine Schultern zu brennen an, und ich kann sie nicht mehr bewegen! Aber meine Beine sind das schlimmste! Dem linken geht es noch schlimmer als dem rechten. Wo sind die Nadeln? Warum behandeln Sie mich nicht? Ich rede nun schon den halben Tag mit Ihnen, und niemand hat auch nur eine einzige Nadel in die Hand genommen! Ich erfriere hier ohne meine Seidenjacke! Wissen Sie, daß ich schon zwanzig Jahre lang hierherkomme? Geben Sie mir jetzt die Nadeln!«

Es fiel mir schwer, nicht laut loszulachen. War ich wirklich im Institut für Traditionelle Chinesische Medizin zu Beijing, oder war ich in einem Krankenhaus der *Jewish Federation* in New York? Diese Frau erinnerte mich an all die ältlichen, sich wortreich beschwerenden jüdischen Matronen, die ich in New York betreut hatte. Sie war wahrlich eine *Yenta* auf Reisbasis. Jeder Teil ihres Körpers erlitt Schmerzen, und es war ihr Wunsch oder ihr ein Bedürfnis, daß jeder davon wußte. Ich mochte diese Frau. Ich fragte mich nur, ob sie die Aufzählung ihrer Leiden in der mir von zu Hause gewohnten, typischen jüdischen Weise beenden würde: »Nun sagen Sie mir, mein Sohn, sind Sie verheiratet? Ich habe da eine Enkelin, die würde so eine herrliche Ehefrau abgeben...«

Die kahl werdende Dame

Eine sechsundzwanzigjährige Frau kam zu uns und beklagte zunehmenden Haarausfall. Sie hatte gehört, daß Akupunktur gegen Glatzenbildung hilft. Ich interessierte mich für den Werdegang dieser Patientin, denn sollte Akupunktur Haarausfall tatsächlich verhindern können, dann würde es garantiert eine kosmetische Revolution im Westen geben.

Die Patientin erzählte, daß Kahlköpfigkeit in ihrer Familie verbreitet wäre. Seit ihrem siebzehnten Lebensjahr hatte sie bemerkt, daß ihr Haar gleichmäßig am ganzen Kopf dünner wurde. Sie gab zu, daß ihr Haar nicht dichter sei, als das ihrer Mutter, dennoch bestand sie darauf, daß ihre ältere Schwester »einen sehr dichten Haarschopf« hätte. Auch das sprach nicht eben für ihre Chancen.

Von einem westlichen wissenschaftlichen Blickwinkel betrachtet, hörte sich dies wie ein Fall von erblich bedingter Kahlköpfigkeit an. Doch die Patientin glaubte daran, daß ihr Haarausfall von der stressigen Arbeit herrührte, die sie seit ihrem siebzehnten Lebensjahr machte, und von ihrem »persönlichen Kampf während der Kulturrevolution«. Sie spekulierte auch, daß der Haarverlust mit einem Fall von rheumatischer Herzerkrankung im Kindesalter in Verbindung stehen könne, oder mit chronischer »Neurasthenie« oder anderen körperliche Mißständen.

Dr. Zhang nannte eine Kombination von erblich bedingter Neigung sowie körperlichen und psychischen Faktoren als mögliche Ursachen für den Haarverlust. Er hob hervor, daß Akupunktur erfolgreich angewendet worden war, um Kahlköpfigkeit in *manchen* Fällen zu behandeln, doch daß es dabei meistens um plötzlichen Haarverlust gegangen wäre. Der Umstand des plötzlichen Haarverlustes ist im Westen wohlbekannt und heißt dort Alopecia areata. In 80—90% der Fälle wächst das Haar des Patienten spontan nach, ohne jede Behandlung.

Dr. Zhang behandelte die junge Frau mit Akupunktur, doch ihre Hoffnungen baute er nicht auf. Er verwendete ein spezielles Akupunktur-Gerät, das »Pflaumenblütennadel« genannt wird — ein kleiner Hammer mit sieben Nadeln an der stumpfen Rückseite des Kopfes. Zhang klopfte die Pflaumenblüte leicht auf ihre Kopfhaut, so daß etwas Blut erschien. Diese Prozedur benötigt normalerweise bis zu einer Stunde und erstreckt sich über die gesamte Kopfhaut des Patienten. Es sah schmerzhaft aus.

Unglücklicherweise für die Patientin, aber so wie erwartet, führte die Behandlung in diesem Fall zu keinem Ergebnis. Ihr Haarausfall und ihre Überzeugungen waren unverändert.

Das geistig behinderte Kind

Unvergessen bleibt mir ein wunderschönes siebenjähriges, geistig behindertes Mädchen mit Gehirnlähmung, das zu uns zur Behandlung kam. Seine Großmutter hatte es fünf Jahre lang jeden zweiten Tag in die Klinik getragen. Das Mädchen konnte alleine nicht gehen. Wenn es sprach, waren seine Worte unverständlich. Trotz seiner Behinderungen hatte es ein schönes Gemüt und lachte problemlos. Obwohl es weder eine Melodie wiedergeben noch Worte deutlich aussprechen konnte, hatte es Freude daran, Kinderlieder zu singen und Reime aufzusagen. Es kämpfte um Kontrolle über sein Gesicht und seine Stimme, seiner Arme und Beine. Sein Lächeln nach Beendigung eines Liedes war für uns alle in der Klinik ein besonderes Geschenk.

Nachdem die Kleine eines Tages zu uns in die Klinik getragen worden war, sagte sie *auf englisch*: »Guten Morgen, Dr. Ai. Wie geht es Ihnen heute?« Ihre Worte waren wie ein SOS — die tragische Botschaft einer schönen Seele, die in einer reaktionsunfähigen Hülle von einem Körper gefangengehalten war. Sie hatte ihren englischen Satz perfekt auswendig gelernt. Ihre Großmutter erklärte mir, daß die Mutter des Kindes an dem Fremdspracheninstitut von Beijing Englisch unterrichtete und daß die Kleine den Spruch gelernt hatte, um mich zu überraschen. Ich versicherte der Großmutter, daß ich überrascht und gerührt wäre und bat sie, der Mutter für mich zu danken.

Die kleine Patientin hatte sich längst daran gewöhnt, jeden zweiten Tag ihres Lebens mit Nadeln gestochen zu werden. Sie zuckte kaum, wenn ihr die Nadeln ins Gesicht, in Arme und Beine gesteckt wurden. Während der Behandlung stand ihre Großmutter am Bett und hielt ihre Hand. Die kleine und die große Hand hielten einander, während eine Nadel nach der anderen die Haut des kleinen Mädchens durchstach. Die Großmutter war über-

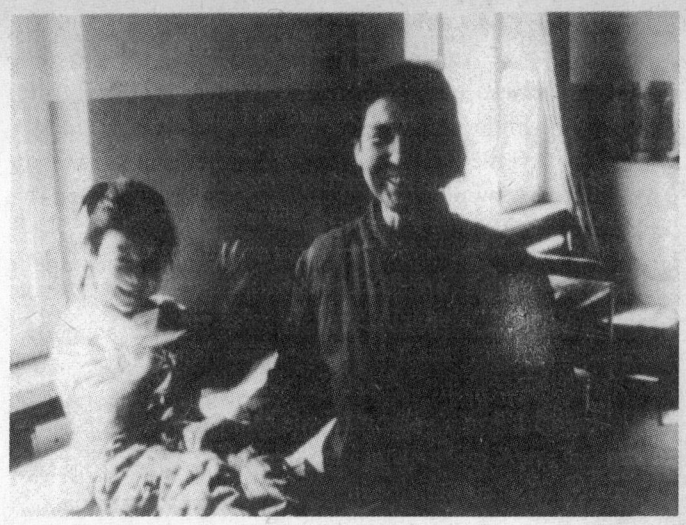

Ein Kind bekommt tägliche Akupunkturbehandlungen gegen Gehirnlähmung. Zu viel Vertrauen zu Akupunktur?

zeugt, daß die Akupunktur das Geh- und Sprechvermögen des Kindes verbessert hatte.

Zhang mochte die kleine Patientin besonders. Er spielte und sang Lieder mit ihr vor und nach jeder Behandlung. Eines Tages nahm Zhang die Großmutter beiseite und sagte: »Genossin, ich glaube nicht, daß Akupunktur all die Probleme des neurologischen Zustandes dieses Kindes beheben wird. Sie wurde damit geboren und sie werden weiterhin für ein schweres Leben sorgen.« Die Großmutter hörte höflich zu, doch ihr Glaube an die Akupunktur blieb absolut und unerschüttert. Ihrer Auffassung nach hatte Akupunktur das Kind im Laufe der Zeit »normaler« werden lassen. Die Möglichkeit, daß ihr Enkelkind sich im gleichen Maße ohne Akupunktur hätte entwickeln können, war eine, die sie sich nicht vorstellen geschweige denn akzeptieren konnte.

Das Kommunenmitglied

Ein bedauernswerter Patient kam nach Beijing aus der Provinz Sichuan, eine Entfernung von zweitausend Meilen. Sieben Monate davor hatte die Kraft seiner Arme begonnen nachzulassen. Anschließend schwand die Kraft in all seinen Gliedern, und seine Muskeln verkümmerten ohne erkennbare Ursache.

Ursprünglich hatten ihn die örtlichen Bezirksärzte behandelt, die ihn dann an das Provinzkrankenhaus zwecks weiterer Beobachtung überwiesen. Anhand der Untersuchungen hatten die Ärzte eine schwere, degenerative Nervenkrankheit, genannt amyotrophische Lateralsklerose, diagnostiziert. Sie hatten erklärt, daß die Ursache der Krankheit unbekannt sei und daß es keine wirksame Behandlung gäbe. Sie konnten dem Patienten nur raten, mit seiner Familie nach Hause zurückzukehren.

Dieser Mann zeigte alle klassischen Symptome von amyotrophischer Lateralsklerose — den Muskelschwund, die Zuckungen und so weiter. Es gibt dafür keine befriedigende Therapie im Westen. Die Lebenserwartung der betroffenen Patienten beträgt im allgemeinen zwei bis drei Jahre. Die Ärzte in Sichuan hatten somit bei ihrer Einschätzung des Zustandes des Patienten recht gehabt.

Auf der Suche nach einer wirksamen Behandlung hatten die Söhne des Patienten ihn in den Zug nach Beijing gesetzt, wo er das berühmte Beijing Capital Hospital aufsuchen sollte, eines der besten Krankenhäuser nach westlicher Art Chinas (das frühere Peking Union Medical College, gegründet von der Rockefeller-Stiftung). Die Ärzte dort stimmten mit der Diagnose ihrer Kollegen in Sichuan überein. Es war amyotrophische Lateralsklerose, und ihnen war keine Therapie bekannt, die den Krankheitsprozeß umkehren konnte. Nach dieser Mitteilung brachten die Söhne ihren Vater zur bekanntesten Akupunkturklinik von Beijing in der Hoffnung, daß Akupunktur ein Wunder bewirken könne.

Zhang bat die Söhne, die Krankheit des Vaters von Anfang an zu schildern. Der ältere Sohn, in Uniform und offenbar vom Militärdienst beurlaubt, saß auf dem bekannten Holzschemel und erzählte den Verlauf der Dinge. Zuerst war ihm eine gewisse emotionelle Instabilität bei seinem Vater aufgefallen, Anfälle von unpassendem Lachen und ebenfalls unerklärlichem Weinen. Dann begann der Vater, Gegenstände aus den Händen zu verlieren. Er konnte die Schaufel nicht festhalten, der Pflug kippte um und war ihm zum ersten Mal zu schwer. Als er die Kontrolle über seine Blasenfunktion verlor, war das für ihn eine furchtbare Demütigung, und er zog sich zurück. Da brachten ihn die Söhne in das Sichuan-Krankenhaus zur Beobachtung. Während er dort war, verlor er die Fähigkeit, seine Worte deutlich auszusprechen. »Das«, sagte der älteste Sohn, »war der Schlag, der seinen Geist erdrückte. Es überzeugte uns, daß wir alles für ihn unternehmen müßten — auch die Reise nach Beijing, wenn es dort Behandlungsmöglichkeiten für ihn gab.«

Zhang nahm das linke Handgelenk des Mannes und legte es auf den Schreibtisch, um den Puls zu messen. Dann untersuchte er das rechte Handgelenk.

»Genosse, strecken Sie Ihre Zunge heraus.« Der Kommunenarbeiter konnte die Anweisung nicht befolgen, also öffnete Zhang sanft seinen Mund und untersuchte die Zunge. Der älteste Sohn hob den Mann dann auf den Untersuchungstisch. Er lag da auf der Seite in Embryonalstellung, die Beine an die Brust hochgezogen. Zhang ging zum hinteren Teil des Raumes und suchte seine Nadeln aus. Er steckte mehr als zwanzig in den Rücken des Mannes entlang der Wirbelsäule auf dem Verlauf des Blasenmeridians. Das Empfinden des Patienten war intakt, und wenn er »das Qi erlangt« hatte, konnte er es Zhang sagen, indem er mit dem Kopf nickte oder einen Laut von sich gab.

Nachdem die Nadeln gesteckt waren, ruhte der Mann entspannt

auf dem Tisch. Zhang ging zu den beiden Söhnen und fragte sie leise, wie sie die Behandlung ihres Vaters bezahlen würden.

Es gibt zwei Arten von Krankenversicherung in China. Das eine System betrifft Fabrikarbeiter und solche von staatseigenen Unternehmen (Banken, Universitäten und Läden). Es heißt Arbeiter-Krankenversicherungs-System und ermöglicht den Empfängern vollständige medizinische Versorgung ohne Eigenbelastung. Dadurch versichert sind ungefähr 20% der Bevölkerung Chinas, und das hauptsächlich in Stadtgebieten. Arbeitslose haben keine Krankenversicherung.

Dieser Patient gehörte dem zweiten Versicherungssystem an, Kooperative Medizinische Dienste genannt. Hierzu berechtigt sind die fast 800 Millionen Arbeiter in den Kommunen. Die einzelnen Kommunen finanzieren die Kooperativen Medizinischen Dienste durch freiwillige monatliche Zahlungen der Kommune-Mitglieder. Die Wiedererstattungsquote beträgt von 40—100%. Eine Untersuchung aus jüngerer Zeit zeigt, daß nur 40—45% der ländlichen Bevölkerung *überhaupt* krankenversichert ist. Die restlichen 400 Millionen Chinesen haben es vorgezogen, ihr Versicherungsgeld anders zu verwenden, hauptsächlich als Investitionskapital bei ihren landwirtschaftlichen Projekten.

Nichtversicherte Chinesen können sich heute an neu etablierte, private Kliniken wenden. Diese lokalen, profitorientierten Privatpraxen werden von Ärzten im Ruhestand geführt oder nebenbei von solchen, die in staatlichen Zentren arbeiten. Diesen Kliniken sind keine Einkommensbeschränkungen gesetzt.[1] Ob sich diese kapitalistische Innovation in China durchsetzen wird, kann heute niemand sagen.

Im vorliegenden Fall erstattete die Kommune dem Patienten 50% des erforderlichen medizinischen Aufwandes. Er hatte 50%

---

[1] Christopher Wren, »China Turns to Private Practice to Heal System«, *New York Times*, 29. November 1984

der Behandlungskosten des Sichuan-Krankenhauses erhalten, doch für die Behandlung in Beijing bekam er nichts, denn immerhin hatte er sich selbst nach Beijing überwiesen.

Die Söhne gestanden, daß sie die Ersparnisse der Familie erschöpft hatten, um diese Reise nach Beijing zu machen und die Behandlungskosten ihres Vaters zu bezahlen. Zhang war darüber sehr aufgebracht. Er sagte den Söhnen unverblümt, daß er nicht glaube, daß Akupunktur ihrem Vater helfen könne. Er empfahl ihnen, nicht noch mehr Zeit und Geld in Beijing zu verschwenden. Es wäre für sie besser, mit ihrem Vater nach Hause zurückzukehren, damit er in Frieden und Würde sterben könne.

»Akupunktur, wie jede andere Medizin des Menschen«, sagte Zhang, »ist nicht ohne ihre Grenzen. In Augenblicken wie diesem müssen wir uns das wieder vor Augen halten.« Die Söhne nahmen Zhangs Rat an und verließen Beijing mit ihrem Vater noch am gleichen Abend.

Massage

Chinesische Therapiemassage funktioniert entlang der gleichen Prinzipien und verwendet dieselben anatomischen Punkte wie Akupunktur. Die erste Person, die mir eine chinesische Massage verabreichte, war ein Blinder. Ich lernte ihn im Sommer 1977 kennen, als ich auf Taiwan lebte. Jeden Abend ging der Blinde durch die Nachbarschaft und spielte dabei eine fremdartig hohe Flöte. Alle kannten den Klang. Wenn man in jener Gegend von Taipeh wohnte und eine Massage benötigte, rief man das auf die Straße hinaus, wenn das Flötenspiel erklang. Der alte blinde Mann kam dann in die Wohnung und vollzog seinen Zauber für drei Mark.

Sein Name war Zhu. Er war blind geboren worden und über sechzig, als ich ihn kennenlernte. Es ist in China nicht ungewöhnlich, daß blinde Menschen als Masseure und Masseurinnen geschult werden. Es ist eine hochgeachtete Tätigkeit, und einige der berühmtesten Massage-Meister der chinesischen Medizingeschichte waren Blinde.

Meine Wohnung in Taipeh, drei Etagen über einem alten Dimsum-Restaurant gelegen, war ein Schwitzkasten aus Schlafzimmer und Küche, mit einem Preßfaser-Schreibtisch, zwei Rattan-Stühlen und einer 8 cm dicken Strohmatratze ausgestattet. In der Küche war ein rostiger Propantank an den improvisierten gußeisernen Herd angeschlossen. Der Herd war für die Wok-Kocherei gedacht und hatte drei ineinanderliegende Kreise von Gasdüsen, die Wasser innerhalb von Sekunden zum Kochen brachten. Ich warf diesen Flammenwerfer an, um Tee zu machen, wenn Zhu zu mir kam. Immerhin war er mein Gast.

Nachdem ich den Tee genossen hatte, folgte ich Zhus Anweisungen und legte mich nackt auf den Bauch auf meine Strohmatratze. Wenn es zur Zeit des Sommer-Taifuns nicht gerade regnete, war es heiß und schwül. Zhu saß auf einem Rattan-Stuhl, fächelte sich Luft zu und trank Tee, die grauen Augen weit nach oben gedreht. Wenn seine Tasse leer war, saß er fünf bis zehn Minuten lang ganz still, während ich ohne mich zu rühren dalag. Dann verließ er den Stuhl und kniete sich neben mich hin. Seine Hände und Fingerspitzen erkundeten dann meinen Körper vom Kopf bis zu den Zehen, wobei sie mich kaum berührten. Die Hände waren wie elektronische Sensoren. Wonach er suchte, konnte ich mir nicht vorstellen.

Bei diesem spärlichen Kontakt untersuchte Zhu meinen Hals und meine Schultern, den Rücken, das Gesäß, die Beine und Füße. Nachdem er mich zwei- bis dreimal abgetastet hatte, begann er zu schieben, zu ziehen und zu bewegen. Fleisch, Sehnen und Knochen wurden in seinen Händen zu weicher Knetmasse. Meine Muskeln dehnten sich und Wirbel knackten, doch empfand ich keinen Schmerz.

Plötzlich fand Zhu das, was er gesucht hatte: eine empfindliche Stelle, einen »Auslöser«, der, wenn er mit genau der richtigen Kraft gepreßt wurde, einen tiefen, dumpfen Schmerz in die Extremitäten ausstrahlte.

»Milz«, murmelte er auf taiwanesisch, während er den Punkt zwischen Daumen und Zeigefinger bearbeitete. »Nieren«, sagte er bei dem nächsten Punkt. »Noch ein ›Nieren-Punkt‹«, ging es dann weiter. Jeder Auslöser entsprach einem Akupunktur-Punkt entlang einem spezifischen Meridian. Zhu untersuchte meinen Körper, indem er mit den Fingern die Hauptmeridiane der Akupunktur verfolgte. Sein diagnostisches Ziel war es, die Auslöser zu finden, die am besten jenes Organsystem definierten, das primär für die körperliche Unausgewogenheit verantwortlich war. Sein Geschick lag darin, zu wissen, welche Punkte die Schlüssel waren.

Zhu wählte einen Punkt links an meinem Hals und einen links an meinem unteren Rücken. Ich hörte, wie er tief Luft holte, und beim Ausatmen begann er, alleine mit den Fingerspitzen Druck auf diese beiden Punkte auszuüben. Dann überkam mich ein bizarres Empfinden von Druck und Fülle und Hitze am gesamten Körper. Als Zhu mit den Fingerspitzen aufhörte und dazu überging, diese Stellen mit den Handflächen zu kneten, war ich bereits zutiefst entspannt. Vollkommen entspannt zu sein und sich gleichzeitig jedes Muskels und Nervs des Körpers bewußt zu sein, ist eine außergewöhnliche Erfahrung. In diesem Zustand dreißig bis vierzig Minuten lang verbleiben zu können, war die drei Mark mehr als wert. Als Zhu fertig war, trank er eine zweite Tasse Tee, und dann ging er.

Am Institut für Traditionelle Chinesische Medizin zu Beijing, drei Jahre danach, lernte ich die theoretischen Prinzipien hinter Zhus Art von Massage. Die Auslöser, nach denen er gesucht hatte, wurden als vorübergehende und behebbare Blockaden von Qi entlang den Akupunktur-Meridianen aufgefaßt. Das Schieben und Ziehen der Muskel, Sehnen und Knochen wurde durchgeführt, um den Qi-Fluß wiederherzustellen oder neu zu dirigieren und die Körperharmonie erneut aufzubauen. Durch die Massage und das Anwenden von Druck an ausgesuchten Punkten konnte der Masseur einen verbesserten körperlichen Zustand herbeiführen: Akupunktur ohne Nadeln. So jedenfalls lautete die Theorie.

Dr. Sun Shu leitete die Massage-Klinik am Dong Zhi Men-Krankenhaus. Er war ein stämmiger, freundlicher Mann mit riesigen Händen und Unterarmen von der Größe meiner Beine. Nach seiner Graduierung am *Beijing Traditional Medical College* hatte sich Sun auf therapeutische Massage spezialisiert.

Am Morgen meines ersten Unterrichts kam Dr. Sun in mein Zimmer am Institut und hatte einen faustgroßen, mit Reis gefüllten »Sandsack« bei sich.

»Guten Morgen, Dr. Ai«, sagte Sun und betonte seine Worte, indem er Luft durch die Nase ausblies. Er erinnerte mich an einen Football-Trainer.

»Guten Morgen, Dr. Sun. Danke, daß Sie gekommen sind.«

»Keine Ursache. Wie Sie wissen, hat man mich gebeten, Ihnen im Verlauf der nächsten Monate etwas über Massage beizubringen.«

»Ja. Ich sehe Ihrem Unterricht bereits entgegen.«

»Ich denke, daß wir mit der Diskussion der richtigen Handbewegungen beginnen sollten. Sie müssen lernen, gezielten und andauernden Druck auf jeden Körperteil mit dem fleischigen Teil der Hand oder den Fingerspitzen auszuüben. Hier, beobachten Sie.«

Sun führte an dem Sandsack vor, was er meinte. Sein Handgelenk drehte sich von links nach rechts, während der Handballen auf den Beutel drückte. Einige Reiskörner wurden zu weißem Pulver zermahlen, das durch den porösen Stoff sickerte.

»Hier, versuchen Sie es. Üben Sie drei bis vier Stunden pro Tag. Wenn Sie den ganzen Inhalt des Beutels zu Staub zermahlen können, werden Sie die erforderliche Kraft und das nötige Geschick erlangt haben.«

Wie absurd ich mich fühlte, als ich mich auf meinem Zimmer in Beijing damit beschäftigte, Reis mit den Händen in Staub zu verwandeln. Meine Hände, Handgelenke und Arme pochten vor Anstrengung nach nur zwanzig Minuten, und mir gelang es nicht, so wie Dr. Sun es demonstriert hatte, die Reiskörner zu Pulver zu zermahlen.

Der tägliche Unterricht setzte sich aus Reiszermalmen und Massagen zusammen, die Dr. Sun mir zwei bis drei Stunden lang verabreichte. Ungeachtet meines Muskelkaters durch Reistraining, Laufen oder Tai Ji Quan, brachten Suns magische Hände Linderung und Entspannung. In der ersten Woche konzentrierte er sich auf meinen Kopf, wiederholte die wichtigsten Akupunktur-Punkte und zeigte mir, wo und wie ich mit den Fingern Druck ausüben sollte.

In der nächsten Woche massierte er meinen Hals und Rücken einige Stunden am Tag. Dabei ging er wieder die wichtigsten Punkte durch. Dies war mein erster Unterricht im Aufspüren der Auslöser-Punkte.

Sun demonstrierte, daß sich diese Punkte anders anfühlten als die sie umgebenden, weichen Gewebe. Es waren spürbar umrissene Bereiche, feste Knötchen oder Bänder verkrampfter Muskeln. Wenn es um Auslöser-Punkte ging, waren Suns Hände unnachgiebige Jäger. Wenn er einen Punkt ausgemacht hatte, wendete er darauf zunehmend stärkeren Druck mit der Handfläche oder den Fingerspitzen an. Diese Akupressur (identisch mit Shiatsu) ergab entfernte Empfindungen der Fülle genau wie jene, die von Akupunkturnadeln hervorgerufen wurden. Es war das *de Qi*-Phänomen, durch Massage hervorgerufen. Nachdem er sekunden- oder minutenlang punktartigen Druck angewendet hat-

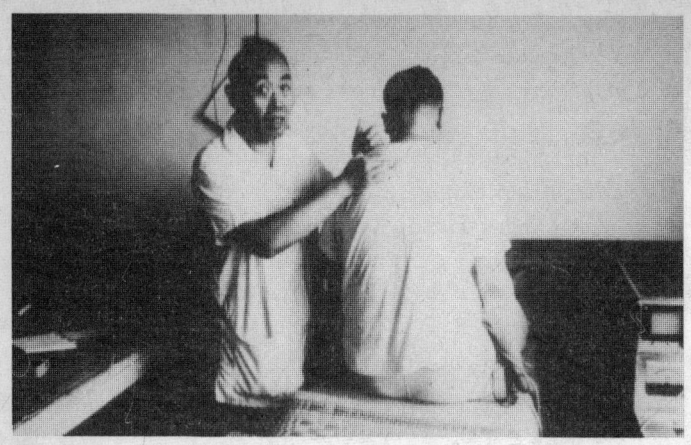

Behandeln eines Herzleidens mit Akupressur-Massage

Behandeln von Chef Hao in der Massageklinik.

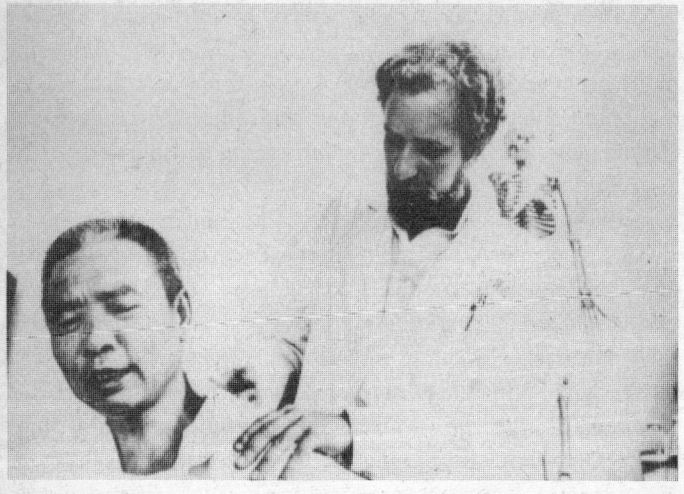

te, zog und schob Sun die umliegende Muskulatur und Haut mit den uralten Fingerbewegungen. Dieses spezialisierte Ziehen und Reiben des Fleisches kommt ausschließlich in der Massagetherapie vor.

Nach jeder von Suns Massagen kam ich in einen Zustand von großer Entspannung und gesteigerter Bewußtheit, ein Zustand, der identisch mit dem war, was ich bei dem blinden Masseur in Taipeh erfahren hatte. Die chinesische Massage beeindruckte mich als eine wertvolle Fertigkeit, die, im Gegensatz zum größten Teil der traditionellen chinesischen Medizin, sofortige und wohltuende Resultate erzielte.

Zur Beziehung von Massage zu Qi lehrte Sun, daß Qi die Basis der Theorie und Praxis der Massage sei. Der kompetente Masseur könne Qi an den Auslöser-Punkten erspüren und dadurch wissen, wo und wie die korrekten Massage-Techniken anzuwenden seien.

»Das beschreibt das Vorgehen des kompetenten Masseurs. Die Meister der Massage«, sagte Sun, »erspüren und dirigieren den Qi-Fluß nicht nur, sondern übertragen Qi aus ihrem eigenen Körper auf den des Patienten über den richtigen Meridian.«

Ich begann meine Arbeit in der Klinik nach vier Wochen des Reiszermalmens und Unterrichtes, in dessen Verlauf Sun und ich uns gegenseitig massierten. Im Laufe von zwei Monaten war ich bei der Behandlung von mehr als hundert Patienten behilflich. Zu ihren Beschwerden gehörten Kopfschmerzen, Rückenschmerzen, Ischiasprobleme, Knochenvorsprünge und Bandscheibenvorfälle.

Jeder Patient, der die Klinik betrat, erlebte eine dramatische Verbesserung nach dreißig bis sechzig Minuten Massage. Es gab keine Ausnahmen. Die Linderungen waren jedoch typischerweise kurzlebig und dauerten nur stunden- oder tagelang an, und die Patienten kamen zwecks weiterer Therapie wieder.

Nur Kontrollstudien könnten beweisen, ob chinesische Massage den natürlichen Verlauf einer Krankheit verändert. Die Massage, wie die Akupunktur, bleibt weiterhin ungetestet. Es war aber unzweifelhaft klar, daß die richtig angewendete Massage innerhalb weniger Minuten und ohne Pharmaka jeden Patienten sich besser fühlen und entspannter werden ließ. Es gibt keinen Grund, warum westliche Praktiker diese Fähigkeiten nicht erlernen und anwenden können. Fortgeschrittene Technologie und menschliche Berührung schließen sich gegenseitig keineswegs aus.

Akupunktur — Die wirksame Behandlung bei welchen Krankheiten?

Beijings Klinikpatienten haben die gleichen Krankheiten, Ängste und Hoffnungen wie Patienten im Westen. Was an der Beijing-Klinik anders war, war die uralte Anwendung von Nadeln im Umgang mit jenen Krankheiten, Ängsten und Hoffnungen. Machten die Nadeln wirklich einen Unterschied?

Vor ihrer Entdeckung als chirurgische Analgesie war Akupunktur bereits zweitausend Jahre lang angewendet worden, um praktisch jede dem Menschen bekannte Art der Erkrankung zu behandeln. *An Outline of Chinese Acupuncture*, ein zeitgenössischer Referenztext, der vom Institut für Traditionelle Chinesische Medizin zu Beijing veröffentlicht wird, besagt, daß Akupunktur bei den folgenden Erkrankungen nützlich ist:

Allgemeinmedizinische Erkrankungen

Erkältung/Grippe
Bronchitis
Asthma
Hitzschlag
Magengeschwür
Gastrischer Prolaps
Schluckauf
Akute Diarrhöe/Dysenterie
Bauchschmerzen
Palpitationen (Herzklopfen)
Koronare Herzkrankheit
Schock
Rheumatische Herzkrankheit
Ménière-Krankheit
Vertigo/Schwindel
Hypertension
Zerebrovaskulärer Unfall
(Thrombose, Embolismus,
Blutung, Retardation)

Harnwegsinfektion
Neurasthenie
Schizophrenie
Epilepsie
Kopfschmerzen
Trigeminusneuralgie
Gesichtslähmung
Interkostalneuralgie
Taubheit
Nephritis
Arthritis
Malaria
Posttraumatische Paraplegie
Ischias
Diabetes
Örtliche Nervenschäden
Lungenentzündung
Impotenz/Spermatorrhö
Brachiale Plexusschäden

Chirurgische Indikationen

Blinddarmentzündung
Gallenwegerkrankungen
Durchbrechendes Magenge-
schwür
Mastitis
Tetanus
Erysipel

Furunkel
Lymphangitis
Hyperthereose/Kropf
Tuberkulose
Anusprolaps
Hämorrhoiden
Urtikaria

Neurodermitis
Steifer Hals
Rückenschmerzen
Schulterschmerzen
Ellbogenschmerzen
Handgelenkschmerzen

Sehnenscheidenentzündung
Knieschmerzen
Fußgelenkschmerzen
Fersenschmerzen
Haarausfall

Regelwidrige Geburt und gynäkologische Erkrankungen

Oligomenorrhö/Amenorrhö
Dysmenorrhö
Menorrhagie
Ausfluß
Gebärmuttervorfall

Morgendliches Erbrechen
Lageanomalie des Kindes
Verlängerte Geburt
Milchflußstörungen
Adnexitis

Kinderkrankheiten

Keuchhusten
Wachstumsstörungen
Anfälle

Mumps
Kinderlähmung

Erkrankungen der Sinnesorgane

Konjunktivitis
Kurzsichtigkeit
Glaukom
Nachlassen der Sehkraft
Mandel-/Rachenentzündung
Nasennebenhöhlenentzündung

Gehörschaden
Nachlassen der Sprachfähigkeit
Zahnschmerzen
Nasenkatarrh/Ohrensausen

Meine unmittelbare Erfahrung beschränkte sich auf Patienten, bei deren Behandlung ich drei Monate lang in der Akupunktur-Klinik des Dong Zhi Men-Krankenhauses behilflich war. In dieser Klinik beklagten Patienten hauptsächlich neurologische oder psychische Probleme oder Erkrankungen des Muskelapparates und Skelettsystems. Die Hauptbeschwerden von sechzig aufeinanderfolgenden Patienten sind nachstehend zusammengefaßt:

Neurologische Beschwerden (47%)		_Schmerz-erkrankungen_ (21%)	
Schlaganfall	18	Knieschmerzen	4
Taubheit	10	Kopfschmerzen	3
Retardierung	5	Rückenschmerzen	2
Gesichtslähmung	3	Ischias	2
Gehörlosigkeit	3	Bauchschmerzen	2
Schwindelgefühl	2	Schulterschmerzen	2
Trigeminusneuralgie	1	Arthritis	1
Kurzsichtigkeit	1	Handgelenkschmerzen	1
Epilepsie	1	Fußgelenkschmerzen	1
Enurese	1	Fersenschmerzen	1
Paraplegie	1	Nackenschmerzen	1
Nervenschaden-Trauma	1	Ellbogenschmerzen	1

Psychische Beschwerden und Störungen (23%)		Diverse Beschwerden (9%)	
Neurasthenie	17	Haarausfall	3
Hysterie	2	Allergie	2
Schizophrenie	2	Magengeschwür	2
Emotionale Störungen	2	Konjunktivitis	1
		Asthma	1

Indem ich die Krankengeschichte dieser Patienten eine gewisse Zeit verfolgte (im Einzelfall von einer bis zu zwölf Wochen lang), hoffte ich, die Wirksamkeit der Akupunktur bei der Behandlung üblicher medizinischer Probleme messen zu können. Veränderte Akupunktur das, was in der westlichen Medizin der natürliche Verlauf einer Krankheit genannt wird?

Der »natürliche Verlauf einer Krankheit« bezieht sich auf den zu erwartenden Ausgang einer gegebenen, unbehandelten Krankheit bei einem beliebigen Patienten. Wenn beispielsweise ein Patient einen Schlaganfall erleidet und als Folge davon gelähmt ist, wie groß sind seine Chancen, die muskulären und sensorischen Funktionen wieder zu erlangen, wenn nichts unternommen wird? Die Antwort darauf erfordert das Auswerten der Daten von Hunderten oder sogar Tausenden von unbehandelten Schlaganfallopfern über eine gewisse Zeit hinweg. Der »natürliche Verlauf« definiert ein Muster von Wahrscheinlichkeiten, das sich aus dem Beobachten vieler Patienten mit gleicher Krankheit feststellen läßt. Ohne etwas an biostatistischem Verständnis des natürlichen Verlaufs einer Krankheit ist es nicht möglich zu wissen, ob ein therapeutischer Eingriff besser oder schlechter ist als gar kein Eingriff.

Die traditionelle chinesische Medizin entwickelte sich ohne Biostatistiken und ohne das Konzept des »natürlichen Verlaufs der Krankheit«. Das erklärt zum Teil die Verwirrung und das gegenseitige Mißtrauen zwischen Ärzten der westlichen und der chinesischen Medizin. Wenn zum Beispiel die meisten Schlaganfallpatienten nach ihrem Anfall mit Akupunktur behandelt werden und der Zustand der Mehrzahl von ihnen sich im Laufe der Zeit verbessert, bedeutet das unbedingt, daß Akupunktur wirksam bei der Behandlung von Schlaganfallpatienten ist? Nein. Bedeutet es, daß Akupunktur unwirksam ist? Nein. Man kann keine Bewertung fassen, ohne eine entsprechende Studie entworfen zu haben, welche den Werdegang von Schlaganfallpatienten bei Akupunktur-Therapie mit solchen Behandlungen vergleicht, die keine Akupunktur anwendeten. Eine solche Studie muß auch garantieren können, daß Glaubenssysteme und persönliche Neigungen keinen Einfluß auf die Ergebnisse nehmen. Das ist komplizierte Arbeit, die eine große Anzahl von Patienten benötigt, wie auch den präzisen Entwurf der Studie und vielschichtige Mathematik.

Die Zustände der meisten Patienten, denen ich in der Akupunktur-Klinik folgte, besserten sich, doch sie taten es allmählich über einen Zeitraum von mehreren Monaten hinweg. Das machte meine Hoffnung zunichte, daß sich Akupunktur als Behandlungsmethode für alltägliche Krankheiten genauso beeindruckend bewähren würde, wie es bei der operativen Schmerzverhinderung der Fall war. An jedem Arbeitstag in der Klinik wartete ich vergebens auf ein Wunder — auf den Patienten, der mit lähmenden Schmerzen oder pfeifendem Atem hereinkam und der nach einer einzigen Behandlung durch Dr. Zhang die Klinik mit den Worten verließ: »Danke, Doktor. Alle meine Symptome sind jetzt verschwunden.« In gleicher Weise, wie die Ärzte im frühen 20. Jahrhundert ihre Hoffnungen in neue Wundermittel wie die Sulfonamide (die Zauberkugeln, wie sie genannt wurden) gesetzt hatten, wollte ich meinen Glauben den Nadeln schenken, von denen ich hoffte, daß sie eine Vielzahl von Krankheiten heilen würden. Die Akupunktur-Massage brachte sofortige Ergebnisse, die nicht anhielten. Akupunktur ergab bescheidene Ergebnisse, jedoch nur bei langer Behandlungsdauer.

Dr. Zhang hielt meine Erwartungen an die Akupunktur für unpassend und unrealistisch. »Akupunktur«, sagte er, »fördert die Fähigkeit des Körpers, seine Erholung im Laufe der Zeit zu ergänzen. Denken Sie daran, daß es Zeit braucht, um die *Wurzeln* einer Krankheit zu erreichen, und nur selten kann das in der dramatischen Weise stattfinden, die Sie zu sehen hofften.«

Mit Akupunktur und Zeit wurden die neurologischen Probleme der Patienten gelöst, ihren Bewegungsapparat betreffende Schmerzen gelindert und der Grad ihrer Beklemmungen verringert. Doch da es keine unbehandelten Patienten gab, mit denen sie verglichen werden konnten — keine »Kontrollgruppen« —, war es unmöglich festzustellen, ob Akupunktur unmittelbar verantwortlich war für diese klinischen Verbesserungen. Akupunktur mag der standardisierten westlichen Therapie tatsächlich bei diversen alltäglichen Krankheiten überlegen sein, doch ohne die entsprechenden klinischen Studien wird kein westlicher Wissenschaftler je davon überzeugt sein.

Akupunktur — Ungelöste Fragen, unbewiesene Behauptungen

Es liegt ausreichend wissenschaftliches Beweismaterial vor, um zu bestätigen, daß Akupunktur vorhersehbar sowie nachvollziehbar die Schmerzwahrnehmung bei Menschen und Tieren verändern kann, doch bleibt die physiologische Erklärung dieses Phänomens unvollständig. Ein Blick auf eine ausgesuchte Gruppe von chinesischen Akupunktur-Patienten könnte uns einer Antwort näherbringen. Jede Akupunktur-Klinik in Bei-

jing und Schanghai berichtete von Patienten, die nach Akupunktur »süchtig« waren. Erfahrene Akupunkteure erkannten
sie sofort. Diese Patienten beschwerten sich über vage Kopfschmerzen, Bauchschmerzen oder Beklemmungen und bestanden auf umfangreiche Akupunktur am ganzen Körper. Sie suchten die Kliniken mehrmals in der Woche auf, baten um mehr
Nadeln, längere Nadeln und zusätzliche Zeit auf dem Behandlungstisch. Ohne Akupunktur wurden diese Männer und
Frauen fahrig, nervös und schwierig zu handhaben. Sie erfuhren
eine körperliche Hölle nicht unähnlich der des Suchtmittelent-
zuges. Wenn Akupunktur die Produktion und/oder Abgabe
von morphiumähnlichen Substanzen im Gehirn bewirkt, dann
ist es denkbar, daß diese Patienten nach solchen Substanzen
süchtig wurden. Sie waren offenbar hochgradig sensibilisiert gegenüber dem Geschehen der Akupunktur. Ein detaillierteres
Studium dieser Einzelpersonen könnte einen Weg hin zur verbesserten biochemischen Erklärung der Akupunktur-Analgesie
aufweisen.
Es lohnt sich, über die Ähnlichkeit zwischen »Akupunktur-
Sucht« und dem sich zunehmend verbreitenden Phänomen der
»Körpertrainings-Sucht« nachzudenken. Viele Trainings-Enthu-
siasten — und besonders Langstreckenläufer — fühlen sich unwohl, wenn ihr regelmäßiges Training ausfällt. Wie der »Aku-
punktur-Süchtige«, erfahren diese durchtrainierten Sportler allgemeines Unwohlsein, Kopfschmerzen, Schlaflosigkeit und ähnliches, wenn sie das Training weglassen. Der gemeinsame Nen-
ner bei dieser Überlegung mag die Wirkung von Akupunktur
sowie Körpertraining auf die Endorphine sein, die körpereige-
nen Opiate.
Es gibt keine westlichen wissenschaftlichen Beweise dafür, daß
die Akupunktur-Punkte oder Meridiane als physikalische Fakten existieren. Anatomische Studien haben es nicht geschafft,
verborgene Kanäle oder neuromuskuläre Punkte aufzuzeigen,

welche mit den detaillierten Karten der Akupunkteure überein-
stimmen. Wieder einmal behaupten die Chinesen, eine ausgesuchte Gruppe von Patienten entdeckt zu haben, die Klarheit in
diese Situation bringen können. Laut veröffentlichten Berichten
des Beijing-Instituts für Traditionelle Chinesische Medizin er-
fährt ungefähr einer von tausend Akupunktur-Patienten eine
einzigartige Serie von Empfindungen, während er Akupunktur
durchmacht. Diese Patienten erleben eine »Fortsetzung der
Empfindungen entlang der Akupunktur-Kanäle«. Vom Institut
erstellte Dokumentarfilme zeigen eine Serie von drei Patienten,
die, sobald sie die Nadeln bekamen, von einem Empfinden der
»Fülle« oder einem »elektrischen Schock« berichten. Diese Empfindung setzt sich mit sehr langsamer Geschwindigkeit entlang
spezifischen Bahnen auf der Körperoberfläche fort. Laut chinesischen Physiologen werden diese Empfindungen von neuromuskulären Veränderungen begleitet, die durch Messungen der
Nervenleitfähigkeit nachgewiesen werden können.
Die Wege dieser neuromuskulären Veränderungen stimmen angeblich mit den Akupunktur-Meridianen überein, welche die ersten chinesischen Mediziner vor Tausenden von Jahren definierten. Traditionell-chinesische Medizinautoritäten bestehen darauf, daß Akupunktur-Meridiane als physikalische Einheiten existieren. Sie betrachten die Beobachtungen der »Fortsetzung der
Energie entlang Akupunktur-Kanälen« als Beweis für diese Behauptung.
Ein weiteres Problem betrifft die Frage, wie die Stimulierung der
Akupunktur-Punkte hervorgerufen werden soll. Es herrscht
kein Konsens über den besten Weg, dies zu erreichen. Die Alten
verwendeten Nadeln aus Gold oder Stein. Heute experimentie-
ren die Chinesen mit einer Vielzahl von Stimulierungs-Techni-
ken, wie diversen Nadeln aus Metall und synthetischen Stoffen,
Niedervolt-Strom, Druck, Laserstrahlen, Sonarstrahlen sowie
Injektionen von Wasser oder Steroiden. Zur Zeit gibt es keine

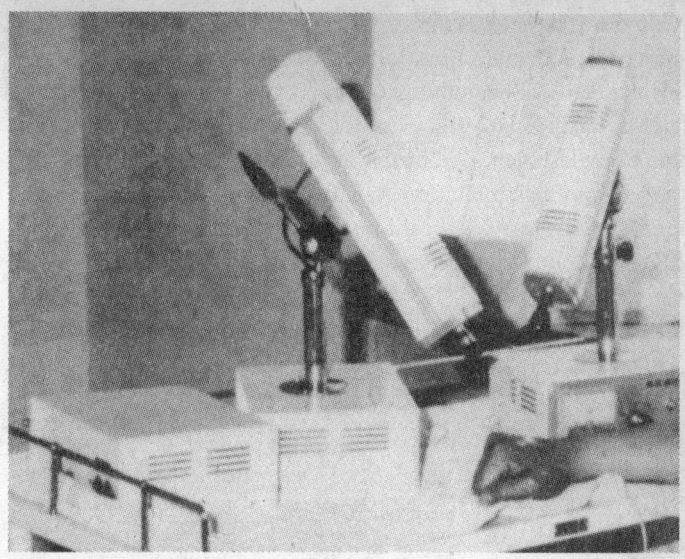

Laser-Akupunktur. Die dreitausend Jahre alte Kontroverse, wie Akupunktur-Punkte am besten stimuliert werden, dauert an.

klinische Bestätigung dafür, daß eine Methode einer anderen überlegen wäre.

Das größte Problem liegt darin, westlich orientierte Kliniker — das Gros der praktizierenden Mediziner und Chirurgen in den Vereinigten Staaten, Europa *und in China* — zu überzeugen, daß Akupunktur mehr bewirkt, als nur die Schmerzgrenzen zu verändern, daß es mehr bewirkt, als einer ausgesuchten Gruppe von chinesischen Patienten Analgesie zu verschaffen und daß es wirkungsvoll, zuverlässig und sicher bei Patienten angewendet werden kann. Ärzte der westlichen Medizin von der Wirksamkeit der Akupunktur zu überzeugen wird mehr erfordern als Patienten-Bestätigungen oder Aufzeichnungen von erfolgreichen Operationen. Es wird gut strukturierte klinische Studien erfordern, die vorerst am besten in China unter der Leitung westlicher Forschungsexperten erstellt werden sollten. Wenn Akupunktur tatsächlich funktioniert, dann sollte es wirksamer sein als gar keine Behandlung, wirksamer als vorgetäuschte (oder falsch verabreichte) Akupunktur und wirksamer als ein Placebo. Ohne Studien, welche die klinische Wirksamkeit, Zuverlässigkeit und Sicherheit von Akupunktur bestätigen, wird es keine Überweisungen konventionell westlich praktizierender Ärzte an Akupunkteure geben. Es wird kein gegenseitiges Verständnis herrschen und erst recht keine Integration geben. Der derzeitige Zustand der Kommunikationslosigkeit wird sich vielmehr fortsetzen.

In der Klinik:
Chinesische Pflanzenheilkunde

Den grünen Korridor weiter entlang hinter der Akupunktur-Klinik des Dong Zhi Men-Krankenhauses befindet sich ein Lager von merkwürdig riechenden Substanzen. Sechshundert Holzschubladen, jede so groß wie ein Brotkasten, bedecken die Wände vom Fußboden bis zur Raumdecke. Die unterteilten und etikettierten Schubladen enthalten Tausende von pflanzlichen, tierischen und mineralischen Stoffen. Diese sind die Mittel, die von traditionellen Ärzten verschrieben werden.

Zwanzig Pharmazeuten in weißen Kitteln und Kappen arbeiten in der Mitte des Raumes an einem langen Tisch. Sie eilen von Schublade zu Schublade und stellen das Gewicht jedes Medikaments mit Handwaagen fest, bevor sie es auf große Tabletts geben. An der Arbeitsbank mischen sie und schütten die Medikamente in braune Papierquadrate. Das so entstandene Bündel enthält eine präzise Menge von einem Dutzend oder mehr Kräutern, Wurzeln, Pulvern und Tierüberresten. So und nicht anders geht es in der chinesischen Apotheke seit ungefähr zweitausend Jahren zu.

Am Eingang der Apotheke, gegenüber dem Hauptempfangsschalter, stehen die Patienten Schlange, um ihre Verschreibungen abzugeben und Berechtigungscoupons zu erhalten, die sie brauchen, um ihre Medikamente abzuholen und zu bezahlen. Chinesische Pflanzenpharmazeuten müssen die uralte, stilisierte Kalligraphie entziffern können, die traditionell beim Ausstellen von

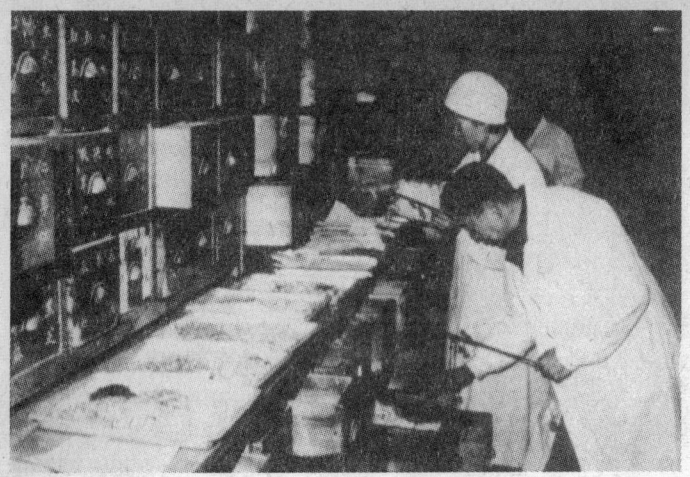

Die Kräuter-Apotheke des Dong Zhi Men-Krankenhauses, Beijing.

Rezepten verwendet wird. Diese Aufgabe entspricht der, die von Pharmazeuten und Apothekern gelöst werden muß, wenn sie die unleserlichen Kritzeleien westlicher Ärzte deuten müssen. Kräutermedikamente (*cao yao* — wörtlich: »Medizin aus Pflanzen«) stellen die hauptsächliche Methode der traditionellen medizinischen Behandlung dar und werden wesentlich häufiger angewendet als Akupunktur oder Massage. Ältere Chinesen in den Ballungsgebieten und die 800 Millionen Menschen auf dem Lande ziehen die traditionellen pflanzlichen Medikamente den westlichen Pharmaka vor. Das Gefühl scheint vorzuherrschen, daß westliche Medizin (Medikamente) schnell wirkende, starke Mittel sind, die mit gefährlichen Nebenwirkungen behaftet ist. Pflanzliche Präparate hingegen sind natürlicher, bei weitem weniger gefährlich, langsamer und schonender in der Wirkung, aber dennoch mindestens ebenso effektiv, wenn nicht noch effektiver. Chinas riesige Pharmakopöe (Arzneibuch) umfaßt mehr als zweitausend Substanzen pflanzlichen, tierischen oder mineralischen

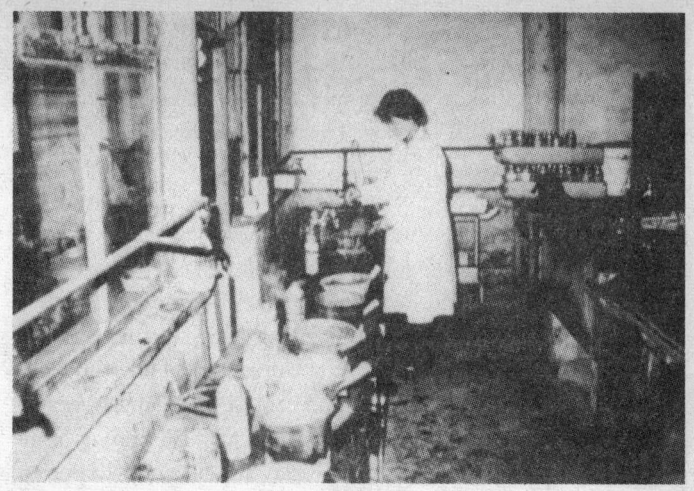

Zubereitung von Kräuterrezepturen, die in Thermoskannen zu stationären Patienten auf den medizinischen Stationen gebracht werden.

Ursprungs. Die meisten sind Kräuter, doch gibt es auch Hirschhorn, Schlangengalle, Haifischflossen und zahlreiche weitere kuriose Stoffe. Jedes Medikament wird auf der Basis seines Ursprungs, seiner Verarbeitung und ähnlicher Kriterien bewertet. Manche sind unglaublich teuer. Ginsengwurzel der höchsten Klasse beispielsweise, dessen Einstufung teilweise auf seiner Ähnlichkeit mit dem menschlichen Körper beruht, kann Hunderte von Mark pro Gramm kosten.

Eine pflanzliche Verschreibung besteht meistens aus sechs bis zwölf Mitteln. Man bereitet sie auf, indem man die Blätter oder das Pulver in Wasser kocht, in einem Topf, der aus einem speziellen Ton gefertigt wurde. Die Mixtur muß eine gewisse Zeit bei einer vorgeschriebenen Temperatur sieden, bevor sie durch ein Tuch passiert und getrunken wird. Die Brühe ergibt einen heißen Kräutertee, der für die meisten westlichen Ausländer ungenießbar schmeckt. Ambulante Patienten haben Kessel zu Hause und können ihre Mixturen selbst zubereiten. Stationäre Patienten überlassen es der Apotheke, ihre täglichen Kräuterrezepturen zu wiegen, zu kochen, zu sieben und umzufüllen, die dann vom Pflegepersonal in kleinen Thermoskannen auf die Stationen gebracht werden.

Ärzte der traditionell-chinesischen Medizin betrachten die pflanzliche Therapie als die komplexeste sowie anspruchsvollste medizinische Untergattung. Um pflanzliche Mittel wirksam verschreiben zu können, muß man zuerst die chinesische Medizintheorie sowie Zungen- und Pulsdiagnose gemeistert haben. Die Fähigkeit, Tausende von Kombinationen eingehend studierter Präparate aus dem Gedächtnis abzurufen, ist die nächste Voraussetzung. Fügt man diesen Fertigkeiten zwanzig bis dreißig Jahre an Erfahrung hinzu, so hat man einen angesehenen Experten der chinesischen Pflanzenheilkunde. Der, den ich kennenlernte, war Dr. Weng.

Weng war ein humorvoller Mann mittleren Alters mit weißem Bürstenhaarschnitt, ausgebeutelten Hosen, einem langen Arztkittel und einem höchst eleganten Federhalter mit echter Kielfeder-Spitze. Er war der Direktor der Dong Zhi Men-Apotheke und ein Experte auf dem Gebiet der Kombinationswirkung von chinesischen Medikamenten. Weng war aber auch ein Feinschmecker und Koch.

»Großartiges Essen«, sagte er mir oft, »muß zubereitet werden wie großartige Verschreibungen, im Einklang mit den uralten Richtlinien, unter Verwendung der feinsten Zutaten und mit vollendetem Geschick.«

Weng sah Essen als eine Ausweitung der Kräutermedizin. »Alles, was wir essen, ist eine Art Medizin«, sagte er. »Jede Substanz hat ihren eigenen Einfluß auf die Überschüsse und Mängel in unseren Körpern. Gewisse Speisen sind einflußreicher als andere, besonders dann, wenn sie von Natur aus überwiegend Yin oder Yang sind. Für einen gewissen Patienten wäre es unratsam, be-

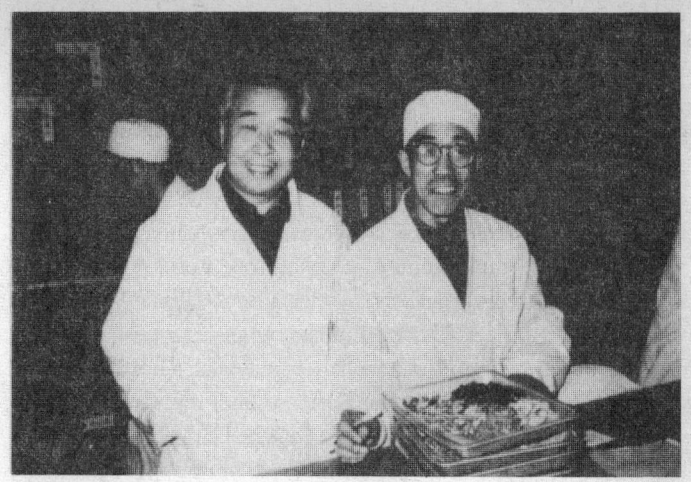

Dr. Weng (links), ein Spezialist in Kräutermedizin.

stimmte Speisen zu essen, während andere von ausgesprochen therapeutischer Wirkung wären.«

Meine Ernährung war die vollzeitige Aufgabe des Genossen Hao, einem Küchenchef des Instituts. Hao war beauftragt worden, für die ausländischen Gäste zu kochen, die in meinem kleinen Hoftrakt wohnten. Koch Hao und Dr. Weng waren gute Freunde, und beide schätzten die Nuancen des festlichen Kochens, die Farben, die Düfte, die Wahl der Gewürze, die kunstvoll geschnitzten Gemüse sowie die Notwendigkeit der ausgewogenen Darbietung, vor allem aber der Harmonie von Yin und Yang innerhalb jeder Mahlzeit.

Hao, ein rundlicher Typ mit weißem Stoppelbart, hatte eine Vorliebe für erlesene Speisen, guten Wein und amerikanische Zigaretten. Seine weiße Schürze war unauslöschlich gekennzeichnet durch Knoblauch, Soya-Sauce, Ingwerwurzel und Tabakasche. Er war ein Meisterkoch und fähig, Speisen nach Art jeder Provinz zu bereiten. Vor seiner Tätigkeit am Institut war er Kochlehrer gewesen, und das einzige, was Hao mehr mochte als Kochen, war anderen beizubringen, wie man kocht.

Mein Vater und seiner waren Bäcker von Beruf gewesen und zudem hervorragende Köche. Kochen lag mir im Blut, und ich hatte es den größten Teil meines Lebens studiert, obwohl ich nie der Auffassung gewesen war, daß es viel mit Medizin zu tun hatte. Die meisten Mahlzeiten, die wir gemeinsam kochten, waren einfach, bestehend aus Gemüse, Bohnenbrei, Reis, Nudeln und kleinen Mengen Hühnerfleisch oder Fisch. Dieser Speiseplan war reich an Kohlenhydraten und arm an gesättigten Fettsäuren und Cholesterin. Ein- bis zweimal pro Woche entwarfen Hao und ich eine »fortgeschrittene Klasse«. Im Freundschaftsladen von Beijing (wo ausschließlich ausländische Gäste einkaufen dürfen) hatte ich Zugang zu frischem Fisch, Ente, Garnelen, Taschenkrebsen, exotischen Gewürzen, Pilzen und Morcheln. In Haos Küche, nur wenige Schritte von meinem Quartier entfernt, wurden diese Zutaten gehackt, gedämpft, sautiert und zu kulinarischen Extravaganzen geformt. Es war für mich sinnlos, Restaurants aufzusuchen. Ich lebte in einem.

»Jede Speise«, sagte Dr. Weng, »wird subtil gewürzt und mit ausschlaggebenden Ingredienzen versehen. Das ist nicht sehr viel anders als eine medizinische Rezeptur. Es ist eben so, daß gewisse Speisen in Kombination mit maßgeblichen Zutaten schmackhafter sind als andere. (Beispielsweise besitzen Ingwerwurzel, Orangenschale, Sternanis und Gerste medizinische Kräfte.) Die Schwierigkeit liegt darin zu wissen, welche Zutaten, Kräuter und seltene Gewürze in einer gegebenen Situation angewendet werden sollten, um die körperliche Harmonie zu verbessern. Das erfordert Studium und Erfahrung.«

Die Feinschmeckerküche und die Kräutermedizin entstammen beide der taoistischen Philosophie von Yin und Yang. Es sind extreme Anwendungen der Hypothese, daß wir das sind, was wir essen. Laut der traditionellen Medizintheorie kommt Qi, die Lebenskraft, aus nur drei Quellen — Erbgut, Luft und Nahrung. Folglich muß man, um die Gesundheit und eine Harmonie des Qi zu erhalten, die richtigen Speisen und Kräuter zu sich nehmen.

Die Frage bleibt, wie anwendbar ist diese 2500 Jahre alte Theorie in der modernen Welt? Wie wirksam sind die Mixturen? Die Kräuterklinik, wo Dr. Weng und ich Patienten behandelten, war im 2. Stock des Krankenhauses, genau über der Apotheke. In einem zentralgelegenen Warteraum saßen mehr als hundert Patienten auf lackierten Bänken unter übergroßen Fotos von Hua Guo-feng (damals Premier) und Mao Ze-dong. Zwei lange Korridore verbanden zehn Untersuchungszimmer mit dem zentralen Bereich. Eine Krankenschwester in einem langen, weißen Kittel, weißer Bluse und Baumwollhäubchen rief Nummern aus, und die Patienten wurden in die Untersuchungszimmer begleitet. Diese Räume waren Kammern von ca. 2x3 Metern und enthielten einen Schreibtisch und zwei Stühle, einen für den Arzt und den anderen für den Patienten. Die Wände waren aus rissigem Beton und Gips, die Leuchtröhren spärlich verteilt und eine Heizung nicht existent. An grauen Wintermorgen war die Klinik ein kalter, schwach beleuchteter Ort.

Mehr als tausend Patienten erschienen täglich. Ihre hauptsächlichen Beschwerden unterschieden sich von denen, die ich in der Akupunktur- und Massage-Klinik festgehalten hatte. Es waren eher alltägliche Gesundheitsprobleme, statt neurologischer und den Bewegungsapparat betreffender Beschwerden. Diese Patienten klagten zum Beispiel über Schwindelanfälle, Kopfschmerzen, Atemnot, Impotenz, Durchfall, Schwäche und Ausschlag. Die gleichen Probleme waren in jeder Klinik-Ambulanz im Westen anzutreffen. Die Patienten schienen zu wissen, welche der traditionellen Spezialisierungen der Medizin — Akupunktur, Massage oder Kräutermedizin — bei einem gegebenen Problem die passende Initialtherapie war.

Von den fünfzig Patienten, deren Krankengeschichte ich in dieser Klinik über einen Zeitraum von zwei Monaten verfolgen konnte, blieb mir ein siebenundzwanzigjähriger Mann mit ulceröser Kolitis am stärksten in Erinnerung. Er war ein 220 Pfund schwerer, kettenrauchender Gewichtheber, der gewohnheitsmäßig die Bizeps spannte und spuckte, wenn er redete. Er machte einen verängstigten Eindruck, und seine Sprache wirkte beklommen. Obwohl er eine beeindruckende Muskulatur besaß, war sein »Macho-Anstrich« eher dürftig. Dieser Mann litt seit seinem siebzehnten Lebensjahr an Kolitis ulcerosa (eine von Geschwüren begleitete Darmentzündung). Zeitweise Krampfschmerzen, Fieber und blutiger Durchfall waren die ersten Symptome. Eine Biopsie, die an einem großen Lehrkrankenhaus westlicher Art in Beijing durchgeführt worden war, hatte die Diagnose der Kolitis ulcerosa bestätigt. Als er zwanzig war, wurde dem Mann ein Teil des Dickdarms aufgrund eines schlimmen Aufflackerns der Krankheit entfernt. Die nächsten sieben Jahre über war er recht stabil geblieben, doch seit zwei bis drei Wochen hatte er die Symptome erneut festgestellt. Am Tage seines Klinikbesuchs berichtete er von zwei Wochen von Schmerzen, Fieber und zehn bis fünfzehn bluthaltigen Stuhlgängen täglich. Seine früheren Ärzte im westlichen Krankenhaus von Beijing empfahlen sofortige stationäre Behandlung sowie Entfernung des restlichen Dickdarms. Diese Empfehlungen hatten in ihm panische Angst hervorgerufen. »Sie müssen mir helfen«, sagte er Dr. Weng. »Ich habe ein Meer von Tränen vergossen und würde alles tun, um die Qual einer weiteren Operation zu vermeiden. Bitte helfen Sie mir, Sie sind meine einzige Chance.«

Weng hörte geduldig und kommentarlos zu. Als der Mann ausgeredet hatte, stellte Weng Fragen über die Art seines Fiebers, sein Schwitzen und seinen Appetit, seine Stimmungen und Fähigkeit, klar zu sehen und zu denken. Während der Gewichtheber dasaß, den Fußboden anstarrte und die Hände auf seinem

Schoß hielt, studierte Weng sein Gesicht. Nach einem langen Schweigen klopfte Weng mit dem Zeigefinger auf den Tisch. Auf dieses Signal streckte der junge Mann das Handgelenk zur Hand des Arztes hin. Mit den drei Fingern der rechten Hand berührte Weng das linke Handgelenk des Patienten. Er nahm den Puls erst dort, dann am rechten Handgelenk. Weng maß den Puls so, wie ein Geldschrankknacker mit einem Kombinationsschloß umgeht. Er schloß die Augen, spürte, lauschte, maß die Zeiten und erforschte insgesamt zwölf Pulse. »Lassen Sie mich Ihre Zunge sehen«, sagte Weng. Der junge Mann streckte die Zunge so weit heraus, wie er nur konnte. Wieder gewissenhaftes, stilles Studieren, mehr als eine Minute lang.

Die Untersuchung war beendet. Weng war zu seiner Diagnose gelangt: Der Mann hatte eine primäre Defizienz von Qi, bezogen auf die »Milz«. Er holte seinen Federkielschreiber hervor und brachte eine uralte Rezeptur zu Papier. Die Namen der folgenden neun Medizinen standen da in wunderschöner Kalligraphie geschrieben:

12 g Peonienwurzel	*(Paeonia lactiflora Pull)*
9 g Fan Feng	*(Ledebouriella seseloides Wolff)*
9 g Mandarinorangenschale	*(Citrus reticulata Blanco)*
9 g Pai Shu	*(Atractylodes macrocephala Koidz)*
9 g Pagodenbaum	*(Sophora japonica) L.*
9 g Wiesenknopf	*(Sanguisorba officinalis) L.*
9 g Chinapalme (Stielfaser)	*(Trachycarpus fortunei H. Wendl.)*
9 g Wiesenraute	*(Thalictrum foliolosum DC.)*
9 g Süßholz	*(Glycyrrhiza uralensis Fisch)*

»Ihren Zustand studiert man seit Hunderten von Generationen. Das Rezept, das ich Ihnen geschrieben habe, wurde von dem berühmten Dr. Li Shi-jen im Jahre 1578 empfohlen, und es ist immer noch das wirksamste. Sie sollen die Zutaten vierzig Minuten lang in einem Tontopf sieden lassen. Trinken Sie den Kräutersud dreimal täglich. Hier haben Sie genug für die Dauer von einer Woche. Kommen Sie dann wieder her zu mir, denn so, wie sich Ihr Zustand verändert, werden Sie ein weiteres Rezept mit einer anderen Zusammenstellung von Kräutern benötigen. Es wird Ihnen wieder gutgehen. Versuchen Sie zu ruhen. Versuchen Sie, weniger zu rauchen. Trinken Sie keinen Alkohol. Sie müssen sich mit Freunden oder Familienangehörigen umgeben, die Ihnen ein Gefühl von Frieden vermitteln, nicht von Nervosität. Verstehen Sie?«

»Ja, ich verstehe. Ich werde es versuchen. Ich werde alles tun, um das Messer des Chirurgen zu vermeiden.«

»Entschuldigung«, unterbrach ich, »würde es Ihnen etwas ausmachen, die nächste Woche über ein Tagebuch zu führen und alle Ihre Symptome aufzuschreiben, inklusive der täglichen Stuhlgänge?«

»Ja, das kann ich machen«, erwiderte der junge Mann.

In einer westlichen medizinischen Einrichtung wäre die Begutachtung und Handhabung dieses Patienten völlig anders verlaufen. Er hätte eine Blutuntersuchung und eine ausgiebige körperliche Untersuchung bekommen. Es wäre erforderlich gewesen, den Grad seines Blutverlustes festzustellen und die Möglichkeit einer schwerwiegenden Infektion auszuschalten. Er wäre wahrscheinlich sofort stationär aufgenommen und mit Antibiotika und weiteren Mitteln behandelt worden. Seine Ärzte hätten auch einen operativen Eingriff in Erwägung gezogen, besonders deshalb, weil Patienten mit ulzeröser Kolitis, deren Dickdarm *nicht* entfernt wird, ein hohes Darmkrebsrisiko eingehen. Statt dessen ging der Patient mit einer braunen Papiertüte nach Hause, die mit getrockneten Blättern und Wurzeln gefüllt war, und hatte Anweisung, zu entspannen.

Im westlichen Sinne hatte dieser Patient ulzeröse Kolitis. Im chinesischen Sinne war das Darmleiden eine Manifestierung einer

»Milz‹-Defizienz« — beispielsweise ein primärer Mangelzustand im Verdauungssystem. Nicht alle Patienten, bei denen westliche Ärzte eine ulzeröse Kolitis feststellten, würden laut traditionell-chinesischer Medizin als »primäre Defizienz der ›Milz‹« diagnostiziert werden. Manche könnten Überschüsse oder Mängel anderer Organe haben, die sich in ulzeröser Kolitis ausdrückten. Die uralte Rezeptur, die in diesem Fall verwendet wurde, wäre nicht bei allen Patienten mit ulzeröser Kolitis anwendbar gewesen. Ferner würden die zunächst verschriebenen neun Kräuter in Tagen oder Wochen ausgewechselt werden müssen, je nachdem, wie der Patienten auf sie ansprach.

Eine Woche danach erschien der Mann wieder in unserer Klinik.

»Wie ist es Ihnen ergangen?« fragte Weng.

»Sie sind der beste Doktor, den es gibt! Sie haben mich gesund gemacht. Meine ganze Familie und ich können es nicht glauben. Nicht einmal die Ärzte in dem anderen Krankenhaus glauben es.«

»Sagen Sie, was ist mit den Schmerzen und dem blutigen Durchfall?« wollte Weng wissen.

Der Mann holte sein Tagebuch hervor. Innerhalb von drei Tagen, nachdem er begonnen hatte, die Kräutermedizin zu trinken, waren die Schmerzen zurückgegangen, und der bluthaltige Durchfall verringerte sich von fünfzehn Stuhlgängen pro Tag auf drei. Im Laufe der nächsten vier Tage hörte das Bluten völlig auf, die Schmerzen verschwanden, und die Anzahl der Stuhlgänge wurde wieder normal. Das war eine bemerkenswerte sowie beeindruckende Genesung für jemanden mit einem schwerwiegenden Fall von ulzeröser Kolitis.

Weng hörte sich die Symptome erneut an, wiederholte seine Zungen- und Pulsdiagnose und schrieb ein gänzlich anderes Rezept, das einige völlig neue pflanzliche Mittel enthielt. Diese Verschreibung sollte die vorhandene Ausgewogenheit des Mannes »stabilisieren« und ein erneutes Aufflackern der ulzerösen Kolitis verhindern. Wieder riet Weng dem Patienten dazu, seine Lebensweise zu ändern und maßvoll bei seinen Aktivitäten zu bleiben.

Was war geschehen, das die ungewöhnliche Genesung dieses Patienten hätte erklären können? Vielleicht enthielten die Kräuter aktive Wirkstoffe, die dafür unmittelbar verantwortlich waren. Vielleicht geschah die Gesundung aufgrund eines Placebo-Effekts, der auf dem Glauben dieses Mannes beruhte, daß die Kräuter ihm helfen würden. Denkbar ist auch, daß die Arzt-Patient-Beziehung — die Vergewisserung, der unterstützende Ton — den jungen Mann irgendwie körperlich beeinflußte und daß dies wiederum den natürlichen Verlauf der Krankheit veränderte. Ein Wechsel der Lebensweise oder geistigen Einstellung des Patienten mag auch dazu beigetragen haben. Oder vielleicht ist eine Kombination dieser Erklärungen zutreffend. Das Problem ist, daß wir es nicht wissen, weil wir selten diese Fragen stellen, uns selten die Mühe machen, entsprechende Tests zu gestalten, um die Beziehungen von Ursache und Wirkung festzustellen.

Stellen Sie sich bitte nicht vor, daß wir die Antworten auf diese Fragen haben, insofern sie sich auf alle *westlichen* Mittel beziehen. Wir haben sie nicht. Die üblich erhältliche Pille, die Sie gegen Ihre Erkältung oder Schwindelanfälle nehmen, wirkt oftmals, *wenn* sie wirkt, aufgrund von Mechanismen, die nicht verstanden werden. Hunderte von westlichen Pharmaka funktionieren auf unbekannte Weise und benötigen möglicherweise sehr wohl eine Kombination von aktiven Wirkstoffen, Placebo-Effekten sowie Arzt-Patient- oder Geist-Körper-Interaktionen, um eine therapeutische Wirkung zu erzielen. Die westliche medizinische Wissenschaft fängt erst an, diesen komplexen und äußerst wichtigen Aspekt des Heilungsprozesses zu untersuchen. Meine Beobachtungen von Patienten in der Kräutermedizin-Klinik verliefen parallel zu denen, die ich in den Kliniken für Akupunktur und Massage gemacht hatte. Chinesische Patienten präsentierten die gleichen Probleme wie Patienten im Westen. Sie hatten die gleichen Symptome von Herzerkrankungen, litten gleichermaßen an Depressionen, Schwindelgefühlen und Schwäche und hatten die gleichen Probleme mit Impotenz, Unfruchtbarkeit, Regelkrämpfen und übermäßigen Blutungen. Die Patienten waren dieselben, doch das chinesische Vorgehen bei der Diagnose und Therapie war anders. Chinesische Diagnosen beschrieben abnorme Zustände von Yin und Yang, Qi, »Blut« und Unausgewogenheit der Organe. Laboruntersuchungen gab es schlichtweg nicht. Die Rezepturen waren für mich unverständlich und wurden ständig anhand der Symptome des Patienten sowie der Zungen- und Pulsdiagnosen verändert. Doch wiesen kranke Patienten nach einer gewissen Zeit bemerkenswerte Verbesserungen auf. Manche Genesungen, wie die des Mannes mit ulzeröser Kolitis, waren dramatisch. In anderen Fällen verliefen sie allmählich. Das unerwartete Ansprechen auf therapeutische Maßnahmen steht lediglich als Faktum im Raum. Ohne eine große Anzahl von Patienten gesehen zu haben und unter kontrollierten Bedingungen eine Art von Therapie mit einer anderen vergleichen zu können, ist es unmöglich, die Gesamtwirksamkeit der Kräutermedizin festzustellen.

In den letzten Jahren sind Hunderte von klinischen Studien über die Wirksamkeit von Kräutermedizin bei der Behandlung von allem — von Herzkrankheit bis Krebs — erstellt worden. Die meisten dieser Studien wurden ausschließlich in China veröffentlicht, und viele waren bereits vom Entwurf her ohne Beweiskraft. Andere verfehlten ihr Ziel wegen der großen Unterschiede zwischen den Kräutern, die in den verschiedenen Regionen Chinas geerntet und verarbeitet werden. Bei den Studien ergab sich zusätzlich das Problem, die *aktiven* Wirkstoffe in Kräutermischungen zu bestimmen, die Hunderte von Wirkstoffen enthalten. Die Forschung wird fortgesetzt ohne einen Konsens, was die klinische Wirksamkeit von Kräutermedizin bei der Verhütung oder Behandlung von allgemeinen medizinischen Problemen angeht.

Akupunktur, Kräutermedizin und Massage gelten bei Ärzten der westlichen Medizin als unkonventionelle Therapietechniken. Diese unkonventionellen Techniken werden dennoch von Millionen von Amerikanern und Europäern sowie Hunderten von Millionen von Chinesen in Anspruch genommen. Mediziner westlicher Orientierung überweisen Patienten selten an Akupunkteure oder Herbalisten und weigern sich oftmals, Patientendaten an diese unkonventionell arbeitenden Praktiker weiterzugeben. Die Anwendung der unkonventionellen Therapien geht jedoch weiter, wenn auch in einer Atmosphäre der Verständigungslosigkeit zwischen Praktikern der chinesischen und der westlichen Medizin.

Meine Beobachtungen in den Kliniken eines Krankenhauses in Beijing lassen vermuten, daß Akupunktur, Pflanzenheilkunde und Massage höchst wirksame therapeutische Mittel sein könnten. Wie zuverlässig, wiederholbar und effektiv sie sind, und ob sie direkt oder indirekt wirken, ist nicht bekannt. Ärzte der westlichen Medizin wie der chinesischen tragen gleichermaßen Verantwortung dafür, daß streng wissenschaftliche Methoden bei dem Studium dieser Techniken angewendet werden. Wenn gezeigt werden kann, daß traditionell-chinesische Praktiken der Medizin wirksamer als westliche Methoden bei der Vorbeugung und Behandlung spezifischer Krankheiten sind, dann müssen sich die nach westlicher Art praktizierenden Mediziner darüber informieren und ihre Patienten entsprechend überweisen. Wenn, nach gleichem Maß, westliche Ärzte jedoch zur Zufriedenheit ihrer nicht-westlichen Kollegen beweisen können, daß gewisse traditionelle Praktiken nicht wirksam sind, dann sollten solche Methoden nicht mehr angewendet werden. Wenn aber medizinische Fachkräfte des Westens und der traditionell-chinesischen Medizin sich gegenseitig aus dem Weg gehen, weil sie der irrtümlichen Annahme verhaftet sind, die eine Richtung habe der anderen nichts zu bieten, so ist dies ein Ausdruck der Ignoranz und Arroganz. Letztlich werden die Patienten am meisten unter solcher Engstirnigkeit zu leiden haben.

Ärzte der westlichen und der traditionell-chinesischen Medizin haben viel zu lernen, indem sie ihre Vorgehensweisen vergleichen und einander prüfen. Es ist Zeit für den Austausch von medizinischem Wissen und für positive Kritik. Herablassung und Voreingenommenheit müssen abgebaut und durch gegenseitige Kooperation und intensive Erforschung ersetzt werden.

Dritte Begegnung:
Die Qi-Gong-Meister

Qi-Gong-Meister galten 1979 noch als Staatsgeheimnisse. In jenem Jahr wurde Beijings »Mauer der Demokratie« abgerissen und viele Chinesen verhaftet, weil sie »Staatsgeheimnisse« mit Ausländern geteilt hatten. Einige meiner Kollegen drängten darauf, meine Neugier über die Qi-Gong-Meister zu befriedigen, und ich befürchtete, daß ihnen dies politischen Ärger bescheren könnte.

Eines Tages rief mich ein Freund an. »Dr. Ai«, sagte er, »bitte treffen Sie mich in dem Durchgang neben dem medizinischen Institut um genau 13 Uhr. Es ist sehr wichtig.«

»Aber ich habe Akupunktur-Unterricht um 13 Uhr«, sagte ich, »vielleicht können wir uns um...« Bevor ich ausreden konnte, hatte er aufgelegt.

Als ich meinen Freund in dem menschenleeren Durchgang traf, erzählte er mir, daß ein Qi-Gong-Meister aus einer fernen Provinz da sei, der von meinem Interesse an Qi gehört hatte und bereit wäre, mich zu treffen. Ich erwiderte, daß ich eine solche Gelegenheit begrüßen würde, und mein Freund gab ein Handzeichen. Der Qi-Gong-Meister erschien plötzlich am Ende des Durchgangs.

Er stand auf einmal vor mir, die Augen tiefgelegen und dunkel, nur wenige Millimeter weiter offen als die gewöhnlicher Menschen. Seine Unterarme waren unglaublich entwickelt. Mit sechzig Jahren war seine Haut straff. Sein rasierter Kopf trug eine An-

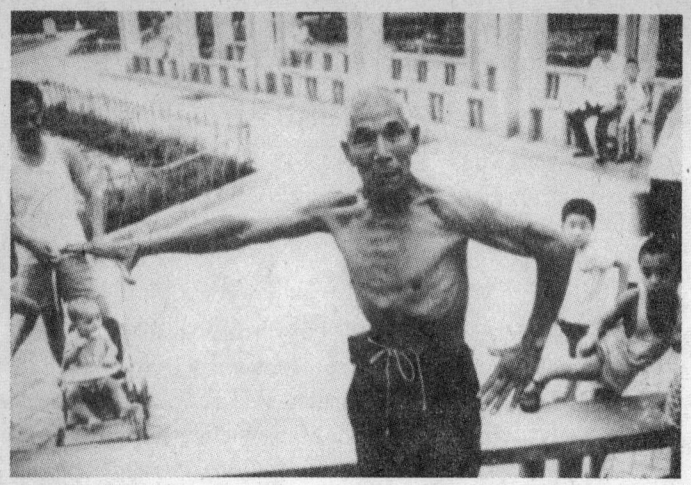

Ein anonymer Qi-Gong-Meister bei einer Vorführung auf der Straße.

zahl von Narben. Jenseits seiner offensichtlichen körperlichen Kraft besaß dieser Mann eine Aura von Selbstvertrauen und gelassener Unbeugsamkeit — er war eine Kombination aus buddhistischem Mönch und Stahl. Er wirke, als könne er nach dem Verzehr einer Schachtel von Nägeln stundenlang friedvoll meditieren. Der Qi-Gong-Meister gab mir die Hand und stellte sich vor. Dann sagte er: »Bitte finden Sie einen Stein. Irgendeinen Stein.« Ich ging zum Ende des Durchgangs und hob einen Stein auf, der ungefähr 10 cm stark und 20 cm lang war. Er studierte den Stein in seiner Hand und legte ihn dann auf eine Eingangsstufe aus Beton. Er sah mich mit einem hypnotischen Blick an, atmete dreimal tief durch und versetzte dem Stein einen scharfen Schlag mit der linken Faust. Der Stein zerfiel in zwei sauber gespaltene Teile, die von der Stufe rollten.

Eine kleine Schar von Kindern aus der Nachbarschaft hatte sich unterdessen versammelt, um der Vorführung des Qi-Gong- Meisters zuzusehen. Er hatte eigentlich nicht bemerkt werden wol-

146

len, also schlug er vor, ihn abends bei seinem Vetter zu treffen. »Bringen Sie viele Steine mit«, sagte er und verschwand.

Der Abend wurde zu einem der einprägsamsten meines Lebens. Sobald ich den kleinen Raum in der bescheidenen Wohnung des Vetters betreten hatte, begann der Qi-Gong-Meister mit seiner Darbietung. Er war entschlossen, mich zu überzeugen, daß Qi existiert und daß all die Geschichten stimmten, die ich über Qi Gong gehört hatte.

Er begann mit seinen täglichen Aufwärmübungen, die ihm halfen, Kontrolle über sein Qi zu erlangen. Zuerst schluckte er eine Eisenkugel von ungefähr 6 cm Durchmesser und eineinhalb Pfund Gewicht. Dann schluckte er eine zweite Kugel. Er forderte mich auf, die beiden Kugeln in seinem Magen zu ertasten. Ich tastete seine Mitte ab und stellte zwei metallische Klumpen fest. Dann brachte er die Kugeln entgegen der Schwerkraft hoch und spuckte sie vor meinen Füßen aus. Eine beachtliche Aufwärmübung. Er erzählte mir, daß einige Qi-Gong-Meister diese Übung mit bis zu sechs Kugeln durchführen. Manche Spezialisten darin benutzen ihr Qi, um die Kugeln mehrere Meter weit zu befördern. Der Qi-Gong-Meister wählte dann von meinen Steinen ein faustgroßes Exemplar und schlug sich den Stein an der Haargrenze gegen den Kopf.

Ich befürchtete, daß dieser alte Mann sein Zertrümmern von Steinen übertreiben könnte und sich den Schädel vor meinen Augen aufschlagen würde. Das war eine entsetzliche Vorstellung. Ich sagte ihm, daß ich mehr an der Abgabe von Qi interessiert wäre als an seiner Anwendung beim Zerschlagen von Gegenständen. Was ich wirklich wollte, erzählte ich ihm, war zuzusehen, wie ein Qi-Gong-Meister einen leblosen Gegenstand bewegte, ohne ihn zu berühren.

Der Qi-Gong-Meister legte die Steine weg und setzte sich, um nachzudenken. »Das habe ich noch nie versucht«, sagte er. »Ich kann fünfzehn durchtrainierte Männer gleichzeitig abwehren.

Ich kann mein Qi einsetzen, um sie zu schlagen. Aber ich habe mein Qi noch nie auf leblose Gegenstände gerichtet. Ich versuche es. Was soll ich bewegen?«

Ich sah mich im Zimmer um und zeigte auf eine chinesische Laterne, die von der Decke hing. Sie war ungefähr 1,30 m hoch und bestand aus sechs handgeschliffenen Glasscheiben, die mit Hartholzleisten zusammengehalten waren. Sechs lange rote Quasten hingen vom unteren Ende herab, und eine Kerze flackerte in ihrer Mitte.

Der Qi-Gong-Meister schlug vor, daß die Quasten als seine Gegner dienen sollten. Er würde versuchen, sein Qi in Bewegung zu setzen, es durch seinen Arm in die Handfläche zu leiten und es dann aus einem Meter Entfernung auf die Quasten zu »schießen«. Er führte seine geplanten Bewegungen in Zeitlupe vor, um mir zu zeigen, wo er zu enden vorhatte. Von der gleichen Stelle aus versuchte ich die Quasten in Bewegung zu versetzen, indem ich mit den Händen wedelte. Auch bei wildem Händewinken gelang es mir gerade eben, die beiden nächsten Quasten kaum merklich zu rühren. Die anderen vier blieben gänzlich unbewegt.

Der Qi-Gong-Meister war soweit. Er begann sein tiefes Durchatmen und fing mit Anspannen und Drehen seiner Muskeln an, indem er eine Serie von Kampfkunst-Schritten durchführte, die von der Form her Tai Ji Quan ähnelten. Oberhalb der Taille beschrieben seine Schultern, Arme und Hände Kreise in der Luft. Unterhalb der Taille war er wie eine Baumwurzel mit dem Boden verankert. Am Ende des Gestikulierens zeigten sein linker Fuß und rechter Arm direkt zur Laterne hin. Die Finger seiner rechten Hand waren entspannt, die Handfläche im rechten Winkel auf die Quasten gerichtet.

Dann geschah es. Obwohl er einen Meter entfernt war, bewegten sich die Quasten, und zwar alle sechs. Die Laterne begann, langsam hin und her zu schwingen. Ich war sprachlos. Entweder

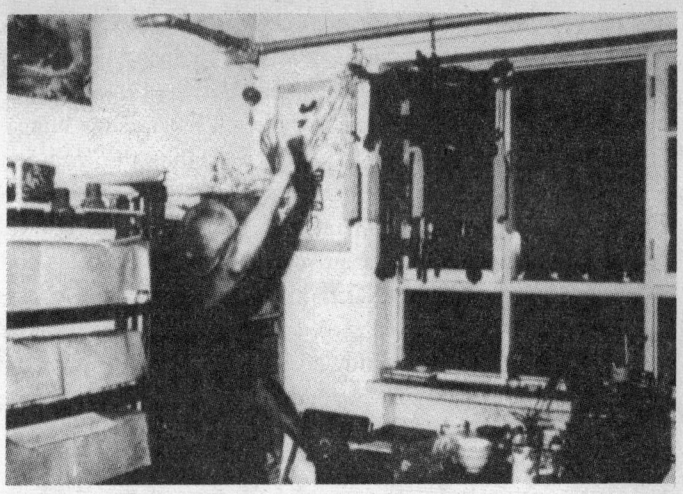

Ein Qi-Gong-Meister bewegt eine Laterne mit äußerem Qi. »Qi abzugeben ist wie ausatmen.«

man hatte mich reingelegt, oder ich war soeben erstmalig mit Kräften konfrontiert worden, welche die westliche Wissenschaft noch nicht erfaßt hatte.

Der Qi-Gong-Meister setzte sich erschöpft hin. Er fragte mich, ob er noch ein paar Steine für mich zerschlagen solle. Ich forderte ihn auf, einfach zu entspannen. Sich zu trainieren, Steine zu brechen oder das Gewicht eines Betonteils auf der Brust zu tragen, ist eine Sache. Doch das Bewegen von Gegenständen, ohne sie zu berühren, war eine völlig andere. Wenn ein Qi-Gong-Meister einen Stein zerschlug, setzte er dann ausschließlich die eigene Körperkraft ein oder Kraft verknüpft mit Qi? Konnte er tatsächlich Menschen mit seinem Qi zurückschlagen? Sendeten Akupunkteure wirklich Qi durch ihre Nadeln? Besaßen Menschen, die Qi Gong studiert hatten, tatsächlich einzigartige Fähigkeiten?

Nach einer Pause teilte der Qi-Gong-Meister mir seine Gedanken mit. Er war von der Existenz von Qi absolut überzeugt, doch wußte er, daß einige auf Qi bezogene Behauptungen von übermenschlicher Kraft unwahr waren. Manche Qi-Gong-Darbietungen waren leicht, andere erforderten lebenslange Hingabe. Er selbst verstand sie nicht alle. Er erzählte mir von den Qi-Gong-Nummern, die nichts mit Qi zu tun hatten. So balancierten manche Qi-Gong-Anhänger ihre Körper gegen scharfe Speerspitzen, indem sie sich auf deren Winkel verließen, um sich vor Verletzungen zu schützen. Kein Qi-Gong-Meister, sagte er, kann seine Haut für spitze Gegenstände undurchdringbar machen. Weniger fortgeschrittene Qi-Gong-Meister schufen die Illusion, massive Steine spalten zu können, indem sie sich solche vornahmen, die sich am leichtesten brechen ließen. In diesen Fällen verließen sie sich auf ihre Körperkraft, Hornhaut und Kenntnisse von Brechwinkeln. Andererseits traf dies nicht für die großen Qi-Gong-Meister zu, die ihr Qi sowie ihre Kraft einsetzten, um enorme Steinblöcke zu spalten.

Ein Qi-Gong-Meister konnte Leistungen vollbringen, die überwiegend auf Qi und nur minimal auf Körperkraft beruhten. Das Bewegen eines Gegenstandes war ein gutes Beispiel dafür. Er sagte, daß er Qi-Fluß in seinem Körper spüren könne, doch gab er nicht vor, seine Kraft zu verstehen: »Es ist in mir. Es ist Teil von mir, wie ein Arm oder ein Atemzug. Können Sie erklären, wie es ist, auszuatmen? Qi abzugeben ist für mich wie Ausatmen. Kann irgendein Mensch je einen Atemzug völlig verstehen?«

Während ich meine Arbeit in den Kliniken für Akupunktur, Kräutermedizin und Massage fortsetzte, bat ich Kollegen, mir Kontakt zu Qi-Gong-Forschern in Beijing zu verschaffen. Eine Woche später wurde ich Dr. Lu vorgestellt, einem achtzigjährigen Arzt der traditionell-chinesischen Medizin, Massage-Experte und Qi-Gong-Meister. Patienten des Dr. Lu empfanden im allgemeinen sehr starke Hitze, wenn er ihnen durch seine Hände

Qi übermittelte. Ich bat Dr. Lu, mir dieses asiatische Auflegen der Hände vorzuführen.

Ich legte mich auf einen Untersuchungstisch in Dr. Lus kleiner Klinik. Der alte Arzt positionierte seine Hände langsam über meiner Magengegend, ungefähr 15 cm über der Hautoberfläche. Ich schloß die Augen und erwartete die Hitze. Ich empfand nichts und war enttäuscht. Dr. Lu war jedoch keineswegs überrascht.

»Wieviel Körpertraining machen Sie, Dr. Ai?«

Zur Zeit lief ich zehn Meilen am Tag und machte jeden Morgen Übungen mit Tai Ji Quan.

»Und erzählen Sie mir von Ihren Eß- und Schlafgewohnheiten.«

Ich sagte ihm, daß ich mich seit vielen Monaten hauptsächlich von Gemüse und Reis ernährte und den Schlaf eines gesättigten Säuglings genoß.

»Fühlen Sie sich gesund?«

In Wahrheit fühlte ich mich gesünder als je zuvor in meinem Leben.

»Ich erkenne, wie gesund Sie sind, Dr. Ai. Es ist Ihnen hoch anzurechnen, daß Sie dermaßen auf Ihre Lebensgewohnheiten achten. Doch das erklärt auch, warum Sie mein Qi gerade eben nicht als Hitze empfunden haben. Sehen Sie, das Qi Ihres eigenen Körpers ist voll und sehr stark. Die Menge, die ich Ihnen zuleiten könnte, wäre nicht wahrnehmbar bei Ihrer derzeitigen Verfassung. Wenn Sie sich jedoch in einem geschwächten Zustand befänden oder krank wären, dann würden Sie diese Hitze zweifellos empfinden, das versichere ich Ihnen.«

Bis zum Sommer 1980 hatten Wissenschaftler in Beijing, Schanghai und Sichuan offizielle Qi-Gong-Forschungslabors etabliert. Das berühmteste von ihnen war die Qi-Gong-Forschungsabteilung, die mit dem Institut für Traditionelle Chinesische Medizin in Schanghai zusammenarbeitete. Ich beantragte eine Reisegenehmigung, um von Beijing nach Schanghai fahren zu können. Meine Lehrer und offiziellen Sponsoren in Beijing ließen der medizinischen Leitung in Schanghai Empfehlungsschreiben zukommen. Ich wollte eine Vorführung von Psychokinese in einem staatlich zugelassenen Forschungslabor miterleben.

Auf dem Weg nach Schanghai gelang mir ein geheimes Treffen mit dem Qi-Gong-Meister, der Monate zuvor die Laterne für mich in Bewegung versetzt hatte. Er hatte eine weite Reise unternommen, um mich sehen zu können. Leider hatte er sich eine schwere Infektion der oberen Atemwege zugezogen und lachte darüber, daß sogar Qi-Gong-Meister von Zeit zu Zeit krank werden.

Ich bat ihn, seine psychokinetische Leistung für mich zu wiederholen. Er entschuldigte sich und erklärte, er sei zu schwach und fiebrig, um sich an externem Qi zu versuchen. Ich ließ nicht locker, bis er einem Versuch widerwillig zustimmte.

Ich band ein Gewicht an einen Faden und brachte ihn an der Decke des Zimmers an, in dem ich abgestiegen war. Er bemühte sich, das Gewicht aus einem Meter Entfernung zu bewegen, so wie einige Monate früher die Laterne. Es gelang ihm nicht. Ich war enttäuscht, und er war peinlich berührt. Wir schrieben den fehlgeschlagenen Versuch der vorübergehenden Krankheit zu.

Laut chinesischer Medizintheorie beruhte seine Erkrankung auf geschwächtem Qi. Theoretisch betrachtet durfte es nicht überraschen, daß er den Gegenstand nicht zu bewegen vermochte. Ich entschuldigte mich dafür, ihn in eine ihm peinliche Lage versetzt zu haben und verabschiedete mich.

Nachdem ich in Schanghai angekommen war, stellte mich ein amerikanischer Austauschgelehrter an der Fudan-Universität einem Freund vor, einem Doktor der westlichen Medizin aus Schanghai, der umfassende Erfahrungen mit Qi Gong hatte. Da er darum bat, anonym zu bleiben, nenne ich ihn Dr. X.

Dr. X, der Englisch fehlerfrei beherrschte, hatte 1938 das *Shang-*

hai First Medical College absolviert und danach eine hervorragende Ausbildung in westlicher Medizin erhalten. Er war ein geachteter Internist an einem der renommiertesten Krankenhäuser Schanghais.

1951, im Alter von einundvierzig, entdeckte Dr. X, daß er Bluthochdruck (Hypertonie) mit Werten hatte, die gewöhnlich sogar 180 zu 130 erreichten. 1958, mit achtundvierzig Jahren, litt er an einer schweren Angina pectoris (Erkrankung der Herzkranzgefäße) und hatte erste Anzeichen von Nierenversagen. Sein Blutdruck stieg oft bis auf 260 zu 140. Die westlichen Pharmaka, die er gegen Hypertonie, Herzprobleme und Nierenerkrankung einnahm, wirkten nicht. Da befaßte er sich mit dem Studium von Qi Gong.

Er hatte Qi-Gong-Übungen als Junge gelernt, doch waren sie mit der Zeit in Vergessenheit geraten. Er beschloß, sich nun Qi Gong ernsthaft zu widmen, um damit seine Hypertonie unter Kontrolle zu bringen. 1958 trat er einer experimentellen Gruppe bei, der Qi-Gong-Hypertonie-Klinik, die sich aus Qi-Gong-Experten aus Schanghai und den umliegenden Städten zusammensetzte. Diese Meister erweiterten sein Verständnis der physikalischen und meditativen Aspekte des Qi Gong. 1980 war sein Blutdruck wieder normal (140 zu 80), und er nahm keine Medikamente für Herz und Nieren mehr ein. Er war fest überzeugt, daß Qi-Gong-Übungen seine Gesundheit radikal verbessert hatten.

Er vertraute trotz seiner westlich-orientierten Ausbildung dem Qi Gong. Er hatte selbst erlebt, wie Qi-Gong-Meister Gegenstände bewegt hatten, ohne sie zu berühren. Er hatte Empfindungen von Hitze und Druck erfahren, die durch Manipulierung von Qi entstanden. Er war sicher, daß viele schwere Krankheiten mit Qi-Gong-Techniken zu behandeln seien. Mit seiner Hilfe gelang es mir endlich, einen Besuch bei der Qi-Gong-Forschungsabteilung des Instituts für Traditionelle Chinesische Medizin zu arrangieren — keine einfache Sache angesichts des Schleiers offizieller Geheimhaltung, der die Arbeit dieser Abteilung normalerweise abschirmte.

Das Institut für Traditionelle Chinesische Medizin in Schanghai bewohnte fünf Meilen von der Stadtmitte entfernt einen äußerst aufdringlich wirkenden Komplex von Betonbauten aus den 50er Jahren. Am Eingang stand ein Betonbogen, der mit großen Schriftzeichen aus Messing geschmückt war. Es ist eine imposante, stilisierte Kalligraphie des stolzen Namens der Lehranstalt. Unter dem Bogen stand mein Begrüßungskomitee, Dr. Lin Hai und Genosse Lin Ho-sheng.

Dr. Lin Hai, Direktor der Qi-Gong-Forschungsabteilung, war ein kleiner, nachdenklicher Mann von Mitte Fünfzig mit unkämmbarem Haar, das himmelwärts ragte wie von statischer Elektrizität weggesträubt. Wie die meisten chinesischen Wissenschaftler, die ich kennengelernt hatte, trug auch er eine Brille aus einem schweren, schwarzen Rahmen mit sehr dicken Gläsern. Er war in der üblichen Weise gekleidet, mit einem weißen, kurzärmeligen Hemd, ausgebeulten blauen Baumwollhosen und Plastiksandalen.

Dr. Lin Hai gab mir die Hand und stellte sich und seinen Kollegen vor, den Genossen Lin Ho-sheng. Dieser war ein Qi-Gong-Meister, doch nicht nur irgendeiner, sondern der Qi-Gong-Meister des national ausgestrahlten Dokumentarfilms, der einige Monate zuvor für Aufregung gesorgt hatte. Er war einer der führenden Qi-Gong-Meister Chinas und Mittelpunkt der Studie der Qi-Gong-Forschungsabteilung.

Genosse Lin, auch in weißem Hemd, Baumwollhosen und Plastiksandalen, war um die vierzig Jahre alt. Er war ein kleiner, kräftig gebauter Mann sanfter Sprache, hatte breite Schultern und eine derart enge Taille, daß er seinen Gürtel zweimal um den Körper band. Ähnlich den anderen Qi-Gong-Meistern, denen ich begegnet war, hatte Lin ein Charisma an sich, das gleichermaßen

körperliche Überlegenheit und emotionale Gelassenheit ausstrahlte. Genosse Lin hatte Qi Gong geübt, seit er fünfzehn war.
Während der Kulturrevolution war er, wie die meisten anderen
Qi-Gong-Meister, öffentlich weder zum Üben noch um Vorstellungen zu geben aufgetreten. Erst 1978, mit der Gründung der
Qi-Gong-Forschungsabteilung, hatte er sich endlich wieder gezeigt. Die Forschungsabteilung hatte kein eigenes Labor und
mußte die Einrichtung eines nahe gelegenen Atomenergie-For-
schungslabors mitbenutzen. Die Forschungsabteilung hatte bereits einige bemerkenswerte Entdeckungen gemacht.

Sie behauptete von sich, zum ersten Mal bestätigt zu haben, daß
Qi-Gong-Meister willentlich Qi aus den Fingerspitzen abgeben
konnten. Forscher stellten fest, daß, wenn Qi-Gong-Meister ihr
Qi aus einem Meter Entfernung auf Meßgeräte richteten, Ener-
giewellen nachgewiesen werden konnten. Direktor Lin Hai wollte nicht genau präzisieren, welche Art von Energie abgegeben
wurde.

Er berichtete, daß man Blutdruck nicht nur senken könne, indem man die Patienten Qi-Gong-Übungen machen ließ (also internes Qi Gong), sondern auch dadurch, daß Qi-Gong-Meister
externes Qi auf die Akupunktur-Punkte von Hypertonie-Patien-
ten richteten. Der Abstand zwischen Patient und Qi-Gong-Meister betrug dabei 15—30 cm. Direktor Lin und seine Kollegen erklärten, daß der systolische und diastolische Blutdruckwert im
Durchschnitt auf 15—20 mm Hg gesenkt wurde (z. B. von 160
zu 100 auf 140 zu 80). Veröffentlichungen dazu lieferten sie leider nicht.

Direktor Lin beschrieb, wie externes Qi angewendet worden
war, um Analgesie bei Operationspatienten herbeizuführen.
Qi-Gong-Meister wie Lin Ho-sheng waren gebeten worden, ihr
externes Qi auf ausgewählte Akupunktur-Punkte zu richten, wo
sonst Nadeln gesteckt worden wären. Man gab mir eine Aufnahme des Genossen Lin, auf der er in OP-Kittel, Handschuhen

und Maske an einem OP-Tisch stand und mit den Fingern auf Akupunktur-Punkte am Körper des Patienten zielte. Direktor Lin berichtete, daß an zwölf Patienten schmerzfreie Schilddrüsenoperationen durchgeführt worden waren und an drei weiteren schmerzlose Gastrektomien (operative Magenentfernung), wobei sie lediglich 5 mg Valium und Genosse Lins externes Qi als Analgesie erhalten hätten.

Direktor Lin Hai sowie Genosse Lin Ho-sheng wußten, wie erpicht ich darauf war, eine Vorführung zu sehen. Sie stimmten zu, mir ein Beispiel von Lin Ho-shengs Fähigkeiten zu zeigen. Genosse Lin schloß die Fenster und schaltete den Ventilator aus, damit die Luft unbewegt sein würde. Es war ein kochendheißer Sommertag mit Temperaturen um die 33—40 °C. Genosse Lin nahm einen gewöhnlichen Faden, der an einer Nadel festgemacht war, und ein 2 cm großes Stück Gummi, in dessen Ende drei Federn gesteckt waren — ein improvisierter Federball. Er bat mich, die Nadel in den Federball zu stecken und ihn an dem Faden, wo immer ich wünschte, aufzuhängen.

Ich band den Faden an einen Riegel am oberen Fensterrahmen, ungefähr drei Meter über dem Fußboden. Der Federball schwang in der Luft und drehte sich einige Sekunden lang, während wir ans andere Ende des Raumes gingen, um zu warten. Nach einer Minute hatte der Federball aufgehört, sich zu bewegen. Lin legte eine OP-Maske an, damit sein Atem die Luft nicht bewegte, als er sich dem Federball näherte.

Genosse Lin durchquerte behutsam den Raum, wobei er Kopf und Hals aufrecht hielt und die Arme nicht bewegte. Er hätte eine Katze sein können, die einen Vogel beschleicht, so geräuschlos und sicher schritt er voran. Als er zwei Meter oder weniger vom Federball entfernt war, brachte er seinen ausgestreckten rechten Arm in eine waagerechte Haltung, so daß seine Handfläche ca. einen Meter entfernt direkt unter dem Federball war. Er spreizte die Finger, und die Muskeln seiner Hand und des Unterarms begannen leicht zu zittern. Schweißperlen traten auf seine Stirn. Die Adern seines Halses quollen hervor, während er tief Luft holte und einen Augenblick lang den Atem anhielt. Der Federball bewegte sich nicht, bis Lin die Handfläche im Uhrzeigersinn rotieren ließ, wobei der Federball entgegengesetzt rotierte. Hielt Lin die Hand still, so bewegte sich der Federball nicht. Während sein Schweiß rann, wiederholte er die Drehbewegung mehrere Male. Jedesmal hielt der Federball an oder bewegte sich synchron mit seiner Hand. Indem er seine linke Hand unter den Federball brachte, beschleunigte Lin das Drehen. Indem er dann beide Hände gleichzeitig waagerecht hin und her bewegte, verlieh er dem Federball eine schwingende Pendelbewegung. Lin trat sichtlich ermattet zurück, riß sich die Maske vom Gesicht und rief: »Was denken Sie jetzt?«

Wie das Experiment mit der Laterne einige Monate zuvor *schien* diese Vorführung die Existenz von Qi nahezulegen. Diesmal hatte ich das Phänomen als offizieller Gast eines staatlichen Forschungslabors miterlebt.

Als Genosse Lin etwas ausgeruht hatte und wieder normal atmete, redeten wir weiter. Ich gab zu bedenken, daß Qi Gong ein exzellentes Thema für eine Zusammenarbeit zwischen Ost und West sei. Genosse Lin und Direktor Lin sagten beide, daß sie sich freuen würden, mit amerikanischen Forschern zusammenzuarbeiten. Sie sahen ein, daß sie leistungsfähiges Gerät benötigten, beispielsweise nuklear-magnetische Resonanz-Scanner, sowie weiterreichende Forschungserfahrung, bevor sie mit ihren Experimenten viel weiter kommen könnten. Ich sagte ihnen, daß amerikanische Universitäten und Labors für Parapsychologie wahrscheinlich an einem Informationsaustausch über Qi und außerordentliche menschliche Körperfunktionen interessiert seien. Sie meinten dazu, daß sie bereit wären, die Vereinigten Staaten zu besuchen, wenn ein solcher Austausch in die Wege geleitet werden könne.

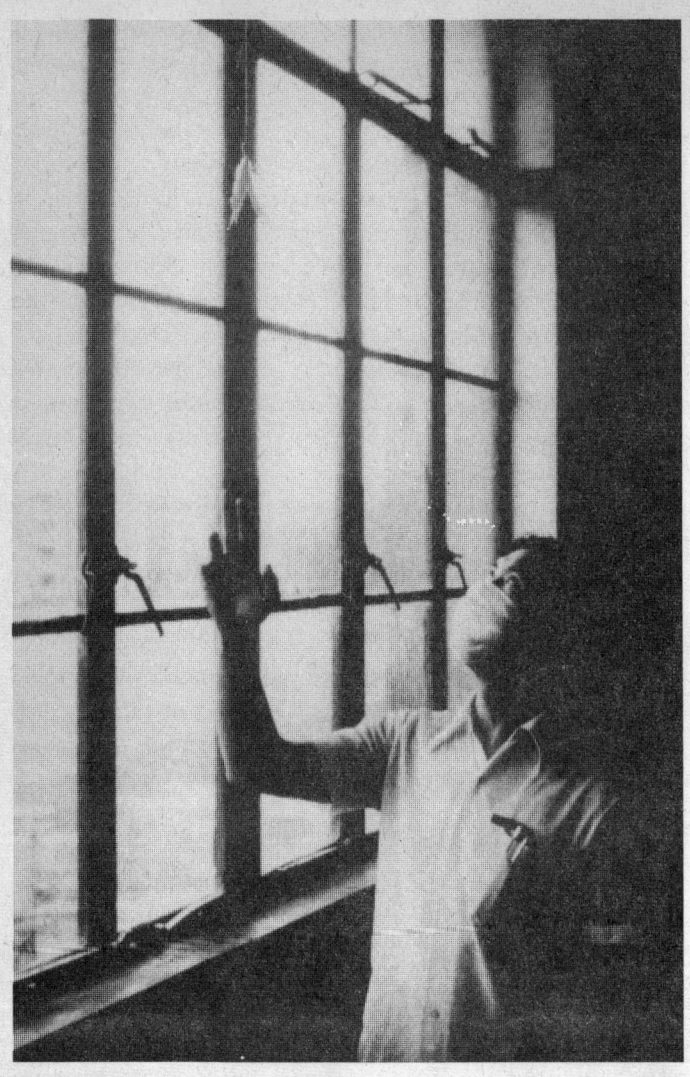

Der Qi-Gong-Meister Lin Ho-sheng benutzt externes Qi, um Gegenstände in den Labors des Instituts für Traditionelle Chinesische Medizin in Schanghai zu bewegen.

»Doch, das wäre eine große Ehre«, sagte der Direktor. »Wir können nicht erwarten, in unserer kleinen Forschungsanlage hier in Schanghai alle Antworten herauszufinden.«

»Haben Sie Ihre Arbeit schon mit vielen ausländischen Ärzten oder Wissenschaftlern besprochen?«

»Nein«, sagte Direktor Lin Hai, »Sie sind der erste ausländische Freund, mit dem wir unsere Forschung besprechen. Auch sind Sie der erste Fremde, der eine Demonstration von Genosse Lin Ho-shengs Fähigkeiten zu sehen bekam. Also sehen Sie, es war für uns alle ein besonderer Tag.«

Die Qi-Aktivitäten der Qi-Gong-Meister haben Parallelen in Phänomenen anderer Kulturen. Die angebliche Fähigkeit der Qi-Gong-Meister, leblose Gegenstände zu bewegen, unterscheidet sich nicht ausdrücklich von der angeblichen Fähigkeit indischer Yogis, schweben zu können. Qi-Gong-Untersuchungen im Bereich der Telepathie ähneln denen, die in parapsychologischen Labors in den Vereinigten Staaten wie in der Sowjetunion[1] vorgenommen wurden. Schilderungen der Fähigkeit der Qi-Gong-Meister zu heilen erinnern an Berichte über ländliche Heiler, die in vielen Kulturen im Laufe der Geschichte auftraten. Was in all diesen Fällen fehlt, sind die Beweise — überprüfbare und nachvollziehbare Beweise, daß diese Phänomene tatsächlich stattfinden.

Andererseits kann übertriebene Skepsis für den wissenschaftlichen Fortschritt genauso schädlich sein wie übertriebene Glaubensbereitschaft. Manche Aspekte des angewandten Qi Gong mögen mysteriös und unglaubwürdig erscheinen, doch gibt es in der westlichen Medizin Präzedenzfälle, bei denen gleicher-

---

[1] Russell Targ und Keith Haray, *The Mind Race* (New York: Villard Books, 1984) und Sheila Ostrander und Lynn Schroeder, *Psychic Discoveries behind the Iron Curtain* (Englewood Cliffs: Prentice-Hall, 1970), deutsche Ausgabe: *PSI*, Goldmann Taschenbuch Verlag, München 1985)

maßen unfaßbare Beobachtungen im Laufe der Zeit Akzeptanz fanden. Man stelle sich vor, wie es um 1840 gewesen sein muß, als die Äther-Anästhesie in Amerika eingeführt wurde. Der allgemein praktizierende Arzt auf dem Lande bezweifelte sicherlich, daß es den Eierköpfen von der *Harvard Medical School* gelungen sein sollte, nur mit einem in eine Chemikalie (Äther) getauchten Tuch einen schmerzfreien Zustand herbeizuführen, der es Patienten ermöglichte, ohne Leiden große operative Eingriffe durchzustehen. Es schien unvorstellbar. Man stelle sich vor, wie es 1971 war, als unter Leitung von Dr. Paul Dudley White eine Gruppe von amerikanischen Wissenschaftlern erstmals Zeugen von Akupunktur-Analgesie wurden und sich mit der chinesischen Behauptung auseinandersetzen mußten, daß Schmerzempfinden durch ins Fleisch gesteckte Nadeln blockiert werden könne. Es schien absurd, doch es stimmte.

Praktiker und Gelehrte der traditionell-chinesischen Medizin bestanden darauf, daß Qi von physikalischer sowie intellektueller Substanz sei. 2500 Jahre lang experimentierte man in China mit Qi in seiner Beziehung zur Vorbeugung gegen Krankheiten, der Erhaltung von Gesundheit, körperlicher Diagnose und der Behandlung aller menschlichen Gesundheitsprobleme. In den 70er Jahren wurden in Labors wie der Forschungsabteilung von Schanghai erstmals moderne westliche Wissenschaftsprinzipien bei solchen Experimenten angewendet, und die Ergebnisse waren erstaunlich. Doch könnten diese Ergebnisse der Überprüfung von professionellen Skeptikern standhalten?

Es gab viel zu lernen.

Dai-Fu: »Die Ärzte«

Im Gegensatz zu den Ärzten des Westens sind chinesische Mediziner nicht wohlhabend und verfügen auch über wenig gesellschaftliche Macht. Sie genießen sicherlich Achtung für ihr Wissen und ihre Hingabe, doch sie verdienen weniger als Fabrikarbeiter. Im Durchschnitt verdient ein Oberarzt 59 bis 115 Yüan im Monat. Das entspricht, grob geschätzt, 60 bis 120 Mark.[1]

Die Rolle des klassischen chinesischen Arztes, anders als die der meisten westlichen Mediziner, war es, den Patienten beizubringen, ihre Gesundheit zu verbessern, indem sie richtig lebten. Traditionell wurde der Arzt in vielen Fällen nur so lange bezahlt, wie sich seine Patienten bei guter Gesundheit befanden. Wurde ein Patient krank, so wurden die Zahlungen eingestellt. Die Priorität lag deutlich auf Krankheitsverhütung und der Erhaltung von Gesundheit. Nur wenn solche Vorbeugung versagte, wurden therapeutische Maßnahmen wie Akupunktur oder Kräuter eingesetzt, um das körperliche Gleichgewicht wieder herzustellen.

Der ideale Arzt im alten China wußte die Überlegenheit der Vorbeugung gegenüber einem nachträglichen Eingreifen zu schätzen. Vor mehr als 2000 Jahren schrieben chinesische Medizingelehrte: »Die Weisen behandelten nicht jene, die bereits

---

[1] Dean Jamison u. a., »China: The Health Sector«, *The World Bank*, 1984

krank waren; sie unterrichteten die, die noch nicht krank waren. Medikamente bei Krankheiten zu verabreichen, die sich bereits entwickelt haben, und das Chaos zu unterdrücken, das bereits im Gange ist, ist vergleichbar mit dem Verhalten von Menschen, die mit dem Bohren eines Brunnens beginnen, wenn sie Durst empfinden, und jenen, die erst zu ihren Waffen greifen, wenn sie sich bereits mitten in der Schlacht befinden. Kämen diese Handlungen nicht zu spät? ... Der überlegene Arzt hilft noch vor dem frühesten Keimen von Krankheit ... Der weniger gute Arzt beginnt zu helfen, wenn die Krankheit bereits begonnen hat. Und da seine Hilfe dann einsetzt, wenn sich die Krankheit bereits entwickelt hat, sagt man von ihm, er sei ignorant.«[1]

Laut traditioneller Theorie sind Gesundheit und Langlebigkeit nicht nur abhängig von der Umwelt, dem Erbgut und dem Schicksal, sondern auch von der Lebensweise, den Gedanken und Gefühlen. Diese Betrachtungsweise brachte ein Patienten-Selbstverständnis mit sich, das sich drastisch von dem der meisten modernen Medizinkonsumenten unterscheidet. Der Patient trug die Hauptverantwortung für die eigene Gesundheit. Mediziner *reparieren* nicht kaputte Körper. Sie leiteten Patienten auf der persönlichen Suche nach der optimalen körperlichen und geistigen Ausgewogenheit. Ihre Hilfeleistung wurde geleistet in Form von Kräutern, Nadeln, Massagen und vor allem Hinweisen zur Verhaltensveränderung.

In diesem System galten Ärzte als Beispiele der körperlichen sowie geistigen Disziplin. Ärzte waren nicht nur Gelehrte, sondern oftmals auch Meister der Kampfkünste und besonders der Techniken des Qi Gong. Körpertraining, das als unabdingbarer Teil der körperlichen und geistigen Gesundheit betrachtet wurde, hatte eine hohe Priorität im kaiserlichen China und wird im modernen China ebenso eingestuft. Sportunterricht ist für Stu-

---

[1] *Des Gelben Kaisers Klassiker der Inneren Medizin*, ca. drittes Jahrhundert v. Chr.

denten ein Pflichtfach. An jedem Morgen beginnen Hunderte von Millionen Chinesen den Tag so, wie es ihre Ahnen taten — mit Körpertraining im Morgengrauen. Die meisten von ihnen machen Tai Ji Quan, und eine wachsende Anzahl widmet sich Qi Gong. Manche betreiben Gymnastik oder laufen. In jeder Stadt, in jedem Park versammeln sich Menschengruppen um fünf Uhr früh, um die ballettartigen Bewegungen des Tai Ji Quan durchzuführen. Tausenden von Chinesen zuzusehen, viele über 70 und 80 Jahre alt, die mitten im Winter bei Tagesanbruch Körpertraining betreiben, bedeutet, ein Zelebrieren des Lebens wahrzunehmen — ein Erinnern an den uralten Leitsatz, daß Lebensführung einen essentiellen Bestandteil der Gesundheit ausmacht.

An der *Harvard Medical School* hörte ich zahllose Vorlesungen, die sich mit der Beschreibung der komplizierten Pathophysiologie von Krankheiten befaßten. Manchmal stellte ich Fragen über die Beziehung von Erkrankung zur Lebensführung oder dem Zustand der Psyche. »Das wissen wir eigentlich nicht«, pflegte ein Professor zu sagen, während er die jüngsten Forschungsdaten zu einer spezifischen Krankheit vorstellte. »Es sind keine tauglichen Studien erhältlich. Die bislang erstellten sind nicht eindeutig«, sagte ein weiterer und bezog sich auf eine andere Krankheit. Manche Mitglieder der Fakultät waren weniger diplomatisch: »Ihre Fragen sind für diese Diskussion irrelevant.« Das mangelnde Interesse meiner Lehrer an einer Diskussion über den Zusammenhang von Lebensstil oder geistig-seelischem Zustand des einzelnen und dem Erkrankungsprozeß war ein weiteres Beispiel des grundsätzlichen Unterschiedes zwischen den medizinischen Systemen Chinas und des Westens.

Die Unterscheidung zwischen »traditioneller chinesischer Arzt« und »moderner westlicher Arzt« gabe es in China nicht vor dem späten 19. Jahrhundert, als westliche Medizin formell im Reich der Mitte auftrat. Amerikanische, europäische und japanische Ärzte etablierten Praxen westlicher Art und errichteten Krankenhäuser in den größeren Städten Chinas. Vor dem Jahre 1949 gab es in China bereits 56 westlich-medizinische Hochschulen. Manche wurden von den Landes- oder Provinzregierungen geführt, andere von Missionaren oder ausländischen Organisationen wie Harvard, Yale, St. John's University und der Rockefeller-Stiftung. Absolventen dieser Institutionen hießen »Doktoren der westlichen Medizin«, um sie von den Ärzten der traditionell-chinesischen Medizin zu unterscheiden.[1]

In der Zeit von 1900 bis 1949 gewann die westliche Medizin immer mehr an Beliebtheit, besonders bei der herrschenden Klasse. Zur gleichen Zeit beschimpften sich die führenden Köpfe der traditionellen und westlichen Medizin wiederholt. Obwohl die meisten Chinesen weiterhin traditionelle Medizin vorzogen, erließ die Nationalistische Regierung unter Chiang Kai-shek Verbote gegen die traditionelle Medizin mit der Begründung, sie sei rückständig und von Aberglauben durchsetzt. Traditionelle Medizin wurde jedoch weiter praktiziert, und die Mehrheit der Chinesen blieb bei ihrer Auffassung, daß traditionelle Techniken denen der westlichen Medizin überlegen seien.

Als die Kommunisten 1949 die Macht übernahmen, herrschte ein Mangel an westlich ausgebildeten Ärzten. Es gab nur 38 000 von ihnen für eine Bevölkerung von 500 Millionen Menschen. Das Verhältnis Arzt zu Patienten war 1:13 000 (verglichen mit 1:500 damals in den Vereinigten Staaten). Aber es gab 300 000 Ärzte der traditionellen Medizin. Zudem war die traditionelle Medizin bei der Mehrheit der Bevölkerung beliebter. Bei der Ersten Nationalen Gesundheitskonferenz im Jahre 1950

---

[1] Eine umfassendere Erörterung der Geschichte westlicher Medizin in China ist nachzulesen in Dean Jamison und Mitarb., »China: The Health Sector«, The World Bank, 1984, und Mary Brown Bullock, *An American Transplant: The Rockefeller Foundation and Peking Union Medical College* (University of California Press, 1980)

verlangte der Vorsitzende Mao Ze-dong die Integration der westlichen und traditionellen Medizin: »Vereinigt alle jungen und alten medizinisch Tätigen der traditionellen und westlichen Schulen zur Organisierung einer einheitlichen Front. Wir müssen die Entwicklung der Volksgesundheitsarbeit anstreben.«

Über die nächsten fünfzehn Jahre (1950—1965) ergriff die Volksrepublik China einige idealistische sowie unkonventionelle Maßnahmen zur Gesundheitsversorgung. Sie betonte, daß Medizin dem Volk dienen muß — den »Bauern, Arbeitern und Soldaten« Chinas. Vorbeugende Medizin erhielt Priorität vor der behandelnden Medizin. Große Gesundheitsprobleme, wie Infektionskrankheiten, sollten durch massive öffentliche Kampagnen besiegt werden.

1965 veränderte die Kulturrevolution die Gesundheitspolitik Chinas radikal. Während der chaotischen Jahre 1966—1971 waren alle medizinischen Bildungsstätten geschlossen. Als sie 1972 wieder öffnen konnten, waren die medizinischen Lehrpläne der Schulen für westliche sowie traditionelle Medizin von sechs auf drei Jahre verkürzt worden. Eines dieser Jahre mußte auf dem Lande oder in Fabriken verbracht werden. Ungefähr ein Drittel der Fakultäten aller medizinischen Lehranstalten sowie der Stäbe aller städtischen Krankenhäuser wurden mit dem Ziel in ländliche Gebiete umgesiedelt, »den Stadtbewohnern das Leben und die Probleme der Bauern bewußtzumachen, Stadtmenschen körperlich fit zu halten und ein Gefühl der Beteiligung an der Graswurzel-Ebene zu fördern«.[1] Medizinstudenten wurden von den Gemeinden ausgewählt, denen sie dienten, nicht auf der Basis akademischer Leistungen, sondern der Motivation, Ideologie und dem hingebungsvollen Willen, »dem Volke zu dienen«. Das klassische Prüfungssystem wurde von den

[1] T. O. Cheng und Mitarb., »Medical Education and Practice in the People's Republic of China«, *Annals of Internal Medicine 83* (1975): S. 716—24

Befürwortern der Kulturrevolution angegriffen, und sämtliche Examen wurden abgeschafft. Diese ungewöhnlichen Maßnahmen waren im Einklang mit der Philosophie der Zeit von 1972 bis 1976, als es weitaus besser war, »rot« zu sein als »fachlich qualifiziert«.

Im Jahre 1976, nach dem Tode Zhou En-lais und Mao Ze-dongs und dem Sturz der infamen Viererbande, wurde das gesamte Gesundheitssystem Chinas erneut überprüft. Ein System von Zulassungsprüfungen wurde 1977 wiedereingeführt. Die Lehrpläne wurden von drei Jahren auf fünf oder sechs erweitert. 1979 begann das *Capital Hospital Medical College* in Beijing ein achtjähriges Schulungsprogramm mit dem Schwerpunkt biomedizinischer Forschung. Traditionell-chinesische Lehrstätten der Medizin wurden wieder völlig von denen westlicher Ausrichtung getrennt und ihre Lehrpläne auf fünf bis sechs Jahre verlängert. Das Pendel war also wieder am Ausgangspunkt.

Heute ist ein Fünftel der Medizinstudenten Chinas an traditionell-chinesischen Lernstätten eingetragen, während die restlichen vier Fünftel Medizin westlicher Art studieren. Ärzte der westlichen Medizin gibt es derzeit doppelt so viele wie die der traditionellen Medizin. Studenten der traditionellen Medizin erhalten nur minimale Einweisung in die Grundlagen der westlichen Medizin.[1] Umgekehrt gilt das gleiche: Studenten an Medizinhochschulen westlicher Ausrichtung erhalten nicht mehr als ein rudimentäres Verständnis der traditionellen Medizin Chinas. Laut den Daten des Gesundheitsministeriums gibt es lediglich 2000 Ärzte, die in beiden medizinischen Richtungen geschult sind.[2]

---

[1] 1982 wurden die Ärzte der traditionellen Medizin auf 303 000, die Ärzte westlicher Medizin auf 557 000 geschätzt. Nachzulesen in *Statistical Yearbook of China* (Beijing: State Statistical Bureau, 1983)

[2] Dean Jamison und Mitarb., »China: In Health Sector«, The World Bank, 1984, S. 143

Das sind die Fakten, Zahlen und politischen Richtungswechsel, die es bis in die angesehenen medizinischen Journale schafften. Doch geben sie kein vollständiges Bild der im Gesundheitswesen Chinas tätigen Menschen wieder. Sie erzählen nicht die ganze Geschichte darüber, wie das Leben für Ärzte im modernen China ist.

In den Jahren 1979 und 1980 war ich tagsüber Student der traditionell-chinesischen Medizin und abends Englischlehrer. An drei Abenden der Woche holte mich ein schwarzes, aus Rußland stammendes Taxi an den Toren des Instituts für Traditionelle Chinesische Medizin zu Beijing ab und brachte mich zum *Capital Hospital* oder dem *Second Medical College* von Beijing. Beide waren Medizinzentren westlicher Art, an denen überwiegend Ärzte der westlichen Medizin tätig waren. Ich hatte mich freiwillig gemeldet, den Fakultätsmitgliedern beider Institutionen Englischunterricht zu erteilen. Die zweihundert Mediziner, die ich so traf, begrüßten die Chance, ihr Umgangsenglisch zu verbessern. Ich war dankbar für die Gelegenheit, diese Männer und Frauen persönlich kennenzulernen und Gedanken über das Leben in unseren jeweiligen Systemen der Medizin auszutauschen.

Ich erteilte meinen Unterricht in einem alten Hörsaal und in einem verwahrlosten Forschungslabor, wo die Doktoren in gedrängten Reihen an hölzernen Pulten saßen. Ich stand vor einer Tafel, vor mir ein Rednerpult, während Tonbandgeräte (Kassetten gab es in Beijing noch nicht) jedes Wort aufnahmen. Unsere Gespräche umfaßten vieles — persönliche Werdegänge, Medizin, Politik, Alltägliches —, was man sich vorstellen kann. Für jede Unterrichtsstunde hatte ich einen Vortrag über einen spezifischen Aspekt der Medizin und seinen Bezug auf Ärzte in den Vereinigten Staaten vorbereitet, und in der nächsten Unterrichtsstunde präsentierten die Chinesen kurze Essays auf englisch über Aspekte des Lebens und der Arbeit des Arztes in China.

Ich korrigierte ihre Grammatik, Rechtschreibung und Aussprache, und sie wiederum verbesserten mein Chinesisch.

In der ersten Unterrichtswoche trug ich eine ausführliche autobiographische Darstellung vor und bat die Anwesenden, ihrerseits Biographien vorzubereiten.

Essay Nr. 1: *Meine Biographie*

»Vor fünfzig Jahren wurde ich in der wunderschönen Stadt Suzhou geboren... Ich graduierte 1955 am *Shanghai Second Medical College*, das früher *Medical College of St. John's University* hieß. Der Name des Gymnasiums, das ich absolvierte, war *Vincent Mille Academy* von Suzhou.

Bevor ich die Grundschule besuchte, fing mein Vater an, mir Englisch beizubringen. Doch während der Zeit des Pazifischen Krieges konnte ich nur Japanisch lernen, da Suzhou von den japanischen Imperialisten überrannt worden war. Ich wendete mein Englisch in meiner medizinischen Ausbildung an. Dann, wie es in den frühen 50er Jahren Brauch war, begann ich, Russisch zu lernen.

Vor 1966 arbeitete und studierte ich sehr eifrig und glücklich und verfolgte die Geschehnisse in Journalen des Vereinigten Königreiches und der Vereinigten Staaten. Ich verfaßte Artikel über meine Fachrichtung. Doch all diese Unternehmungen galten unter der Herrschaft der Viererbande als Fehler, die streng zu kritisieren waren. Diese Kritik führte zu großer Entbehrung.

Obwohl ich die Künste mag, besonders die Photographie, bin ich jetzt zu beschäftigt, um diesen Hobbys nachzugehen, da ich wieder Englisch lerne und auch Redakteur des *Beijing Medical Journal* bin. Ich habe immer viel für mein Krankenhaus zu tun.

Ich schreibe Englisch sehr schlecht, da ich dreißig Jahre lang nicht die Gelegenheit hatte, es anzuwenden.

Ich bin sehr darauf erpicht, modernes Wissen von den USA zu erlernen und werde sehr dankbar sein für Ihre Korrekturen!«

Ärzte, die das Medizinstudium vor der Befreiung (1949) anfingen, benötigten Englisch-Grundkenntnisse. Ihre Lehrer waren Amerikaner und Europäer, die kein Chinesisch sprachen. Ärzte um die fünfzig und darüber hatten eine ausgezeichnete medizinische Ausbildung genossen und hielten sich mit der internationalen Fachliteratur auf dem laufenden, bis die Kulturrevolution ausbrach (1966), während der sie als »intellektuelle Elitisten«, die an »westlichen Einflüssen« litten, kritisiert wurden. Viele dieser älteren Mediziner wurden zur »Umerziehung« auf das Land versetzt. Nach dem Überdauern der Schrecken dieser Zeit erlangten jene Männer und Frauen wieder führende Positionen und leiten heute Chinas westliches Gesundheitssystem.

Autobiographie Nr. 2: *Selbstvorstellung zwecks Freundschaft*

»Ich wurde 1938 in eine Fabrikarbeiterfamilie hineingeboren. Ich bin das jüngste von vier Kindern in unserer Familie. Ich lernte in den fünfziger Jahren Russisch, doch habe ich mir mein Englisch selbst beigebracht.

Ich absolvierte die Medizinhochschule 1964. Meine Spezialität ist Chirurgie. Von 1970 bis 1977 während der großen Kulturrevolution wurde ich in ein Kommunen-Krankenhaus auf dem Lande im Nordwesten geschickt. Medizinstudenten wurden auch verschickt. Dies nannte man ›die Integration zwischen Dienen und Studieren‹. Ich war Leiter unseres kleinen Krankenhauses, das in einer Berggegend lag.

Der Zweck meines Aufenthaltes war, mich umzuerziehen und den armen und mittleren Bauern zu dienen. Das Leben dort war sehr schwer, und die Menschen arbeiteten sehr hart. Bevor wir dorthingingen, war die Hygiene der Menschen sehr mangelhaft, und viele starben. Es gab dort keine Ärzte, also suchten die Menschen oft Medizinmänner und Hexen auf.

Nachdem wir die miserablen Umstände der Region kennengelernt hatten, beschlossen mein Begleiter und ich, die Situation zu verändern. Wir bauten einen Operationssaal auf, kauften oder borgten Gerät und retteten Hunderte von Patienten.

Auch organisierten wir ein mobiles Gesundheits-Team, das seine Runden machte bei Patienten, die nicht zum Krankenhaus kommen konnten. Wir reisten jeden Tag von einem Haus zum anderen. Manchmal konnten wir nur einen oder zwei Patienten am Tag sehen. Wir verbreiteten hygienisches Wissen, schulten die Barfuß-Ärzte, führten Geburtenkontrolle durch wie auch vorbeugende Impfungen. Aufgrund unserer Arbeiten erhielten wir Lob und Achtung von den Massen.

Natürlich hatten chinesische Intellektuelle (und dazu gehören Ärzte) während der zehnjährigen Katastrophe der Kulturrevolution einen sehr niedrigen Stand in der Gesellschaft. Zuviel Zeit wurde verschwendet.

Doch ich denke, daß widrige Umstände die beste Schulung für den Menschen sind. Und so ist es auch für mich.«

Ärzte von Mitte Vierzig hatten in den fünfziger Jahren Medizin studiert, die Zeit der besten Beziehungen zwischen Rußland und China. Diese Ärzte lernten Russisch, doch kein Englisch. Ihr vorbereitendes Studium der Medizin war solide, doch litt die fortgeschrittene Ausbildung erheblich durch ihre Versetzungen während der Kulturrevolution.

Autobiographie Nr. 3: *Name: Cai Hing, Alter: 29*

»Ich absolvierte die Mittelschule 1967. Aufgrund der Kulturrevolution wurde mir die Gelegenheit genommen, meine Studien fortzusetzen, und ich trat Arbeit auf einer Farm in der Provinz

Heilongjiang an, nordöstlich von der Mongolei. Ich war erst sechzehn Jahre alt, und obwohl die körperliche Arbeit interessant war und meine Gesundheit sehr gut, war es schade, daß es mir nicht gestattet war, zu studieren.

Nachdem ich viereinhalb Jahre auf der Farm gearbeitet hatte, begann ich in einem Krankenhaus als ungelernter Arbeiter. Das Krankenhaus war für Öl-Arbeiter erbaut worden.

Glücklicherweise wurde 1976 ein Lehrgang für Medizin eingerichtet. Er war anders als ein echtes Medizinstudium. Zum Beispiel wurde Arbeit im Krankenhaus als wichtiger betrachtet als das Studieren von Fachbüchern, und die Dauer der Schulungskurse war kürzer als bei üblichen Medizinhochschulen.

Ich fing an zu lernen, Arzt zu werden. Wir absolvierten vorklinische Kurse, doch nur für die kurze Dauer von acht Monaten. Danach lernten und arbeiteten wir drei Monate lang in der klinischen Medizin und der Chirurgie, eineinhalb Monate in der Pädiatrie und Gynäkologie und zwei Wochen nur in der Augenheilkunde, Hals-Nasen-Ohren-Heilkunde und Dermatologie.

Zusätzlich fuhren wir alle zum Berg Tang, um den Opfern einer Naturkatastrophe — einem großen Erdbeben — zu helfen.

Nach zwei Jahren des Studiums graduierte ich, und mir wurde eine Stelle als Praktikant für ein Jahr in der Medizinabteilung zugewiesen. Da meine Kenntnisse der Grundwissenschaften mangelhaft waren, wollte ich sie gründlicher studieren. Ich bereitete mich auf die nationale Prüfung graduierter Studenten vor und tat mein Bestes, eine ausgezeichnete Note zu erreichen. Ich war froh, daß ich bestanden hatte und betreibe seit Oktober 1979 ein weiterführendes Studium.

Meine Spezialität ist Biochemie. Meine Studienaufgabe ist der Nukleinsäure-Metabolismus und die Eiweißsynthese bei Krebs. Mein größtes Interesse gilt der Molekularbiologie. Ich habe wenig an beruflicher Erfahrung aufgrund meines Werdegangs.«

Die jüngste Generation chinesischer Ärzte, heute Mitte Dreißig, studierte Medizin während der turbulentesten Zeiten des modernen Chinas. Ihre Ausbildung war von Anfang bis Ende zerstückelt. Die letzten Jahre ihrer höheren Schulbildung wurden von dem Wirrwarr der Kulturrevolution unterbrochen. Die wenigen Auserwählten, denen es gestattet wurde, Medizin zu studieren, taten das in Kommunen-Kliniken oder Fabrik-Krankenhäusern und lernten, was sie konnten, von mobilen Gesundheits-Teams und schwer erhältlichen Fachtexten. Tausende dieser Ärzte verbrachten fünf bis zehn Jahre auf dem Lande und leisteten körperliche Arbeit, während sie sich mit einer komplexen, sich ständig verändernden politischen Hierarchie auseinandersetzen mußten. Die, die Englisch lernten, studierten es eigenständig anhand von Büchern und gelegentlichen englischsprachigen Rundfunksendungen.

Was diese jüngste Generation von Medizinern von denen unterscheidet, die zehn, zwanzig oder dreißig Jahre älter sind, ist nicht so sehr der hohe Grad an persönlichem Leiden, sondern ihre mangelhafte medizinische Ausbildung. Bei nicht mehr als zwei bis drei Jahren formeller medizinischer Schulung wurde von diesen Männern und Frauen erwartet, die Leistungen von vollwertigen Klinikern zu erbringen. Auch der Fleißigste und Motivierteste, darunter Cai Hong, konnte nicht innerhalb von zwei Jahren die gesamte Medizin meistern.

Seit 1979 werden diese jüngeren Ärzte ermutigt, »weiterführende« Schulungsprogramme mitzumachen. »Weiterführend« ist hier mehr eine Redewendung. Die jungen Ärzte und Ärztinnen haben tatsächlich einen »Abschluß«, doch räumen sie als erste ein, daß ihre medizinische Ausbildung mangelhaft ist, und sie sind mehr als bereit, die medizinischen Grundlagen erneut zu studieren, da sie diese nie vollends beherrschten. Diejenigen von ihnen, die eine Zulassungsprüfung bestehen, werden dazu Gelegenheit durch eine Serie von für sie maßgeschneiderten weiterführenden Schulungsprogrammen erhalten.

Autobiographie Nr. 4: *Der Barfuß-Arzt*

»Mein Name ist Sun Li-zhe. Ich bin achtundzwanzig Jahre alt. Ich graduierte 1967 an einer Junior-Mittelschule, die der Xin-Hua-Universität angeschlossen war. Nach der Graduierung ging ich aufs Land als ›gebildeter Jugendlicher‹. Ich war sechzehn. Ich lebte und arbeitete zehn Jahre lang in den Yenan-Bergen.

Im zweiten Jahr nach meiner Ankunft wurde ich von den örtlichen Dorfbewohnern zum Barfuß-Arzt ernannt. Ich mußte mir selbst medizinisches Wissen und Geschick aneignen.

Ich wurde nur drei Monate lang von einem Gesundheits-Team der Volksbefreiungsarmee unterrichtet. Mit der Hilfe der Bauern und anderen Barfuß-Ärzten etablierten wir eine kooperative Klinik und behandelten eine Anzahl von Krankheiten.

Letztes Jahr wurde ich von dem *Beijing Second Medical College* für weiterbildende Studien angenommen. Meine Spezialität ist Chirurgie der Leber, Galle und Bauchspeicheldrüse.«

Sun Li-zhe, der einer meiner engsten Freunde wurde, gab sich in seinem biographischen Essay durchaus bescheiden. Tatsächlich ist er so etwas wie ein moderner chinesischer Held.

Nachdem er in den Bergen des nordwestlichen Chinas zum lokalen »Barfuß-Arzt« ernannt worden war, erhielt der achtzehnjährige Sun Li-zhe ein Exemplar des *Handbuches des Barfuß-Arztes*, einige Nadeln und Kräuter. So ausgerüstet sollte er die Masse der Bevölkerung medizinisch versorgen.

Sun Li-zhe wußte, daß seine autodidaktisch erlernten Fähigkeiten für einen Arzt nicht ausreichend waren. Akut erkrankte Patienten, die operative Eingriffe benötigten (besonders solche, die an Gallensteinen und Blinddarmentzündung litten), starben, bevor sie ins nächste Krankenhaus gebracht werden konnten. Sun Li-zhe nahm es auf sich, etwas gegen diesen Notstand zu unternehmen. Er besorgte sich einige chirurgische Fachbücher und studierte sie gewissenhaft.

Er probierte dann Bauchhöhlenoperationen an Hunden, Schweinen und Hühnern. Sein Gerät war improvisiert, die Operationsbedingungen primitiv. Nach ausgiebigen Vorbereitungen führte Sun Li-zhe seine erste Operation an einem Patienten durch. Mit dem Äquivalent eines Abiturs und einem Vierteljahr an formeller medizinischer Schulung entfernte Sun Li-zhe den Blinddarm einer akut erkrankten Frau und rettete ihr Leben. Im Laufe seiner zehn Jahre in Yenan führte er mehr als hundert lebenswichtige Operationen durch, stieß nie auf ernste Komplikationen und rettete vielen Menschen das Leben. Sein professionelles Können und sein unbesiegbarer Wunsch, »den Menschen zu dienen«, brachten ihm nationalen Ruhm ein.

Wie Cai Hong brachte auch Sun Li-zhe sich selbst Englisch bei und bereitete sich auf die strengen Aufnahmeprüfungen vor, die es ihm ermöglichen würden, zur »weiterführenden Schulung« nach Beijing zurückzukehren. Er bestand die Prüfungen mit derartig glänzenden Ergebnissen, daß es ihm gestattet wurde, ein weiterführendes Studium aufzunehmen, ohne daß er je an einer medizinischen Fachschule gelernt hatte.

Sun Li-zhe lebt heute als Austauschstudent in den Vereinigten Staaten und studiert fortgeschrittene Immunologie. Er hofft, eines Tages seinen Lebenstraum zu realisieren und als Transplantations-Chirurg in Beijing arbeiten zu können.

Die Motivation junger Menschen, Arzt zu werden, ist ein kompliziertes Thema. Für manche Mediziner in China sowie im Westen ist die Antwort einfach: Druck seitens der Familie.

»Sie fragten in der letzten Klasse, was es sei, das Menschen Arzt werden wollen läßt. Mein Vater ist Arzt. Sein Vater ist Arzt. Meine Mutter ist Krankenschwester. Mein jüngerer Bruder ist Arzt der traditionellen Medizin. Meine größere jüngere Schwester ist Ärztin, meine kleine jüngere Schwester ist Krankenschwester, meine Frau ist Kinderärztin, und sogar mein Schwager ist Arzt! Jeder in meiner Familie außer meinem ältesten Bruder ist Arzt oder Krankenschwester. Die Entscheidung, Medizin zu studieren, fällt mir leicht.«

Die Mediziner in meinem Englischunterricht waren überrascht zu erfahren, daß amerikanische Doktoren der Medizin frei sind, sich ihr Fachgebiet auszusuchen und sich wo immer sie wünschen niederlassen können. In China beruhen solche Entscheidungen auf einem komplizierten Quotensystem, das von nationalen Plenarkommissionen festgelegt wird. Die endgültigen Entscheidungen darüber, welche graduierten Mediziner welchen Fachgebieten zugeteilt werden und wo jeder von ihnen hinversetzt wird, werden von Spezialkomitees aus politischen Führern und medizinischen Fachkräften getroffen. Als ich die Ärzte in meinen Klassen nach Einzelheiten darüber fragte, wer diesen mächtigen Komitees angehöre und auf welcher Basis Entscheidungen getroffen werden, wurde mir gesagt: »Wir wissen diese Einzelheiten ehrlich selbst nicht. Unsere politischen Führer wissen es, aber uns wird das nicht gesagt.«
Mit der Zeit wurden die Ärzte in meinen Englischklassen zu meinen Freunden. Es ist selten, daß Chinesen ausländische Gäste in ihre Wohnungen einladen. Die meisten meinen, daß ihre Lebensbedingungen zu ärmlich sind, um als Begegnungsstätte dieser Art zu dienen. Nachdem einige Monate vergangen waren, legten meine neuen Freunde ihre Zurückhaltung ab und luden mich ein.

Die Ärztewohnungen ähnelten denen in der Innenstadt, winzige Apartments mit ein bis zwei Schlafzimmern, meistens ohne eigenes Badezimmer. Ein Schreibtisch diente zusätzlich der Essenszubereitung, das Schlafzimmer war auch das Wohnzimmer, und die Küchen waren meistens kleiner als die Schränke, die ich von zu Hause gewohnt war. Ärzte besaßen Fahrräder, aber keine Autos. Wie jeder andere Bürger Chinas benötigten sie Bezugsscheine, um Reis oder Baumwollkleidung kaufen zu können.

Die Lebensbedingungen meiner Ärztefreunde unterstreichen einen weiteren Unterschied zwischen der Medizin, wie sie in China und im Westen praktiziert wird. In Amerika erscheinen die Studenten sprudelnd vor Altruismus bei den Interviews der Medizinschulen: »Ich will Menschen helfen; ich will mein Interesse an der Wissenschaft zu Fähigkeiten werden lassen, die anderen helfen werden; ich arbeite gerne mit anderen zusammen und will Menschen helfen.« Solche Worte werden mit tiefer Überzeugung ausgesprochen. Nach acht oder fünfzehn Jahren der Schulung verhärten leider viele amerikanische Ärzte und verlieren ihre Leidenschaft, anderen zu helfen. Sie werden von Reichtum, Status- oder Prestigedenken verführt oder sind einfach zu erschöpft, um sich noch groß zu engagieren. Für chinesische Ärzte gibt es jedoch kaum Platz für eine Wandlung ihrer Überzeugungen. Weder Reichtum noch Status noch Prestige sind bei ihrem Werdegang gewährleistet. Wenn chinesische Ärzte ihre Liebe für die Medizin oder ihren Wunsch, anderen zu dienen, aus den Augen verlieren, dann bleibt ihnen nichts.

Glücklicherweise herrscht kein Mangel an den einfacheren Freuden des Lebens in China. Meine Ärztefreunde luden mich zu Wochenenden bei sich ein, die wir mit Kochen, geruhsamen Museumsbesuchen oder langen Spaziergängen um die Verbotene Stadt oder den Sommerpalast herum verbrachten. Sun Li-zhe, der berühmte Barfuß-Arzt, angelte leidenschaftlich gerne und lud mich jede Woche ein, mit ihm angeln zu gehen.

Eine typische Expedition mit Sun Li-zhe begann morgens um halb sieben am Haupttor der Beijing-Universität. Er wartete dort auf seinem Fahrrad, in seiner zerknitterten marineblauen Mao-Jacke, ebensolchen Hosen und mit seinem Barfuß-Arzt-Rucksack voller Proviant, Köder und zusätzlichem Angelgerät. Sein Bürstenhaarschnitt hatte immer eine Stutzung nötig, die dicke Brille saß schief, und sein Körper war unablässig in Bewegung. Sun Li-zhe hatte die Energie von zehn Männern, den Schalk von zehn Kindern und war immer bereit, etwas Spaßiges zu unternehmen.

Wir radelten gemeinsam zum Sommerpalast und dann zum Staubecken hinter dem See. Im April waren die Magnolienbäume in voller Blüte. Sieben Uhr früh waren bereits Zehntausende von Besuchern da, die gekommen waren, um die herrlichen Blüten zu erleben. Wir schoben unsere Fahrräder vorbei am Palastgebäude, dem berühmten Marmorboot und den Seelilienteichen. Nach einer kleinen Brücke erreichten wir dann das Staubecken, von dem Sun Li-zhe wußte, daß es das beste Angelgewässer war.

Entlang dem Ufer saßen über eine Meile oder mehr verteilt Dutzende von einsamen Anglern in Abständen von zwanzig bis dreißig Metern. Jeder hatte zwei bis drei selbstgebastelte Angeln, bestehend aus Bambusstangen und Leine. Einige einfache Angelrollen waren zu sehen, natürlich handgemacht. Die Angler brachten Maismehlklümpchen an ihre Haken, warfen sie aus, steckten dann die Enden ihrer Angeln in den Boden und die Hände in die Taschen und warteten. Es war friedlich an dem Staubecken. Keine Radios plärrten, keine Bierdosen zischten und knackten laut, es gab nur Stille und den Duft von Frühling. Im Unterschied zu anderen Anglern ging Sun Li-zhe das Fischefangen mit dem gleichen unstillbaren Eifer an, den er bei der Medizin zeigte. Er wechselte den Köder alle fünf Minuten, stellte die Angeln in jeder denkbaren Weise um und schritt das Ufer ab,

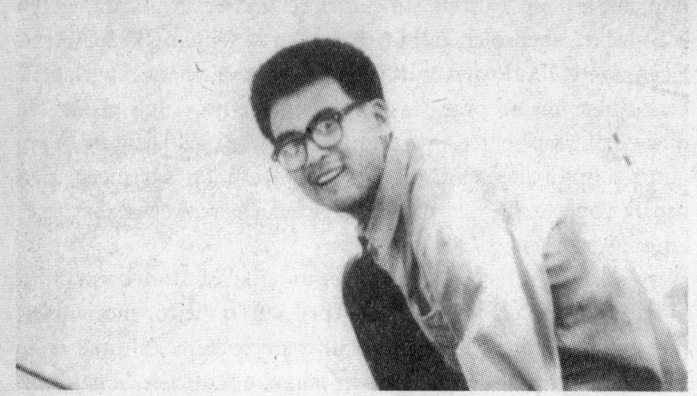

Sun Li-zhe, ein Barfuß-Doktor mit »Fischerkrankheit«.

um den Fang der anderen zu begutachten. Ich hatte meine Familie gebeten, mir als Geschenk für Sun Li-zhe eine amerikanische Angel samt Rolle zu schicken. Als ich sie ihm übergab, wiegte er sie in den Händen, als hielte er die Londoner Kronjuwelen, und sagte: »O, dies ist das schönste Geschenk auf der Welt. Ich weiß nicht, was ich sagen soll.« Dann kam sein teuflischer Humor wieder zum Vorschein: »Dieses Geschenk hat aber einen furchtbaren Nachteil. Ich fürchte, ich könnte einen Rückfall der gefürchteten Fischerkrankheit erleiden.«

»Fischerkrankheit?« fragte ich.

»Ja. Vor Jahren, als ich in den Bergen von Yenan lebte — ich habe nie davon gesprochen —, aber da suchte mich die Fischerkrankheit heim. Wann immer ich einen Anfall erlitt, war mein Geist ausschließlich mit Gedanken an das Angeln erfüllt und sonst nichts. Es ist ein äußerst ernster Zustand, und die Symptome können sehr gravierend sein. Es gibt keine Heilung dafür. Diese Angel und Rolle könnten mich schwächen. Vielleicht erleide ich einen Rückfall. Nun, ich werde mich bemühen, Ihnen nicht die Schuld dafür zu geben, denn Sie wußten nichts von meiner Krankheit.«

Viele Wochenenden verbrachten Sun Li-zhe und ich an den Ufern jenes Beijing-Staubeckens, warfen den Maismehlköder hinaus mit einer Angel aus Glasfiber und drei aus der Steinzeit. Wir tranken Pflaumenwein und grübelten über die Medizin auf unseren entgegengesetzten Seiten des Erdballs.

Zu meiner Überraschung hatten Sun Li-zhe und andere Ärzte der westlichen Medizin selten Kontakt zu Ärzten der traditionellen Medizin. Westlich-arbeitende Ärzte, die Zeit auf dem Lande verbracht hatten, erlebten traditionelle Medizin unmittelbar, doch setzten sie selten Akupunktur, Kräutermedizin, Massage oder andere Anwendungen von Qi ein. Die Ärzte der westlichen Medizin waren von den traditionellen Praktiken fasziniert, doch konnten sie diese nicht bedingungslos befürworten. Man arbeitete getrennt voneinander und überwies Patienten nicht an traditionelle Ärzte. Sie bezweifelten die angebliche Wirksamkeit der traditionellen Medizin und äußerten sich skeptisch über Berichte von Qi-bezogenen Phänomenen. Traditionelle Ärzte wurden verständlicherweise dadurch frustriert, daß sie keine professionelle Anerkennung seitens ihrer westlich-orientierten Kollegen erhielten.

Über geistig-seelische Krankheiten: »Freud ist nicht da«

Das Spektrum der Psychopathologie, das im Westen bekannt ist, gibt es genauso in China. Alle Arten von psychischen Störungen sind bei den Chinesen unter Anwendung üblicher westlicher Diagnosekriterien identifiziert worden.[1] Psychische Erkrankungen sind im Osten wie Westen alltäglich, doch gibt es radikale Unterschiede darin, wie sie wahrgenommen, interpretiert und behandelt werden.

Traditionelle chinesische Ärzte wenden einen einzigen konzeptuellen Modus bei körperlichen sowie geistigen Erkrankungen an. Innerhalb dieses Rahmens beeinflußt geistiges Wohlsein alle restlichen Körperfunktionen und wird seinerseits von ihnen beeinflußt. Ein Ungleichgewicht der Emotionen kann die Funktionen der inneren Organe stören und umgekehrt. Von einem Überschuß an Glücksgefühlen heißt es, sie schädigen das »Herz«, Zorn die »Leber«, Kummer die »Lungen«, Angst die »Nieren« und Verlangen die »Milz«. Es gibt keine Trennung von Körper und Geist. Sie sind voneinander abhängig und befinden sich in einem andauernden Zustand der Veränderung. Dieses ist eine Ausweitung des Prinzips von Yin und Yang in der Anwendung auf die geistig-seelische Gesundheit.

Geistiges Wohlbefinden soll existieren, wenn ein »ausgewogener

---

[1] Arthur Kleinman und Tsung-yi Lin, Hrsg., *Normal and Abnormal Behavior in the Chinese Culture* (Dordrecht: D. Reidel, 1981)

Zustand« vorherrscht, eine Harmonie von Yin und Yang. Der körperliche Zustand eines Patienten kann im Sinne von Symptomen oder durch Zungen- und Pulsdiagnose beurteilt werden, doch wie soll man seinen geistigen Zustand feststellen? Auch das Herangehen an diese Frage hat die chinesische Medizin von der chinesischen Philosophie geborgt.

Um einen »ausgewogenen psychischen Zustand« zu erlangen, mußte man traditionell im Einklang mit den vorgeschriebenen Tugenden leben. Dazu gehörten Achtung vor den Eltern, Respekt gegenüber Erwachsenen oder Alten, Naturliebe, ein genaues Empfinden für moralische Verpflichtung, Loyalität, Selbstbeherrschung, Selbstbeschränkung, Zurückgezogenheit, Mäßigung und ein Zügeln äußerlich sichtbarer Gefühle. Diese Tugenden, die meisten von ihnen konfuzianischen Ursprungs, waren hilfreich bei der Definition des ausgewogenen Zustands, des Geistes in Frieden. Ein solcher Geist sorgte für körperliche Gesundheit, und sie wiederum sorgte für einen friedvollen Geist.

Ein stark »unausgewogener psychischer Zustand«, so wie er sich durch geistige Behinderung, Psychose oder Selbstmord manifestiert, wurde fehlerhaftem Qi zugeschrieben. Solches Qi galt als geerbt (»angeborenes Qi«) und wurde Mängeln bei den Ahnen oder »bösen Geistern« angekreidet, welche die Abstammung des einzelnen beeinträchtigten. Geisteskrankheit wurde somit zur Schande, zu einem Fluch für die gesamte Familie.

Es überrascht daher nicht, daß die Chinesen wo immer möglich bemüht waren, Geisteskrankheit zu leugnen, indem sie emotionale oder psychische Probleme auf ein körperliches Problem schoben. Sie suchten den Ursprung von emotionellen Schmerzen oder psychischer Abnormität in der Unausgewogenheit eines inneren Organs und nicht primär in einer Geisteskrankheit. Dieser Prozeß wird Somatisierung genannt. Bis auf extrem gestörte Patienten (die regelrechten Psychotiker zum Beispiel) bot dies eine annehmbare Erklärung für abnormes Verhalten oder Dysphorie. Es erleichterte die Schuldlast, die mit der Feststellung »Geisteskrankheit« verbunden war. Somatisierung ist natürlich nicht auf China beschränkt, doch ist sie dort weit verbreitet.

Drei der in China am häufigsten angewendeten psychiatrischen Kategorisierungen lauten Neurasthenie *(shen jing shuai ruo)*, Hysterie *(yi bing)* und Schizophrenie *(jing shen fen lie)*. Die überwiegende Mehrheit der chinesischen Ärzte, ob westlich oder traditionell, haben keinerlei psychiatrische Ausbildung und beherrschen nicht die standardisierten psychiatrischen Kriterien für die Erstellung von Diagnosen. Patienten, die als »hysterisch« oder »schizophren« bezeichnet werden, entsprechen keinen westlichen Diagnosekriterien. *Shen jing shuai ruo* (Neurasthenie) bedeutet wörtlich »eine Schwächung innerhalb der Kanäle des Geistes«. Das Fachbuch, das an dem Institut für Traditionelle Chinesische Medizin zu Beijing[1] verwendet wurde, definiert *Neurasthenie* als »eine funktionelle Störung des Zentralnervensystems, ausgelöst durch eine vorübergehende Unausgewogenheit von höheren Zentrumsaktivitäten, hervorgerufen durch geistige Faktoren ... Die Symptome variieren, doch hauptsächlich gehören dazu Schlaflosigkeit, Erschöpfung, Angstzustände und Depression ... Wenn der Patient die vorstehend genannten Symptome beklagt, die körperliche Untersuchung dennoch keine organischen pathologischen Veränderungen aufweist, kann Neurasthenie diagnostiziert werden.« Laut traditioneller Medizintheorie wird Neurasthenie auf Schwächen oder Störungen von Qi im »Herzen«, der »Leber«, der »Milz« oder den »Nieren« zurückgeführt. Die Behandlung zielt auf »Beruhigung des Geistes des ›Herzens‹« hin, der Stärkung der »Nieren« und Regulierung von »Leber« oder »Milz«.

---

[1] *An Outline of Chinese Acupuncture* (Beijing: Foreign Language Press, 1975)

Neurasthenie, die es als annehmbare Diagnose in der westlichen Psychiatrie nicht gibt, ist ein zentrales Beispiel für Somatisierung. Das Verlagern von fast jeder emotionellen oder psychologischen Beschwerde auf die »Neurasthenie« entlastet den Patienten von gesellschaftlicher Stigmatisierung. Sein Problem wird dann als körperliches Leiden betrachtet, nicht als geistige Störung. Der Begriff *Neurasthenie* wird idiosynkratisch bei einer Reihe von weniger gravierenden Geistesstörungen angewendet, wie Depression, Beklemmung, Hypochondrie und Hysterie.

Ein Drittel bis die Hälfte der Patienten, die ich in den Akupunktur-, Kräuter- und Massage-Kliniken des Dong Zhi Men-Krankenhauses sah, gaben an, an »Neurasthenie« zu leiden. Im Westen wären diese Patienten als depressiv oder an Angstzuständen leidend klassifiziert worden. Bei erstem Hinsehen mag dieser Prozentsatz den Eindruck eines außerordentlich hohen Anteils erwecken. Jedoch hat anzahlmäßig ein ähnlich hoher Anteil an westlichen Patienten psychische oder funktionelle Beschwerden, für die der Arzt keine offensichtlichen organischen Ursachen feststellen kann.

Durch Somatisierung entsteht beim Patienten die Erwartung, daß sein Problem mit Medikamenten zu lösen sei, zum Beispiel durch Pillen, Kräutertees oder Injektionen. Neurastheniker, die angespannt, depressiv oder schlafunfähig sind, suchen eine rasche Lösung, die ihre Körperharmonie wiederherstellen und ihre Symptome beseitigen wird. Manchmal akzeptieren diese Patienten als alleiniges Mittel den Hinweis, die Lebensführung oder ihre Geisteshaltung zu verändern. Meistens jedoch erwarten sie mindestens eine Medikation oder Akupunktur. Chinesische Patienten unterscheiden sich eigentlich kaum von denen im Westen.

Der bedeutendste Unterschied zwischen Ost und West auf dem Gebiet der psychischen Gesundheit betrifft die Bereitschaft des Patienten, dem Arzt persönliche Probleme mitzuteilen. Ein chinesisches Sprichwort besagt: »*Jia chou bu ke wai yang*« (»Häusliche Probleme dürfen nicht öffentliche Schande werden«). Wo der ungehemmte Ausdruck von persönlichen Problemen dem Therapeuten oder Arzt gegenüber im Westen gegeben ist, bleibt dies in China ein Tabu. Chinesen sind aufgrund ihrer kulturellen Struktur nicht geneigt, ein Problem mit einem Fremden »durchzusprechen«, auch dann nicht, wenn der Fremde ihr Arzt ist. Chinesische Ärzte sind äußerst sensibel gegenüber der Privatsphäre und dem Stolz ihrer Patienten. Diese Ärzte sind weitaus zurückhaltender, als sogar der verschlossenste westliche Arzt es wäre, Einblick in die psychosozialen oder sexuellen Geschichten ihrer Patienten zu nehmen.

Der Student

Eines Morgens kam ein gutaussehender junger Mann mit einer adretten blauen Jacke bekleidet zu uns in die Akupunktur-Klinik, ging direkt in den hinteren Teil des Raumes und setzte sich auf einen Behandlungstisch. Dr. Zhang war die Geschichte des Jungen im einzelnen bekannt.
»Er ist achtzehn«, sagte Dr. Zhang, »und Gymnasiast. Er ist hysterisch.«
»Wie wissen Sie das?«
»Nun, er geht seit dem letzten Herbst nicht mehr zur Schule. Er kommt regelmäßig zur Behandlung her.«
»Aber weswegen?«
»Weil er hysterisch ist. Der Junge kann nicht mehr verstehen, was er liest. Er war ein hervorragender Schüler, doch jetzt ist sein Gehirn durcheinander.«
»Was können Sie mir sonst noch sagen?«
»Nun, sein Verhalten ist merkwürdig. Jeden Morgen steht er bei

Tagesanbruch auf, betreibt übermäßig Körpertraining, macht Tai Ji Quan und duscht dann. Wenn er nicht jeden Morgen streng trainiert und zweimal täglich badet, meint er, sich unwohl zu fühlen. Manchmal wiederholt er diese Routine nachts. Wenn er nicht nach seinem eigenen, strengen Plan trainieren kann, beschwert er sich noch mehr.« Dr. Zhang ging hin und nahm den Puls des Jungen. »Er leidet an dem, was wir ›übermäßiges und rebellierendes Qi‹ nennen. Bei einem solchen Ungleichgewicht kann das ›Herz‹ nicht ruhig bleiben und der Geist ist aufgebracht.« Zhang steckte fünf Zentimeter lange Nadeln in die Stirn, Wangen, Kopfhaut, Arme und Beine des Jungen. Er benutzte Punkte an sechs verschiedenen Akupunktur-Meridianen. Wenn der Junge den Mund öffnete, bewegten sich die Nadeln im Gesicht wellenartig.

Ich ging hin zu ihm, und um ihn etwas entspannter werden zu lassen, sprach ich von unserem gemeinsamen Interesse an Laufen und Tai Ji Quan. Nachdem er seine Übungsroutinen beschrieben hatte, fragte er mich, wie es sei, an einem Marathon teilzunehmen. Er wolle das eines Tages tun.

»Was ist denn mit diesem Leseproblem, das du hast?« fragte ich. »Vor ungefähr eineinhalb Jahren wurde ich an eine Spezialschule für besonders begabte Schüler versetzt. Alle meine Mitschüler bereiteten sich auf die Zulassungsprüfungen der Universität vor. Nach einigen Monaten wurde die Arbeit immer schwieriger. Ich fiel in meiner Klasse zurück. Der Lehrer dachte, ich wäre krank. Er benachrichtigte meinen Vater.«

Von Dr. Zhang erfuhr ich, daß der Vater des Jungen ein Chirurg westlicher Ausrichtung und medizinischer Leiter eines Fabrikkrankenhauses war. Er hatte seinen Sohn zur Feststellung des Problems in drei Krankenhäuser in Beijing gebracht. Die Ärzte dieser Krankenhäuser waren nicht formell in Psychiatrie geschult und hatten wenig Erfahrung mit psychisch kranken Patienten. Sie sagten dem Jungen, er leide an Hysterie oder vielleicht an Schizophrenie. Sie boten für keine der beiden Krankheiten eine Heilung an und schlugen ihm vor, sich am Institut für Traditionelle Chinesische Medizin in Behandlung zu begeben.

Die Mutter des Jungen hatte vor der Befreiung (1949) studiert. Sie war wissenschaftliche Lehrerin gewesen, doch hatte sie bald nach der Geburt des Jungen damit aufgehört. »Meine Mutter ist krank, seitdem sie mich bekommen hat. Niemand weiß genau, was für eine Krankheit sie hat. Sie ist meistens müde und verläßt selten das Haus. Sie meint, ihr Zustand komme von Neurasthenie ...«

»Hast du Brüder oder Schwestern?«

»Ja, ich habe eine ältere Schwester.«

»Wie geht es ihr?«

»Sie ist in ausgezeichneter Gesundheit, ist eine erstklassige Schülerin und hat sich bereits an einer Universität immatrikuliert. Sie macht meine Familie sehr stolz ...«

»Ich schätze, deine Familie möchte sehr, daß du studierst.«

»Ja, aber sie reden nie mit mir darüber.«

»Glauben sie, daß dir etwas Ernstes fehlt?«

Es gab eine Pause, und der Junge starrte die Wand an. Dann sah er zu mir hoch und sagte leise: »Nein.«

Dieser junge Mann war in drei westlichen Krankenhäusern in Beijing untersucht worden, von denen keines eine psychiatrische Abteilung oder einen ausgebildeten Psychiater hat. Dennoch enthielt seine persönliche Gesundheitsakte die Eintragung »Hysteriker/Schizophrener«.

Der psychologische Druck zu hohen akademischen Leistungen trifft nicht ausschließlich chinesische Schüler und Studenten. Jedoch ist in China, wo schätzungsweise 500 Millionen Menschen jünger als dreißig sind, der Wettbewerb um Studienplätze einzigartig. In der Vergangenheit hing die Aufnahme in eine Universität nicht nur von den Prüfungen ab, sondern auch von den

Empfehlungen gewichtiger Mitmenschen und hochgestellter Politiker. Heutzutage ist die Aufnahmeprüfung alles. Wer es schafft, in den obersten vier Prozent abzuschneiden, bekommt eine akademische Ausbildung und ausgezeichnete Stellungen. Die restlichen 96% müssen mit den Tätigkeiten vorliebnehmen, die ihnen zugeteilt werden. Das bedeutet häufig monate- und jahrelanges Warten nach Abschluß des Gymnasiums. Die Angst vor akademischem Versagen erreicht unter Jugendlichen — und besonders solchen aus Akademikerfamilien — oftmals pathologische Ausmaße.

Vom Standpunkt orthodoxer westlicher Medizin gesehen benötigte der Junge in der Klinik des Dong Zhi Men-Krankenhauses Psychotherapie. Statt dessen erhielt er dreimal pro Woche Nadeln. Sein weiterer Werdegang ist mir nicht bekannt.

Der Soldat

Ein Soldat erschien in unserer Massage-Klinik in Armeeuniform, passenden Kunstfasersocken und braunen Plastiksandalen. Sein Haar war kurz geschoren, und er hatte einen Stoppelbart. Die Arme hingen an seinen Seiten wie Bleistangen. Er ging vornübergebeugt und bewegte den rechten Arm gleichzeitig mit dem rechten Bein. Sogar wenn er saß, waren seine Bewegungen steif und ungelenk. Sein Hauptproblem: Steife Schultern.

Bei der Untersuchung seines Rückens und der breiten Schultern konnte ich die üblichen Kennzeichen der Anatomie nicht feststellen. Seine Muskeln und Sehnen fühlten sich wie Hartgummi an. Als ich ihn fragte, was ihm fehle, sagte er nur: »Ich bin steif, das ist alles. Mein Körper ist steif.«

Mit der Zeit und mit Massagen, Übungen und Akupressur begann er, wieder Bewegung in die Schultern und Arme zu bekommen. Doch seine Art blieb unverändert. Er zeigte keine Gefühle, und sein Gesicht blieb ausdruckslos.

»Ich begreife seinen Zustand nicht«, sagte ich Dr. Sun Shu, meinem Massage-Lehrer. »Können Sie mir etwas über ihn sagen?«

Dr. Sun wurde nachdenklich. Dann nahm er mich in ein Nebenzimmer, damit die restlichen Patienten nicht mithören konnten.

»Dieser Soldat hat ein höchst unglückliches Leben gehabt. Er war ein Adjutant von General Lin Biao, der einmal von dem Vorsitzenden Mao selbst zu dessen Nachfolger erklärt worden war. Doch Lin Biao war an einem Komplott beteiligt, den Vorsitzenden Mao zu stürzen, und kam letztlich bei einem geheimnisumwitterten Flugzeugabsturz um. Lin Biao wurde als Erzfeind des Volkes gebrandmarkt. Bis vor wenigen Wochen hat dieser Soldat neun Jahre lang im Gefängnis gesessen. Er lebte in Einzelhaft, oft in einer Zelle halb so groß wie ein Mann, und mußte harte körperliche Arbeiten verrichten. Seine Frau kehrte sich öffentlich von ihm ab und ließ sich während der Kulturrevolution von ihm scheiden. Seine Familie und seine Freunde ließen ihn im Stich. Sein Herz hat in diesen vergangenen neun Jahren viel Bitterkeit erfahren. Das sollte Ihnen erklären, warum sein Körper steif und sein Geist getrübt ist.«

»Was war sein Verbrechen?« fragte ich.

»Nichts, Dr. Ai. Nichts. Eine formelle Anklage wurde gegen ihn nie erhoben. Er diente dem falschen Mächtigen zur falschen Zeit. In den Jahren der Kulturrevolution gab es viele wie ihn. Zu viele. Sie litten mehr, als Sie ahnen können. Manche kamen nach Jahren der Haft in unsere Massage-Klinik mit an den Handgelenken gekreuzten Armen. Sie waren Tag und Nacht angekettet gewesen, und nach ihrer Freilassung baten sie unsere Ärzte, ihre Körper von diesen zur Gewohnheit gewordenen Leiden zu befreien. Manche mußten wieder neu lernen, sich zu bewegen. Sie sind ein trauriger Teil unserer nationalen Schande. Die Körper dieser Gefangenen, wie der Geist

Chinas, litten sehr unter der Kulturrevolution. Es ist furchtbar. Furchtbar.«

Der Soldat war öffentlich »rehabilitiert« worden, hatte seinen Sold für neun Jahre erhalten und war aus der Haft entlassen worden. Seit seiner Freilassung waren seine nächsten Bekannten die Ärzte unserer Klinik.

Ich kümmerte mich besonders um den Soldaten und wollte ihn mehr aus sich heraus locken, ihn dazu bringen, mehr zu entspannen und in Gegenwart anderer zu reden. Seine Zurückgezogenheit und Depression waren nur zu verständlich.

Die anderen Ärzte schenkten ihm keine übermäßige Aufmerksamkeit. Sie fürchteten, der Soldat würde öffentliche Aufmerksamkeit eher als Mitleid auslegen und sich noch mehr zurückziehen. Sie erinnerten mich an das Sprichwort: »Persönliche Probleme dürfen nicht öffentliche Schande werden.«

Während ich seine Schultermuskulatur knetete, den Hals massierte und die Gelenke bewegte, sprach ich mit dem Soldaten und versicherte ihm, daß er große Fortschritte machte. Gelegentlich drückte ich einen Akupunktur-Punkt an seiner Seite oder einem Fuß und versuchte, ihn zu kitzeln, um vielleicht ein Lächeln hervorzurufen.

»Mache täglich kleine Fortschritte«, besagt ein anderes Sprichwort. Das tat der Soldat. Nach einem Monat der Behandlungen lockerten sich seine Muskeln und Sehnen allmählich. Er lächelte spontan und wünschte von sich aus: »Guten Morgen«. Er war dabei, wieder in die Welt der Normalität einzutreten, arbeitete sich aus einer tiefen Depression heraus.

Leben und Psyche dieses Patienten waren von den Ereignissen der Kulturrevolution (1965—1976) gezeichnet worden. Das Chaos jenes Jahrzehnts war eine einzigartige Belastung für Millionen Chinesen. Intellektuelle und Akademiker wurden von ihren Familien getrennt und aufs Land geschickt, um Reis zu pflanzen oder niedere Arbeiten auszuüben. Die Theorie dahinter war, daß die Feldarbeit die Solidarität mit den Massen fördern würde. In jener Zeit war es ein Verbrechen, Intellektueller zu sein, Verwandte im Ausland zu haben oder aus wohlhabender Familie zu stammen.

Ein Arzt beschrieb die Atmosphäre der Kulturrevolution folgendermaßen: »Unter der Herrschaft der Viererbande konnte ein Mensch seine Freiheit unvermittelt verlieren. Er würde untersucht werden — sein Werdegang, seine Einstellung, seine Verwandten in Übersee — und er würde bei Massenversammlungen kritisiert werden. Jeder war da. Wenn er oder seine Familie das nicht akzeptieren konnte, dann hieß es, er oder sie litte unter einer Geistesstörung.

Die jetzige Regierung ist bemüht, zehn Jahre des psychischen Stresses rückgängig zu machen, der während der Kulturrevolution entstand. Sie versucht, einen neuen Start zu bewirken, den Staat zu modernisieren und jene zu rehabilitieren, die unter der Viererbande zu leiden hatten. Die psychischen Narben der Kulturrevolution bleiben jedoch ein enormes Problem für das chinesische Volk. Dieses Problem wird in den kommenden Jahren eine Menge an medizinischer Bemühung erfordern. Diese Aufgabe den Praktikern von Akupunktur, Massage und Kräutermedizin zu überlassen, wird nicht ausreichen. Eine Generation von Psychologen und Psychiatern wird dringend in China gebraucht.«

Der Mechaniker

Ein Patient von Anfang Zwanzig kam in unsere Kräuter-Klinik und überreichte Dr. Weng seinen Ausweis und seine Gesundheitsakte.

Der Patient war Fahrer und Automechaniker am *Beijing Second*

Medical College. Er trug ausgebeulte, graue Baumwollhosen, schwarze Baumwollschuhe, ein einfaches weißes Hemd und hatte eine blaue Mao-Mütze in der Hand. Sein Gesicht zeigte Akne und den Schatten eines Schnurrbartes. Mit gebeugtem Kopf, die Mütze auf dem Schoß, murmelte er: »Ich habe Neurasthenie und möchte Medizin.« Seine Symptome waren Schlaflosigkeit, Erschöpfung und Konzentrationsunfähigkeit. Er verneinte, irgendwelche schweren Krankheiten bis dato gehabt zu haben. Er vermied Blickkontakt und sprach nur, wenn er angesprochen wurde. Darüber hinaus vermittelte er den Eindruck tiefer Traurigkeit.

Dr. Weng klopfte auf die Schreibtischplatte, und der junge Mann präsentierte sein Handgelenk zur Untersuchung. »Puls fadenhaft und rasch«, schrieb Dr. Weng mit seinem schönen Federkiel in die pappegebundene Gesundheitsakte des Mannes.

»Zeigen Sie mir die Zunge.« Sie war blaß, vergrößert und frei von Belag. Die Abdrücke von Zähnen waren an den Rändern erkennbar. Der Puls und die Zungendiagnose legten einen Mangel an Qi im »Herzen« und in den »Nieren« nahe.

Dr. Weng sagte dem jungen Mann, er solle sich keine Gedanken machen. Einige Kräutermittel würden ihm Besserung verschaffen. Weng holte seinen Rezeptblock hervor und schrieb in vollendeter Kalligraphie die Namen von zehn pflanzlichen Mitteln auf.

An dem Punkt brach ich die Regeln des üblichen chinesischen Arztverhaltens. Da ich vermutete, daß dieser Mann stark depressiv war, sich aber davor scheute, es einzugestehen, tat ich, was ich meistens mit solchen Patienten tue. Ich begann, persönliche Fragen zu stellen, um den Patienten besser verstehen zu können und ihm die Möglichkeit zu verschaffen, etwas von seinen Gefühlen abzulassen. In meiner eigenen Ausbildung nannte man dieses Vorgehen einen »psychologischen Einschnitt mit Drainage«.

»Können Sie mir sagen, ob Sie irgendwelche persönlichen Probleme erfahren haben, die Einfluß auf Ihre Neurasthenie haben könnten?«

»Nein, alles ist in Ordnung«, sagte der Mann, während er auf seine Schnürsenkel starrte und Fussel von den Socken pickte.

»Erzählen Sie von Ihrer Arbeit. Wie läuft sie denn?«

»Sie ist nicht schwer. Ich mag mit Autos arbeiten.«

»Und Ihre Familie?«

»Gut.«

»Wie steht es um Ihre Freunde? Haben Sie in letzter Zeit Probleme mit engen Freunden gehabt?«

Es herrschte Schweigen, das er mit einem tiefen Seufzer unterstrich. Dann schaute der junge Mann vom Fußboden hoch. Sein Blick war glasig. »Da gibt es eines«, sagte er. »Letzte Woche wurde meine Verlobte von einem Unbekannten auf der Straße erstochen.«

Dr. Weng blickte auf und legte die Feder hin. Er starrte den jungen Patienten an, sagte aber nichts. Auch er hatte empfunden, daß der junge Mann emotionell belastet war, doch wußte er nicht, in welchem Ausmaß. Er zog es vor, keine bohrenden Fragen zu stellen. Auch fragte er nicht nach grauenvollen Einzelheiten bezüglich der Verlobten des Mannes. Dr. Weng schürzte die Lippen und wiegte den Kopf hin und her. Wo gab es in der Betrachtung eines Arztes, dessen Philosophie des Lebens und der Medizin auf Gleichgewichten und Harmonien basierte, Platz für sinnlose Gewalt und Mord, fragte ich mich. Weng verfaßte die Rezeptur von neuem und fügte der Kräutermischung diesmal vier starkwirkende Beruhigungsmittel hinzu.

Die Frau mit dem schiefen Kiefer

Es war in der Akupunktur-Klinik, daß eine fünfundvierzig Jahre alte, übergewichtige Frau sich an weiteren Patienten vorbeidrängelte, um den Schemel bei Dr. Zhangs Schreibtisch zu erobern. Sie trug fünf Schichten Kleidung, obwohl es ein warmer Frühlingstag war. Da ihre Nase verstopft war, atmete sie in einer lauten, verschleimten Weise, die einen zum Wahnsinn treiben konnte, wenn man gemeinsam mit ihr in einem stillen Zimmer saß. Sie schwitzte, ihre grauen Hosen waren zu kurz, und ihre leuchtendrote Thermalunterwäsche hing unter den Hosenbeinen heraus bis auf die faltigen, übelriechenden Socken.

Dr. Zhang stellte die erste Frage: »Was ist Ihr Problem?«

»Ich bin hysterisch«, sagte die Frau und prustete einen deutlich hörbaren Atemstoß durch ihre angefüllte Nase.

Dr. Zhang war unbeeindruckt, während die Frau wie ein Kind kurz vor einem Asthmaanfall schnaufte. »Sehen Sie meinen Mund an«, sagte sie, »der ist nicht richtig. Mein Kiefer ist schief.«

Ein Fachbuch der traditionellen chinesischen Medizin beschreibt Hysterie folgendermaßen: »Sie umfaßt komplizierte, veränderliche klinische Manifestierungen wie sensorische und motorische Störungen. Paralyse, Sinnesverlust, Apsasie, Blindheit und Taubheit. Es können emotionale Störungen vorherrschen, wie grundloses Weinen oder Lachen, ständige Bewegung und Ruhelosigkeit. Diese Symptome entsprechen nicht den Ergebnissen der körperlichen Untersuchung.«[1]

Zhang und ich studierten ihr Gesicht im einzelnen. Wenn es ruhte, ragte der Unterkiefer zur Seite heraus. Wenn sie sprach, blieb er in seiner vorgesehenen Position. Wenn sie einen Becher Wasser trank oder eine Zigarette rauchte (für eine Chinesin ungewöhnlich), war der Kiefer völlig gerade.

---

[1] *An Outline of Chinese Acupuncture* (Beijing: Foreign Language Press, 1975)

»Nur wenn ich weder esse noch rede, gibt es das Problem. Meine Freunde stellten es gestern fest und rieten mir, Sie aufzusuchen. Ich wollte das nicht, doch die meinten, ich sollte es. Ich denke, ich bin hysterisch. Würden Sie mir bitte die Nadeln geben?«

»Welche weitere Krankheiten haben Sie in der Vergangenheit gehabt?« fragte Dr. Zhang.

»Nun, ich war schon oft hysterisch und seit fünfzehn Jahren leide ich an Neurasthenie. Das alles begann mit der Viererbande und der Kulturrevolution. Ich bin mir ganz sicher, daß es diesmal Hysterie ist und nicht nur meine Neurasthenie. Können Sie es heilen? Auf welchen Tisch soll ich mich legen?«

Dr. Zhang zeigte auf einen Behandlungstisch und ging zum hinteren Ende des Raumes, um sich Nadeln auszusuchen. Die Frau zog ihren Wintermantel aus, wie auch die wattierte Jacke, den Pullover und das Baumwollhemd, so daß sie nur noch das Unterhemd trug. Dr. Zhang fing an, ihr Nadeln ins Gesicht und in die Arme zu stecken. Er erfühlte die richtigen Punkte, reinigte sie mit Alkohol und setzte die Nadeln mühelos ein. Die Frau zeigte kein Anzeichen von Schmerzen und berichtete Zhang bei jeder Nadel, daß sie das »Qi erlangt« hätte. Sie schilderte ein allgemeines Füllegefühl im Bereich der Nadeln. Als Zhang das Einsetzen der Nadeln beendet hatte, beschäftigte er sich mit einem anderen Patienten. Ich stellte ihr einige Fragen.

»In meinem Land bitten wir die Patienten oft, uns etwas über sich zu erzählen, damit wir ihren Zustand besser verstehen können. Würden Sie mir ein wenig über sich selbst, Ihre Familie, Ihre Arbeit und Ihre Lebenssituation erzählen?«

Die Frau antwortete nicht. Ich wußte, daß ich mich mit solchen Fragen auf wackligem Boden befand. Da lag sie, mit einem Dutzend Nadeln an Gesicht, Hals und Ohren. Ich wußte nicht, ob ich etwas Falsches gesagt hatte und wiederholte meine Frage deutlich.

»Ich arbeite nicht«, sagte die Frau. »Ich habe noch nie gearbeitet.

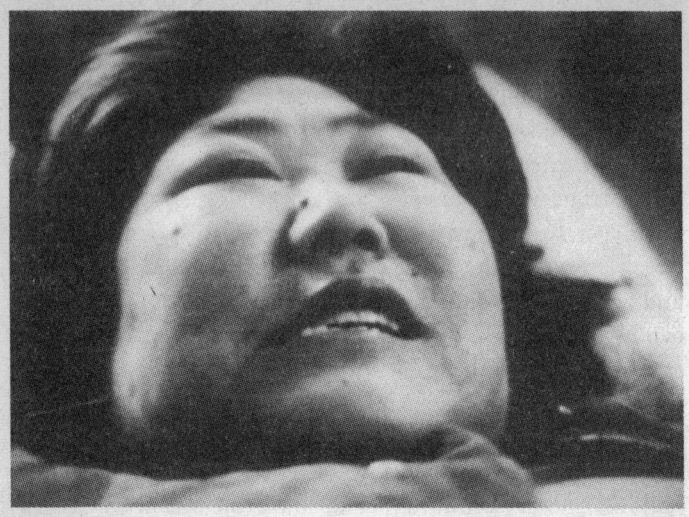

Die Frau mit dem schiefen Kiefer: Behandeln von »Neurasthenie« mit Akupunktur.

Hätte ich gearbeitet, so hätte ich gerade genug verdient, um die Betreuung der Kinder zu bezahlen. Also arbeitete ich nicht und blieb statt dessen selbst daheim, um für die Kinder zu sorgen. Jetzt werde ich alt. Ich leide an Neurasthenie. Und ich habe keine Krankenversicherung, weil ich nie gearbeitet habe.«

Versicherungsprogramme werden nur für jene Bürger wirksam, die für den Staat oder die Kommunen arbeiten.

»Erzählen Sie mir von Ihrem Mann.«

»Er lebt seit 1966 nicht mehr bei mir. Das war der Anfang der Kulturrevolution. Es hieß, er würde auf dem Lande in der Provinz Hunan gebraucht, als Schweißer für das Militär. Meine Neurasthenie fing damals an. Mein Mann wurde endlich im letzten Herbst nach Beijing zurückversetzt, aber er hat noch keine Arbeit.«

»Was ist mit Ihren Kindern?«

»Die beiden älteren Jungen machen mir viel Ärger und sonst gar

196

nichts. Sie haben seit ihrem Abitur keine Arbeit gefunden. Seit über einem Jahr warten die beiden auf Arbeit. Mein Jüngster ist ein guter Schüler, doch er kann das mit den beiden anderen nicht gutmachen.«

»Sagen Sie mir«, fragte ich, »meinen Sie, daß Ihre gesundheitlichen Probleme wie Neurasthenie oder Hysterie mit den Schwierigkeiten zu tun haben könnten, die Sie mit der Familie haben?«

»Nein«, antwortete sie sofort. »Was soll meine Familie mit einer Nervenkrankheit zu tun haben?«

Diese war die typische Reaktion einer Patientin, die als »Neurasthenikerin« eingeordnet worden war. Sie hatte dieses Etikett aufgrund ihrer Schlaflosigkeit, Erschöpfung und Anspannung bekommen. Sie betrachtete ihr Problem als rein körperlich, eine Krankheit, die mit ihren »Nerven« zu tun hatte, nicht mit ihrer Psyche. Sie schämte sich ihres »Nervenleidens« nicht und schrieb es voll und ganz der Kulturrevolution zu. Sie sprach freimütig über ihre Diagnose, als wäre sie in gewisser Weise stolz darauf, die Schrecken der Kulturrevolution überlebt zu haben und als wäre ihre Neurasthenie der Beweis ihres Leidens. In China gibt es viele Patienten wie diese Frau, die an chronischen Beklemmungen oder Depressionen leiden und als Neurastheniker abgestempelt werden. Da ihnen die Einsicht in die persönlichen und sozialen Streßfaktoren fehlt, die ihre Situation beeinflussen, somatisieren sie ihre Probleme meistens. Die genauen Zahlen sind nicht festgehalten, doch viele Menschen suchen den Rat traditioneller Ärzte und bitten diese, ihre »Nerven« mit einer Mischung von Akupunktur und Kräutern »in Ordnung zu bringen«. Es hat bislang keine Aufschluß versprechenden klinischen Tests gegeben, um die Wirksamkeit dieser Behandlungsmethoden festzustellen.

Junge Frauen und der Kinderwunsch

Eine vierundzwanzigjährige Frau in einer blauen Mao-Jacke, blauen Hosen, einer zugeknöpften weißen Bluse, weißen Socken mit Häkelrändern und glänzenden schwarzen Plastiksandalen kam in die Kräuter-Klinik. Sie hatte Sommersprossen und Zöpfe, kehrte die Fußspitzen nach innen und wirkte wie ein Teenager, obwohl sie um einiges älter war.

»Sie haben welche Krankheit?« fragte Dr. Weng.

»Mein Kopf fühlt sich leicht an. Mir ist schwindelig. Ich schlafe schlecht.«

»Seit wann?«

»Seit drei Monaten«, antwortete die junge Frau.

»Haben Sie weitere Beschwerden?«

»Nein.«

Dr. Weng klopfte auf den Tisch, und die Frau präsentierte die Handgelenke. Sie begann, rot zu werden. Sie saß kerzengerade auf dem Schemel, die Fäuste so verkrampft, daß die Knöchel weiß waren. Während sie die Knie zusammenhielt, drehte sie die Füße noch weiter zueinander als schon vorher.

»Vielleicht sollte ich Ihnen das sagen. Ich versuche, ein Baby zu bekommen, aber ich bin noch nicht schwanger.«

»Ach«, sagte Dr. Weng. »Wann haben Sie denn geheiratet?«

»Vor drei Monaten, als ich vierundzwanzig wurde. Mein Mann und ich wollen ein Kind haben. Wir träumen von einem Kind, seitdem wir vor neun Jahren beschlossen zu heiraten. Wir heirateten, sobald wir alt genug waren (das gesetzliche Heiratsalter in China war vierundzwanzig für Frauen und sechsundzwanzig für Männer). Doch nun, wo wir verheiratet sind, sind seine Eltern unglücklich, weil ich noch nicht schwanger bin. Können Sie mir einige Medikamente geben?«

»Ich werde Ihnen Kräuter geben, die Ihr Qi stärken, doch müssen Sie Geduld haben. Seien Sie mit Ihrem Mann und Ihrem Leben glücklich. Sie werden schon bald genug schwanger werden. Machen Sie sich keine Gedanken.«

Dr. Weng erkannte, daß hier Zuspruch nötig war, nicht unbedingt ein medizinisches Eingreifen. Da aber diese Frau in der Erwartung hergekommen war, eine Verschreibung für ein Problem zu erhalten, dem ihrer Meinung nach eine Unausgewogenheit von Qi zugrunde lag, entsprach Weng diesem Wunsch.

Der Druck seitens der Familien, Kinder zu bekommen, kann erheblich sein. Da die chinesische Regierung heute darauf besteht, daß sich jede Familie auf ein Kind beschränkt, haben sich neue Probleme eingestellt.

Eine dreißigjährige Frau kam in die Akupunktur-Klinik, um gegen Rückenschmerzen und Erschöpfung behandelt zu werden. Sie war dünn, nervös und hatte hängende Schultern. Ihre grauen Bügelfalten-Hosen waren ihr viel zu groß, und der Gürtel war zweimal um die winzige Taille gebunden. Ihr Körper schien zerbrechlich, und ihre Hände waren von körperlicher Arbeit rauh und schwielig. Sie wirkte müde und depremiert.

»Guten Tag, Genossin Liu«, sagte Dr. Zhang. »Wie geht es Ihnen heute?«

»Gut, Dr. Zhang.« Arzt und Patientin kannten sich offensichtlich.

»Sagen Sie, haben Sie weitere Probleme neben Ihren Rückenschmerzen und der Neurasthenie?«

»Nein«, sagte die Genossin Liu. Zhang begann, Akupunktur-Nadeln entlang dem Rücken, dem Hals und den Armen zu stecken. Wieder verstieß ich gegen die Kardinalregel und fing an, persönliche Fragen zu stellen.

»Genossin Liu, würde es Ihnen etwas ausmachen, mir ein wenig über Ihre Familie zu erzählen?«

»Nun, ich habe drei Kinder. Ja, drei. Ich denke, man könnte sagen, daß das ein Problem ist, nicht?«

»Wieso?«

»Sehen Sie, mein erstes Kind war ein Mädchen. Mein Mann und ich wollten einen Sohn. Wir hatten ein zweites Kind. Das war, bevor die Regierung die Anzahl der Kinder festlegte, die man haben konnte. Unser zweites Kind war auch ein Mädchen. Da waren nun zwei Töchter, und die Regierung hatte eine Höchstzahl von zwei Kindern pro Familie bestimmt. Doch mein Mann und ich sowie seine Eltern und meine Eltern — wir alle wollten einen Sohn, der den Familiennamen weiterführen würde. Also hatten wir ein drittes Kind, doch auch das war eine Tochter. Das Schicksal hat mich ausgelacht. Also haben wir nun drei Mädchen, aber Lebensmittelkarten nur für zwei. Also ist das Kaufen von Reis, Baumwolle und anderen Dingen, die wir brauchen, schwer, nun, wir können nicht alles bekommen, was wir benötigen, weil wir die monatliche Prämie für Familien mit der richtigen Anzahl von Kindern nicht erhalten können. Wir haben kaum genug Geld. Doch am schlimmsten ist«, sagte sie und sah mich traurig an, »wie manchmal das Herz weh tut, weil man ohne Sohn ist.«
Ab 1980 wurde die zulässige Anzahl von Kindern pro Familie von zwei auf eins herabgesetzt. Diese Maßnahme soll im wohlverstandenen eigenen Interesse der Nation sein, da China seine Bevölkerungszahl begrenzen muß, um zu überleben. Doch Bräuche sterben langsam, und viele Paare würden gerne mehr Kinder haben.
Von den jungen Menschen Chinas wird sexuelle Zurückhaltung verlangt, bis sie verheiratet sind. Obwohl die Behörden behaupten, daß es voreheliche Geschlechtsverkehr nicht gibt, findet er statt, und es kommt zu Schwangerschaften bei ledigen Frauen. Es ist jedoch wichtig festzuhalten, daß dieses Problem winzig ist verglichen mit dem der Schwangerschaften bei Jugendlichen im Westen.
In einem Zeitraum von zwei Wochen wurden am Dong Zhi Men-Krankenhaus insgesamt sieben Schwangerschaftsunterbrechungen durchgeführt. Sechs der sieben Frauen waren Anfang

Zwanzig und verlobt und hatten vor, zu heiraten, sobald sie und ihre Verlobten das erforderliche Alter erreicht hatten. Die zukünftigen Ehemänner begleiteten diese sechs Frauen ins Krankenhaus.

Die Ärzte der zuständigen Klinik erzählten mir, daß unter solchen Umständen die Abbrüche streng vertraulich vorgenommen würden, um den Frauen jede öffentliche Demütigung zu ersparen.

Im siebenten Fall ging es jedoch um eine junge Frau, die zu mehreren Männern Beziehungen unterhielt. Ihr schlechter Ruf war bekannt, und sie galt als Dirne. Mir wurde gesagt, daß die Arbeitseinheit, der die Frau angehörte, von der Schwangerschaft unterrichtet würde und daß sie die gesamte Wirkung der öffentlichen Demütigung und Schande zu spüren bekommen würde. »Vor der Befreiung«, sagte mir mein Lehrer, »litt das chinesische Volk sehr unter den Auswirkungen von lockeren Moralvorstellungen, Prostitution und Geschlechtskrankheiten. Wir haben diese Feinde besiegt und werden ihre Rückkehr nach China nicht zulassen.«

Es gibt weitere Beispiele von gesellschaftlichem Druck, der einzigartig für das moderne China ist. So wird zum Beispiel von Scheidung möglichst abgeraten, obwohl sie gesetzlich erlaubt ist. Die Familie, die Gemeinde und die Rechtsprechung unternehmen alles, um ein Paar zusammenzuhalten. Wer dennoch auf Scheidung besteht, muß in Kauf nehmen, daß dafür gesellschaftlich gar kein Verständnis zu erwarten ist.

Die Menschen Chinas können nicht willkürlich von einer Stadt in die andere umziehen. Ein Bauer, der in der Stadt leben möchte, kann nicht einfach dorthin umsiedeln. Alle Reisen sind genehmigungspflichtig, eine bestimmte örtliche Besiedelungsdichte wird erhalten, und die Menschen bleiben dort, wo sie aufgewachsen sind, es sei denn, sie werden »dem Bedarf entsprechend versetzt«. Die Millionen von Chinesen, die während der

Kulturrevolution »versetzt« wurden, litten unter erheblichem psychischem Streß.

Ein chinesischer Chirurg beschrieb die Situation in einem Brief an mich:

»In Ihrem vorhergegangenen Vortrag stellten Sie einige Fragen über den sozialen Druck in China und dazu, wie er gelöst wird. Obwohl mein Englisch nicht gut ist, versuche ich, etwas über meine Arbeit und meine Familie in bezug auf den Druck der Trennung zu schreiben.

1965 graduierte ich an der Medizinschule. Ich wurde zum Arbeiten in ein ländliches Gebiet geschickt, obwohl meine Eltern und meine Verlobte in Beijing lebten. Ich war noch nicht verheiratet, also mußte ich diese Situation akzeptieren. Erst nach geraumer Zeit gewöhnte ich mich allmählich daran, versetzt worden zu sein. Ich arbeitete hart in dem ländlichen Krankenhaus und lernte jeden Tag etwas Neues. Es mußten Patienten versorgt werden, und neben meiner Arbeit im Krankenhaus mußte ich einen Teil der Zeit mit Studieren verbringen. Ich schrieb oft an meine Eltern und an meine Verlobte. Das erinnerte mich an mein Zuhause und brachte mir Heimweh.

Ich heiratete zwei Jahre nach meiner Versetzung aufs Land. Wie Sie wissen, genießen getrennte Familien zwölf Tage Urlaub im Jahr. Während dieses Urlaubs war ich bemüht, soviel wie möglich zu Hause zu sein. Doch war der Zeitpunkt der Trennung schmerzhaft, besonders für meine Frau.

Einige Jahre später wurde mir ein Arbeitsplatz an einem weiteren Krankenhaus auf dem Lande zugeteilt. Es war ein noch größeres Krankenhaus, doch war die Arbeit noch ermüdender, und das Gehalt blieb das gleiche. Ich erinnere mich noch an meine verwirrte Situation. Ich wußte nicht, was ich tun sollte, also fragte ich meine Freunde. Sie sagten: Du mußt zu diesem neuen Krankenhaus hingehen, du mußt deine neue Stelle antreten. Also sehen Sie, daß ich ein Mensch bin, der sich Veränderungen leicht anpaßt.

Es war erst 1972, als ich meine berufliche Pflicht erfüllt hatte, daß ich mich danach sehnte, für immer nach Beijing heimzukehren. Ich hatte Heimweh, und das Gefühl wurde stärker als je zuvor. Ich sprach mit dem Leiter meines Krankenhauses und schrieb Anträge, in denen ich um Versetzung nach Beijing bat. Der Leiter meines Krankenhauses konnte die Trennung von meiner Familie nachempfinden. Er befürwortete meine Versetzung, doch sollte diese erst sechs Jahre später stattfinden. Es war wirklich schwierig, meine Situation zu verändern, doch war ich zum Schluß ein glücklicher Mensch. Es gibt immer noch Leute auf dem Lande, die sich danach sehnen, nach Hause zu dürfen. Wie mein Problem im einzelnen gelöst wurde, kann ich Ihnen nicht mitteilen.

Jeder hat von Zeit zu Zeit Probleme. Wenn alte Probleme gelöst sind, tauchen neue auf. Nach dreizehn Jahren war ich mit meiner Familie wieder vereint. Nun befasse ich mich mit neuen Problemen, wie den beruflichen Schwierigkeiten meiner Frau. Sie arbeitet in einem entfernten Vorort und benötigt zwei Stunden, um an ihren Arbeitsplatz zu gelangen. Ich denke, das Sprichwort ›Das eigene Verlangen ist grenzenlos‹ könnte zutreffen.«

Was kann China für den Patienten mit emotionalen Schmerzen oder psychischen Störungen unternehmen? Manche Patienten reden über ihr Problem nicht und suchen auch keine medizinische Hilfe auf. Ein gewisser Bruchteil dieser Patienten wird das Problem somatisieren und Fachleute der traditionellen oder westlichen Kliniken zwecks Behandlung aufsuchen. Andere werden sich mit der unmittelbaren Familie beraten, mit ihren engen Freunden und vielleicht mit vertrauenswürdigen älteren Menschen. Der Arzt gehört im allgemeinen jedoch nicht zu den Vertrauten eines Patienten. Die Chinesen wenden das unterstützende Netzwerk aus Familie, Freunden und Älteren seit Jahrtausenden an. Im heutigen kommunistischen China besteht dieses

Unterstützungs-Team aus einem weiteren Mitglied — dem politischen Leiter.

Jeder der Milliarde von Bürgern Chinas gehört irgendeiner »Einheit« an — einer Kommune, einer Fabrik oder etwas Ähnlichem. Die politischen Führer tragen die letztendliche Verantwortung für Einstellungen, Versetzungen, Arbeitssoll und weiteres. Dies sind die Leute mit der Macht, die Lebensumstände des einzelnen Bürgers zu verändern. Sie können einen Arbeitswechsel oder den Austausch eines Vorgesetzten bewirken. Ärzte haben keine solche Autorität. Der befreundete Chirurg vom *Beijing Second Medical College* brachte das gut zum Ausdruck:

»Was kann für den Patienten getan werden, die an Angstzuständen oder Depressionen leiden? Die Umstände in China und in Amerika sind so gänzlich unterschiedlich. In China wird der Mann oder die Frau mit einem zu lösenden Problem zuerst die Familie und Freunde befragen und dann die zuständigen politischen Leiter um Hilfe bei dem Problem bitten. Ob das Problem mit der Arbeit oder der Familie zu tun hat, macht keinen Unterschied. In beiden Fällen würde der Patient keinen Arzt befragen, da ein Arzt in China solche Probleme nicht löst und nicht lösen kann. Persönliche Probleme lassen Menschen depressiv werden, aber ein Arzt ist darauf beschränkt, Medikamente zu verabreichen. Die meisten Probleme, die zu Angstzuständen oder Depressionen führen, werden am besten von der Familie oder den politischen Leitern gelöst — nicht von den Ärzten.«

Besuch in einem psychiatrischen Krankenhaus

Patienten, die eine Gefahr für sich selbst oder andere darstellen (z. B. Psychotiker, schizophrene und suizidgefährdete Menschen), werden stationär in psychiatrischen Institutionen behandelt. In Beijing besuchte ich das *An Ding Psychiatric Hospital*, eine Einrichtung, die zweitausend Patienten stationär aufnehmen kann.

Die erste Station beherbergte sechzig chronisch erkrankte Patienten, die schwarz-weiß gestreifte Schlafanzüge trugen, auf ihren schmalen Betten saßen und Comichefte lasen, Karten spielten oder vor sich hin starrten. Eine füllige junge Frau am hinteren Ende des Raumes sprang auf ihrem Bett auf und nieder und winkte mir zu. Ich ging zu ihr, um sie zu begrüßen. Ihr Haar war durcheinander, die Schuhe waren vertauscht angezogen, und sie konnte die Augen nur schwer auf etwas einstellen. Sie unterbrach ihr Hüpfen lange genug, um meine Hand kräftig zu schütteln. Sie erzählte, daß sie nicht krank sei, daß sie schon früher von Schizophrenie befallen worden sei, aber sich selbst geheilt habe, bald wieder nach Hause kehren und nie wieder krank werden würde. Sie fragte mich, was ich dächte. Bevor ich antworten konnte, hatte sie bereits einen anderen Gedanken und sprach weiter.

»Ich komme aus Beijing. Wo kommst du her?«

»Amerika.«

Das eine Wort löste eine Flutwelle der Energie in ihr aus. »Lang lebe die amerikanisch-chinesische Freundschaft!« rief sie. »Und die Größe unserer beiden Nationen! Gedenken wir dem historischen Treffen unseres geliebten Zhou En-lai und eures Präsidenten Nixon! Es lebe die Bereitschaft des chinesischen Volkes, die wahren Freunde des amerikanischen Volkes zu werden.« Dann erfaßte ihr Blick meine Anstecknadel mit der Aufschrift: *Beijing Institut für Traditionelle Chinesische Medizin*. »Hat dir China diese Nadel gegeben?«

»Ja.«

Ihr Gesichtsausdruck veränderte sich, der Blick ruhte, sie schob den Unterkiefer vor, und ihre Nasenflügel blähten sich. Sie begann erneut zu hüpfen und schrie: »Was hast du meinem Land gegeben? Was hast du meiner Heimat gegeben? Sprich! Sprich!«

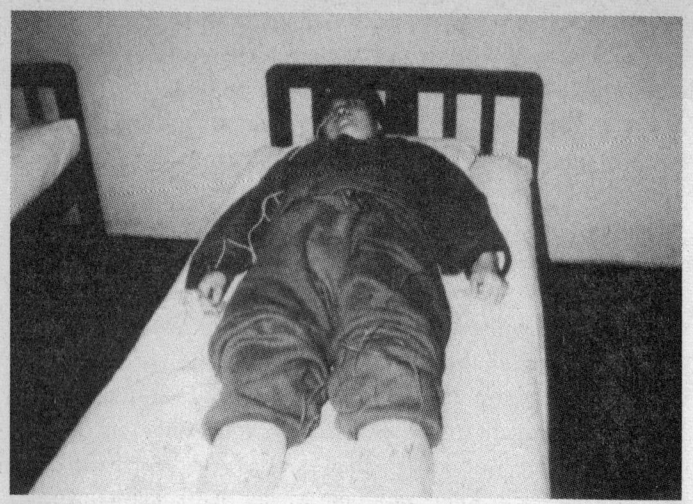

Elektroakupunktur — eine experimentelle Therapie bei Schizophrenie.

Eine großgebaute Pflegerin eilte herbei, um die Patientin zu bändigen. Jemand fragte höflich, ob ich bereit sei, die nächste Station zu besuchen.

Am An-Ding-Krankenhaus wurde für Patienten mit schweren psychischen Erkrankungen gesorgt. Ich verbrachte viel Zeit bei schizophrenen und manisch-depressiven Patienten in beschäftigungs- und gesprächstherapeutischen Abteilungen.

Mit Ausnahme dessen, was wir im Westen einsichtsorientierte Psychotherapie nennen würden (all jene Therapieformen, deren wesentlicher Bestandteil das Gespräch zwischen Arzt und Patient bildet), erhielten diese Patienten die gleichen Behandlungen, die im Westen angewendet werden. Die Psychiater von An Ding verabreichten Medikamente wie Lithium und Thorazin. Sie verwendeten Elektroschockbehandlung und Gestalttherapie. Auch wendeten sie traditionelle Kräutermittel und Elektroakupunktur experimentell bei allen Arten bedeutender psychischer Erkrankungen an.

Nach meiner Besichtigung der psychiatrischen Stationen traf ich Dr. Wu Zheng-yi, den Direktor des Krankenhauses. Dr. Wu, ein penibel gekleideter, distinguiert wirkender Mann mit silbernem Haar, empfing mich im Konferenzraum neben seinem Büro. Wir saßen auf großen, grauen Art-Deco-Sofas und tranken Jasmintee.

Dr. Wu stellte sich in perfektem Englisch vor, das einen nicht zu verwechselnden amerikanischen Einschlag hatte. Den amerikanischen Akzent hatte er während seiner psychiatrischen Ausbildung an der *University of California* in Berkeley in den 40er Jahren erlernt. Seitdem war er praktizierender Psychiater in Beijing. Dr. Wus umfassende Ausbildung war für einen chinesischen Mediziner eine Seltenheit.

Nachstehend folgen Ausschnitte aus meiner Frage-und-Antwort-Sitzung mit Dr. Wu Zheng-yi:

EISENBERG: Die meisten Artikel, die ich über Psychiatrie in China gelesen habe, entstanden während der Zeit der Viererbande. Sie sprachen von intensiver körperlicher Arbeit, reglementierten Sitzungen von politischer Therapie und psychiatrischer Rehabilitation durch das Studieren der Schriften des verstorbenen Vorsitzenden Mao.

DR. WU: Diese Ära ist vorbei. Der derzeitige Trend umfaßt westliche psychoaktive Pharmaka, Beschäftigungstherapie, Einzel- und Gruppentherapie, Neurochemie, Neurophysiologie, Erbfaktoren sowie auch Gemeinde- und Präventionspsychiatrie.

FRAGE: Was steht im Brennpunkt Ihrer Forschung?

ANTWORT: Wir untersuchen die Wirksamkeit unserer traditionellen Medizinen bei der Behandlung von psychischen Krankheiten. Wir untersuchen den Einsatz von Akupunktur und Kräuterformeln.

FRAGE: Haben Sie bereits vorläufige Ergebnisse?

ANTWORT: Die Ergebnisse weisen darauf hin, daß Akupunktur wirksam bei der Handhabung von Patienten sein könnte, die an Halluzinationen, Manien und Schlaflosigkeit leiden. Doch sind die Ergebnisse vorläufig, und die Mechanismen bleiben weiterhin unbekannt.

FRAGE: Warum konzentrieren Sie sich nicht stärker auf die Anwendung von westlichen Methoden?

ANTWORT: Tatsächlich wenden wir viele westliche Methoden an, besonders die neuen psychotropen Pharmaka. Sie müssen sich jedoch vor Augen halten, daß die westliche Medizin erst vor achtzig Jahren in China eingeführt wurde, während traditionelle Methoden seit Tausenden von Jahren in der Behandlung von psychischen Krankheiten benutzt werden. Teil unserer Aufgabe muß sein, die vielen wertvollen alten Methoden der traditionellen Medizin in unserem Lande zu studieren und zu verdeutlichen.

FRAGE: Welche Methoden, wenn überhaupt, wenden Sie hier routinemäßig an?

ANTWORT: Wie Sie gesehen haben, bekommen schizophrene und manisch-depressive Patienten dieselben Mittel, die Sie in westlichen Krankenhäusern einsetzen. Einige Fälle von extremer Depression werden mit Insulinschock oder Elektroschock-Therapie behandelt.

FRAGE: Wie häufig kommen vergleichbare psychische Krankheiten in China und im Westen vor?

ANTWORT: Es gibt darüber keine veröffentlichten Statistiken, doch glaube ich, daß unser Vorkommen von Schizophrenie Ihrem ähnelt. Die Vorkommen von Selbstmord, Depression, Alkoholismus und seniler Demenz sind bei uns um einiges niedriger als im Westen. Das sind nur meine persönlichen Beobachtungen, und ich bin mir nicht sicher, warum es diesen Unterschied im Vorkommen von psychischen Krankheiten zwischen den beiden Bevölkerungen gibt.

FRAGE: Gibt es in China viele psychische Probleme, die mit sexueller Dysfunktion in Verbindung stehen?

ANTWORT: Ich habe einige beobachtet. Doch gelangen diese Probleme üblicherweise nicht bis zum Psychiater. Patienten, die beispielsweise an Impotenz, Frigidität oder sexuellbedingten Angstzuständen leiden, wenden sich meistens an einen Gynäkologen, Urologen, Neurologen oder traditionellen chinesischen Arzt.

FRAGE: Nach meinem Verständnis ziehen chinesische Patienten es vor, ihre Probleme im Sinne von somatischen (körperlichen) Dysfunktionen statt als psychologische Probleme zu betrachten. Würden Sie das bestätigen?

ANTWORT: Ja, chinesische Patienten neigen zur Somatisierung.

FRAGE: Entstehen somit Hindernisse für die Psychiater Ihres Landes?

ANTWORT: Ja, doch wurde die Psychiatrie erst kürzlich Teil der medizinischen und weiterführenden medizinischen Schulung. Ärzte der traditionellen Medizin verstehen den Wirkungsbereich der Psychiatrie im allgemeinen nicht, und es ist nicht zu erwarten, daß sie jene Patienten erkennen können, denen möglicherweise damit geholfen werden könnte. Selbstverständlich führt diese mangelnde Berührung mit formeller psychologischer Schulung dazu, daß geistig gestörte Patienten nicht identifiziert und an Psychiater weitergeleitet werden. Aber wir stimmen auch nicht unbedingt mit den meisten Theorien Freuds überein. Die traditionelle Medizin hat ihre eigenen Bestimmungen und Klassifizierungen von psychischen Krankheiten. Jede Theorie psychischer Krankheiten hat ihre guten und schlechten Seiten. Wir können nicht alles als wahr akzeptieren, was Sie anbieten, und Sie wiederum sollten nicht die wirksamen Mittel bei der Behandlung von psychischer Krankheit abtun, die wir möglicherweise anzubieten haben. Gewisse Pharmaka, die in Ihrem Land ausgiebig getestet und für wirksam befunden wurden, werden auch hier für wirksam gehalten. Zum Beispiel die Lithiumtherapie bei der Behandlung manisch-depressiver Zustände. Das ist eine Anerkennung der wissenschaftlichen Methode des Westens. Wir begrüßen Ihre Hilfe bei der Erforschung einer für unsere Bevölkerung geeigneten Behandlungs-Methodologie, doch dürfen wir nicht vergessen, daß es für die überwiegende Mehrheit der psychischen Probleme keine spezifische Heilung gibt, sondern lediglich eine Vielfalt von therapeutischen Herangehensweisen. Nicht alle Methoden, die von der westlichen Psychiatrie eingesetzt werden, lassen sich mit den Annahmen und Gewohnheiten chinesischer Patienten in Übereinstimmung bringen.

Die chinesische Psychiatrie meidet die einsicht-orientierte Psychotherapie. Diese Zurückhaltung entstammt zum Teil einer kulturbedingten Abneigung gegen das Diskutieren von persönlichen Angelegenheiten außerhalb des Familienkreises sowie einer ebenfalls kulturbedingten Tendenz, geistige Störungen im Sinne einer inneren Disharmonie von Yin und Yan zu definieren. Der chinesische Patient kann seine geistige Verwirrung weitaus besser als Überschuß oder Mangel an Qi begreifen als im Sinne von ödipalen Komplexen oder Eriksonschen Entwicklungsstufen. Die westlichen psychotherapeutischen Auffassungen wurden in China noch nicht im größeren Maßstab angewendet. Sollten sie es werden, so würden sie in aller Wahrscheinlichkeit auf heftigen Widerstand stoßen.

Das folgende ist ein Ausschnitt aus einem Brief, den mir ein Internist in einem meiner Englischkurse als Übung schrieb:

»Lieber Herr Dr. Ai, ... Vergangene Woche sprachen Sie über Freud und seine Theorie des Unbewußten. Es war sehr interessant ... Wir gingen in die Bibliothek, doch fanden wir dort keinerlei Daten. Freud ist nicht da ...«

Vierte Begegnung:
Das Prüfen von Qi

Von 1980 bis 1983 war ich Medizinalassistent für innere Medizin in den Vereinigten Staaten. Während dieser Zeit tauchten zwei anscheinend völlig voneinander getrennte medizinische Trends an entgegengesetzten Ecken der Welt auf. In China hatte der Trend mit Qi Gong zu tun, in den Vereinigten Staaten mit Verhaltensmedizin. Beide Richtungen suchten nach Antworten auf die Frage, wie psychologische Einstellungen den natürlichen Verlauf menschlicher Erkrankungen beeinflussen. Daß diese beiden Trends eng miteinander verbunden waren und sich gleichzeitig entwickelten, wurde zwar vom *New England Journal of Medicine* nicht berichtet, doch waren sie miteinander verwandt und sind es weiterhin.

Auf Einladung eines meiner früheren Lehrer, Dr. Herbert Benson, Direktor der Abteilung für Verhaltensmedizin an der *Harvard Medical School*, kehrte ich im Juli 1983 nach China zurück. Dr. Benson ist ein Pionier auf dem Gebiet der Verhaltensmedizin, ein renommierter Erforscher des Einflusses geistiger Aktivitäten auf die Physiologie. Er war Kardiologe und begann in den sechziger Jahren Studien über die physiologischen Auswirkungen von Meditation durchzuführen. Seine Forschung führte ihn zu der Entdeckung eines physiologischen Musters, das er »Relaxation Response« oder »Entspannungsreaktion« nannte. Zuerst stieß er darauf anhand des niedrigeren Pulses und Blutdrucks sowie des verringerten Sauerstoffbedarfs von Personen, die die Transzendentale Meditation praktizierten. Durch weitere Forschung zeigte Benson, daß diese physiologische Reaktion, das normalerweise bei Streß auftretenden Kampf- oder Flucht- verhalten des Körpers neutralisiert. Die verschiedenen Elemente seiner autosuggestiven Entspannungsmethode lassen sich auch in religiösen Praktiken vieler etablierter Religionen nachweisen, wie dem Judaismus, dem Christentum, dem Islam und dem Hin- duismus, und sie haben weitreichende, gesundheitsfördernde Wirkungen. Die Elemente dieser Entspannungsmethode sind: 1. Still und ruhig sitzen; 2. sich auf das Atemgeschehen konzen- trieren und des Atems gewahr werden; 3. ein Wort, einen Gedan- ken oder eine Vorstellung wiederholen und 4. passiv andere Ge- danken beiseite tun, wenn sie erscheinen, und sich dann weiter dem ursprünglich wiederholten Wort oder Gedanken zuwenden.

Die Verhaltensmedizin führt die Wissenschaft wieder zu der ur- alten Frage: Welchen Einfluß haben unsere Lebensführung und unser Denken auf die Gesundheit? Bensons Arbeit kennzeich- nete einen Durchbruch. Er wendete dieses Verfahren der auto- suggestiven Entspannung erfolgreich bei der Behandlung von Hypertonie an. Als nächstes studierte er Mönche aus Indien und Tibet und dokumentierte die physiologischen Veränderungen, die bei der Entspannungsreaktion eintraten. Doch wußte Ben- son wenig über traditionell-chinesische Medizin und wollte den Bereich Qi Gong möglichst bald untersuchen.

Nachdem ich 1980 aus China zurückgekehrt war, teilte ich Dr. Benson meine Beobachtungen mit. Er zeigte sich interessiert, war aber skeptisch. Er fand meine Schilderungen sachlich kor- rekt, doch hielt sich bei ihm die Befürchtung, daß meine Begei- sterung meine Beobachtungen beeinflußt haben könnte. Ben- sons Interesse an Qi Gong war zweifach. Erstens wollte er wis- sen, ob diese uralte Praxis des Qi Gong durch das physiologische Konzept der Entspannungsreaktion oder möglicherweise durch andere Reflexmechanismen erklärbar sei und, zweitens, ob die

Praktiker von Qi Gong fähig wären, ihre Physiologie auf eine Weise zu verändern, die der westlichen Medizin noch nicht bekannt war. Benson und ich entwarfen einen Brief an Direktor Lin Hai von der Qi-Gong-Forschungsabteilung in Schanghai, wo ich die Vorführung von Psychokinese miterlebt hatte. Wir schlugen gemeinsame Studien und den Austausch von Fachkräften vor. Aus unerklärlichen Gründen erhielten wir nie eine Antwort.

Ein Jahr später schlug Benson eine formelle medizinische Expedition nach China mit dem ausdrücklichen Ziel vor, Qi-Gong-Therapie zu untersuchen. Zur Überraschung aller, die mit dem Projekt verbunden waren, nahmen die chinesischen Behörden diesen Vorschlag an. Unsere Gastgeber sollten das chinesische Gesundheitsministerium und das Institut für Traditionelle Chinesische Medizin zu Beijing sein — meine Alma mater. Erst drei Jahre davor hatte Qi Gong als Staatsgeheimnis gegolten.

Im Flugzeug nach Hongkong dachte ich über die unerklärbaren Beobachtungen nach, die ich 1979—1980 gemacht hatte: Der Qi-Gong-Meister in Beijing, der die Laterne bewegte, ohne sie zu berühren, der Qi-Gong-Meister in der Schanghai-Forschungsabteilung, der den Federball bewegt hatte, ohne ihn zu berühren, das Hellsehen der Wang-Schwestern, die Berichte über Qi-Gong-Meister, die willkürlich Energie abgeben und sie für therapeutische Zwecke einsetzen.

Am Institut für Traditionelle Chinesische Medizin in Beijing hatten Kliniker und Gelehrte versucht, mich zu überzeugen, daß Qi, das Prinzip der Lebensenergie am Kern der chinesischen medizinischen Theorie und Praxis, eine physikalische Wirklichkeit besaß, die auch von der westlichen Wissenschaft anerkannt werden würde. Doch in den Vereinigten Staaten erschien mir diese Vorstellung zunehmend wie eine *Star Wars*-Phantasie.

Wir kamen in Schanghai an und verbrachten dort zwei Tage. Am ersten Tag besuchten wir die Qi-Gong-Hypertonie-Abteilung des Rei-Jin-Krankenhauses, welches zu Beginn des Jahrhunderts von europäischen Missionaren erbaut worden war. Die Wände waren schief, und den Zimmerdecken sah man ihr Alter an. In diesem heruntergekommenen Krankenhaus wurde seit 1958 durchgehend Qi-Gong-Forschung betrieben. Mehreren Tausenden von Hypertonikern waren hier die Grundübungen von Qi Gong beigebracht worden. Laut Dr. Wong Chong-xing, dem Direktor des Forschungs-Teams, hatte die Mehrheit der Bluthochdruckpatienten eine dramatische Verbesserung der eigenen Kontrolle über ihren Blutdruck erfahren. Eine Serie von Studien mit 1800 Patienten wies darauf hin, daß tägliche Qi-Gong-Übungen den Blutdruck, die Pulsfrequenz, den Stoffwechsel und den Sauerstoffbedarf senkten. Sie zeigten auch, daß die Mengen an Dopamin β-Hydroxylase (ein Enzym, das die neurologische Aktivität steuert) bei Qi-Gong-Praktizierenden bedeutend verringert waren.[1] Die Qi-Gong-Übungen bestanden aus spezifischen Körperbewegungen, die denen von Tai Ji Quan ähnelten, und umfaßten zudem Entspannungs- und Meditationsübungen sowie genaues Beachten der Bauchatmung. Patienten mit Bluthochdruck erlernten diese Übungen in einem Zeitraum von zwei Wochen und kehrten danach in regelmäßigen Abständen zwecks weiterem Training und Beobachtungen ins Krankenhaus zurück.

Die physiologischen Studien, die mit Qi-Gong-Praktizierenden in Schanghai durchgeführt wurden, waren fast identisch mit den Untersuchungen, die Benson Jahre später in Boston durchgeführt hatte. Das Merkwürdige war, daß die beiden Forschungsgruppen überhaupt nichts voneinander gewußt hatten. Benson war von den unwahrscheinlichen Ähnlichkeiten beeindruckt. Er war überzeugt, daß die Entspannungs-reaktion ein wesent-

---

[1] Persönliche Korrespondenz, Dr. Wong Chong-xing, Shanghai Hypertension Research Unit, Juli 1983

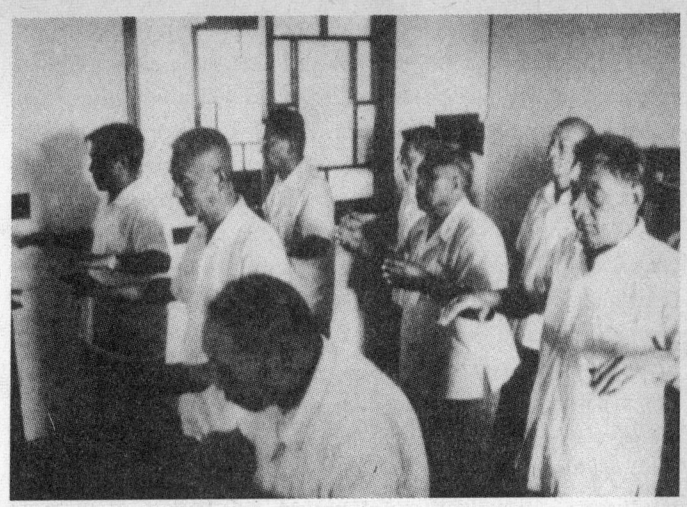

Innere Qi-Gong-Übungen zur Behandlung von Bluthochdruck.

licher Aspekt der Qi-Gong-Übungen sein mußte und wollte deren klinische Anwendungen in China kennenlernen.

In den fünfziger und sechziger Jahren war Qi Gong nicht nur im Rei-Jin-Krankenhaus gelehrt worden, sondern in Dutzenden von weiteren Krankenhäusern in ganz Schanghai. Seine Anwendung war nicht auf Hypertoniker beschränkt. Qi Gong war bei Patienten mit Asthma, Magengeschwüren, neurologischen Störungen, Arthritis, Magen-Darm-Erkrankungen und sogar terminalem Krebs gelehrt worden. »Was waren Ihre Ergebnisse?« fragte Benson. Dr. Wongs Antwort blieb ungenau. Er empfahl uns, das Treffen mit unseren Gastgebern in Beijing abzuwarten und die Angelegenheit dann in allen Einzelheiten zu diskutieren.

Wir fragten die Ärzte in Schanghai, was sie über den Begriff »externes Qi« wüßten, also das willkürliche Abgeben von Qi durch einen Qi-Gong-Praktiker. Die Rei-Jin-Ärzte waren überzeugt, daß das Phänomen echt war. »Externes Qi ist lediglich das, was wir bewußt gesteuertes Qi nennen. Es ist eine Veränderung des eigenen inneren Qi, und wir alle haben das Gefühl erfahren, Qi in gewisse Teile unseres Körpers zu dirigieren.« Die Wissenschaftler am Rei-Jin-Krankenhaus hatten vorläufige Messungen der Infrarotstrahlung erstellt, die von diversen Körperteilen von Qi-Gong-Praktikern abgestrahlt wurde. Sie konnten auch Erhöhungen der Oberflächentemperaturen an genau jenen Körperstellen dokumentieren. Es war unmöglich zu wissen, ob die Infrarotstrahlung eine echte Emission von Energie darstellte oder lediglich die Manifestierung einer Erhöhung der Oberflächentemperatur war. Diese Art von Forschung, so hieß es, würde anderswo betrieben, doch erhielten wir keine Einzelheiten.

Am nächsten Morgen besuchten wir das *Shanghai First Medical College*, um Mitglieder der Abteilung für Akupunktur-Forschung zu sprechen, der Physiologen und Biochemiker angehörten. Diese Wissenschaftler hatten ihre Forschung fünfundzwanzig Jahre zuvor mit Untersuchungen der Akupunktur-Analgesie begonnen. Wir fragten sie, ob sie an die Existenz von Qi als physikalische Wirklichkeit glaubten, wie an die Fähigkeit der Qi-Gong-Meister, bewußt Energie abzugeben. »Wir sind ausgebildete Physiologen, also glauben wir nicht an das Abgeben von externem Qi. Auf der Grundlage der westlichen Medizin ergibt das für uns keinen Sinn.« Diese Physiologen teilten also die Voreingenommenheit ihrer amerikanischen Kollegen.

Später am Tage in der HNO-Klinik des *First Medical College* erhielt unsere Delegation einen kurzen Einblick in die unerklärliche Seite von Qi Gong. Das Treffen fand auf Einladung von Dr. Guo und Dr. Ni statt, zwei HNO-Spezialisten, die in China sowie in den Vereinigten Staaten ausgebildet worden waren. Diesen Ärzten waren wissenschaftliche Methoden keineswegs fremd.

Nach Tee und einführenden Ansprachen sprachen Dr. Guo und Dr. Ni über eine Studie, die sie an einem Qi-Gong-Heiler durchgeführt hatten, von dem es hieß, er sei dazu fähig, externes Qi für therapeutische Zwecke auszustrahlen. Das Experiment behandelte Kinder, die an extremer Kurzsichtigkeit litten. Achtzig Kinder im Alter von zwölf bis achtzehn Jahren waren nach dem Zufallsprinzip an einer Augenklinik ausgewählt worden. Jedes Kind erhielt eine gründliche Augenuntersuchung, zu der auch die präzise Messung der Sehfähigkeit gehörte, wie auch eine der vorderen Augenkammer und der Hornhautkrümmung. Der natürliche Verlauf von bei Kindern beobachteter Kurzsichtigkeit ist der, daß die Sehfähigkeit typischerweise gleichbleibt oder sich verschlechtert, sich jedoch selten spontan verbessert. Das hängt damit zusammen, daß Kurzsichtigkeit auf einer fehlerhaften Hornhautkrümmung beruht. Die für diese Studie ausgewählten Kinder wurden in vier Gruppen unterteilt. Die erste Gruppe wurde nicht behandelt. Die zweite Gruppe erhielt Placebo-Augentropfen. Die dritte Gruppe erhielt Qi-Gong-Unterricht, wobei die Übungen ähnlich denen waren, die erwachsene Hypertoniker erhielten. Die Kinder dieser Gruppe wurden zweimal in der Woche unterrichtet. Die vierte Gruppe wurde von einem Qi-Gong-Meister behandelt, der zwanzig Minuten pro Tag bei jedem Kind eine Hand vor die Augen und eine hinter den Kopf hielt und dabei »externes Qi« auf die Augen abgab.

Dr. Guo und Dr. Ni fuhren mit ihrer Darstellung der Studie fort. Bei den Kindern der ersten beiden Gruppen, ohne Behandlung und mit Placebo-Tropfen, war nach zwei Monaten in keinem einzigen Fall eine Verbesserung der Sehfähigkeit festzustellen. Von den zwanzig Kindern, die Qi-Gong-Unterricht erhalten hatten, zeigten die Mehrfachuntersuchungen nach Ablauf der Zeit Verbesserungen der Sehfähigkeit in zwei Fällen. Innerhalb der Forschungsgruppe vermutete man, daß deshalb so wenige Kinder dieser Gruppe Verbesserungen erfahren hatten, weil sie zu jung waren, um sich auf die meditativen Aspekte von Qi Gong voll zu konzentrieren. Von den zwanzig kurzsichtigen Kindern, die von dem Qi-Gong-Meister mit externem Qi behandelt worden waren, wiesen erstaunlicherweise sechzehn eine erhebliche Verbesserung der Sehfähigkeit auf. Auch dies wurde durch die Mehrfachuntersuchungen bestätigt. Das HNO-Team gab zu, von diesen ersten Ergebnissen verblüfft zu sein.

Als nächstes gab es eine Vorführung von einem der Qi-Gong-Meister der Schule, einem Dr. Zhou. Wie die anderen Qi-Gong-Meister, denen ich begegnet war, wirkte auch Zhou körperlich stark beeindruckend. Er war ein muskulöser Mann mit ausgeprägtem Nacken und massiven Unterarmen. Sein Gesicht wirkte gelassen, der Blick war stechend und seine Haltung selbstsicher.

Zhou führte sein externes Qi Gong an einer jungen Frau vor. Es war eine zerbrechlich wirkende Jugendliche in einem Sommerkleid und Plastikschuhen. Es war nicht klar, wie diese Frau an Zhou geraten war, oder wie oft sie bereits von ihm »behandelt« wurde. Uns wurde gesagt, die Frau sei »äußerst empfänglich« für Zhous externes Qi und sei deshalb für die Vorführung ausgewählt worden.

Das Mädchen stand in der Mitte des Konferenzraumes, die Arme an den Seiten, die Augen geschlossen und die Füße zusammen. Sie stand still und entspannte sich. Einige Sekunden lang stand sie regungslos da, während Zhou im Kreise um sie herumging und den Körper des Mädchens studierte, als wäre sie ein seltenes Kunstwerk. Dann brachte Zhou seinen kräftigen rechten Arm auf eine Höhe von ungefähr 75°, die Hand ausgestreckt und die Finger auf das Mädchen zeigend. Ihr Körper begann, sich zu bewegen. Sie machte kurze, verkrampfte Schritte vorwärts, dann nach rechts und nach links und geriet jedesmal ein wenig aus dem Gleichgewicht. Sie schien in einem Trancezustand zu sein, doch ob dieser echt oder vorgetäuscht war, konnte niemand von uns feststellen. In den folgenden Minuten wurden ihre Bewegungen zunehmend ungehemmter. Sie schnellte vor und zurück und fiel dabei fast. Während sich jeder Teil ihres Körpers bewegte, vollzogen Zhous Augen und Hände eine entsprechende Bewegung. Da diese Bewegungen dermaßen perfekt synchron verliefen, war es unmöglich zu sagen, wer hier wen dirigierte. Nach fünf Minuten des Hechtens, Stolperns und Verdrehens legte Zhou die Hand auf den Nacken des Mädchens, um »den übermäßigen Energiestau zu entladen, den die Übung aufgebaut hatte«, und beendete damit die Vorführung. Das Mädchen erwachte und sprach davon, sich völlig entspannt und dennoch unter absoluter Kontrolle von physischen Kräften gefühlt zu haben, die von Zhou ausgingen. Die Vorführung wirkte wie ein absurder Trick. Ich fing an zu glauben, daß wir einer aufwendigen Gauklerei beiwohnten.

Die Vorführung wurde mit einem jungen Mann wiederholt, der sich wie eine Marionette drehte, herumwirbelte und sprang, so, wie es das Mädchen getan hatte. Nachdem das vorbei war, unterbrach ich den Meister.

»Entschuldigen Sie, Dr. Zhou, bevor Sie zu ermüdet sind, wären Sie vielleicht bereit, Ihre externe Energie auf einen von uns zu richten, beispielsweise auf Dr. Benson. Wäre das möglich?«

»Ja, das könnte ich tun«, antwortete Zhou, ohne zu zögern.

»In Ordnung«, sagte Benson, nahm die Brille ab und bereitete sich auf die krönende Vorführung des Tages vor. »Wollen wir mal sehen, wie das funktioniert.«

Benson stand mitten im Raum, die Arme an den Seiten, den Kopf leicht geneigt und die Füße geschlossen. Er stand bewegungslos, hielt die Augen zu und führte seine eigene Entspannungsübung durch. Zhou ging behutsam auf ihn zu und zielte dann mit dem Arm auf die Körpermitte des Professors. Benson wirkte sehr entspannt, fast wie im Trance. Dann begann er, sich zu bewegen. Er wiegte sich leicht von einer Seite zur anderen, geriet aus dem Stand und stolperte. Er fiel nicht, aber sein Gleichgewicht war sichtbar beeinträchtigt. Zhous Arm folgte jeder Bewegung Bensons, so wie er denen des Mädchens und des jungen

Mannes gefolgt war. Auch hier war es unmöglich zu bestimmen, wer führte und wer folgte. Benson fing an, die Hüften zu drehen, erst nach rechts und dann nach links. Mit zuckenden Bewegungen drehte er sie im Halbkreis. Benson trug ein unerklärliches Lächeln. Daraufhin lächelte auch Zhou, doch Benson konnte das nicht sehen, weil seine Augen geschlossen waren. Nach fünf Minuten dieser ausgefallenen Bewegungen hielt Zhou die Vorführung an, legte die rechte Hand auf Bensons Nacken und massierte ihn, um, wie er es nannte, »überschüssiges Qi fortzunehmen«. Benson öffnete die Augen, schüttelte den Kopf und setzte sich den Anwesenden zugewandt hin und beschrieb die Empfindungen, die er während der Vorführung gehabt hatte. Ein Gefühl war das eines physischen Drucks, der von Zhou zu kommen schien. Als Reaktion darauf hatte Benson sich bewußt bewegt, um Zhous Vorgehen zu widerstehen und seine Kraft zu testen. Benson sagte, er hätte alle Bewegungen von sich aus durchgeführt und war nicht überzeugt, daß Zhou ihn gegen seinen Willen in irgendeine Richtung bewegen könnte. Andererseits war bereits die Tatsache interessant, daß Benson überhaupt Druck von Zhou gespürt hatte.

Letztendlich trug die Vorführung wenig dazu bei, Bensons tiefsitzende Zweifel an der Fähigkeit des Menschen zu erschüttern, externe Energie von sich zu geben. »Es war alles zu subjektiv«, sagte Benson. »Bewertungen können nicht allein auf der Basis von subjektiven Empfindungen getroffen werden. Was wir brauchen, sind objektive, nachvollziehbare Daten.«

Ich wollte zum Institut für Traditionelle Chinesische Medizin in Schanghai zurückkehren, wo mir drei Jahre zuvor Psychokinese vorgeführt worden war. Die Vorführung, die damals unter der Leitung des renommierten Wissenschaftlers Dr. Lin Hai stattgefunden hatte, war mir noch deutlich vor Augen. Benson und die restlichen Delegationsmitglieder wollten auch Lins Qi-Gong-Forschungsabteilung besuchen. Leider war ein solches Treffen nicht von vornherein eingeplant gewesen und unsere Gastgeber entschuldigten sich für ihre Unfähigkeit, es so kurzfristig zu ermöglichen. Hinter den höflichen Entschuldigungen witterte ich jedoch den flüchtigen Duft chinesischer Politik. Unsere Gastgeber erinnerten uns daran, daß wir offizielle Gäste des Instituts für Traditionelle Chinesische Medizin in *Beijing* waren, nicht des Instituts in *Schanghai*. Der Kontakt zwischen den beiden Instituten sei begrenzt. Mit Geduld würden wir sicherlich Beispiele von externem Qi in Beijing erleben.

Die Spannung des Wartens ließ Zweifel aufkommen, ob wir überhaupt etwas von Wert auf dieser exzentrischen China-Expedition erfahren würden. Den Feinheiten der chinesischen Politik standen wir hilflos gegenüber, und es waren Politiker, nicht Qi-Gong-Forscher, die letztlich entschieden, was wir zu sehen bekamen.

Am Flughafen von Beijing bereiteten uns Vertreter des Instituts für Traditionelle Chinesische Medizin zu Beijing, des Instituts für Traditionelle Chinesische Medizin von China, der Qi-Gong-Gesellschaft von Beijing sowie der Direktor für Auswärtige Angelegenheiten des chinesischen Gesundheitsministeriums einen herzlichen Empfang. Der vorläufige Zeitplan enthielt einige Vorführungen von innerem und externem Qi Gong. Das sah schon vielversprechender aus.

Wir bezogen unsere Quartiere im Beijing-Hotel und gaben uns beim Abendessen unserer beliebtesten Nebenbeschäftigung hin — dem Spekulieren. Wir spekulierten darüber, ob Qi Gong noch im Rahmen des Konzepts der Entspannungsreaktion erklärbar sei, ob an der Vorstellung der »Lebensenergie« im Körper etwas Wahres dran sei, und ob diese gesteuert werden könnte, um den natürlichen Verlauf von Krankheit zu verändern. Wir überlegten, was für Experimente uns davon überzeugen könnten, daß es externes Qi wirklich gibt. Warum die Chinesen überhaupt mit unserem Besuch einverstanden gewesen waren, blieb für uns ein Rätsel.

Am nächsten Morgen um 6 Uhr trafen wir in einem örtlichen Park von Beijing ein, um Vorführungen von Qi-Gong-Übungen zu sehen. Wir bemerkten, daß man von unserer Gruppe Videoaufzeichnungen für das chinesische Fernsehen machte. Fünf Qi-Gong-Meister, überaus kräftige Männer mit schraubstockartigem Händedruck, begrüßten uns am Parkeingang. Das Wasser des Sees war still wie Glas, ein schiefergrauer Untergrund für die leuchtendroten Seerosen. Das Ufer war von immergrünen Bäumen gesäumt. Im Park befanden sich einige tausend Menschen, die in Gruppen von fünfzig bis hundert aufgeteilt waren. Manche standen bewegungslos mit geschlossenen Augen und atmeten nach genauen Mustern. Andere führten Tai Ji Quanähnliche Bewegungen unter der Anleitung von Qi-Gong-Meistern aus. Es waren Qi-Gong-Jünger, Tausende von Anhängern, die ihr Qi Gong bei Tagesanbruch übten. Wie uns gesagt wurde, waren die meisten von ihnen Krebspatienten. Wieso widmeten sich Tausende von unheilbar kranken Menschen um sechs Uhr früh Qi Gong? Sie waren ein Teil der populären Revolution, die vor kurzem ganz China ergriffen hatte.

Die Ausmaße der Qi-Gong-Bewegung im Volk waren schwindelerregend. Alleine in Beijing übten mindestens 1,3 Millionen Menschen täglich eine Art von Qi-Gong-Training. Weitere Qi-Gong-Schulen hatten ihre eigenen Anhänger. Nationale Zahlen waren noch nicht zusammengestellt worden, doch Schätzungen der Anzahl von aktiven Qi-Gong-Anhängern gingen in die Millionen.

An jedem Tag im Morgengrauen üben diese Millionen von Chinesen eine 3000 Jahre alte Disziplin, die Bewegungen von Tai Ji Quan mit Meditation, Entspannung, bewußtem Atmen und einer speziellen Serie von Übungen vereint, die es dem Praktizierenden ermöglichen, die eigene Energie im ganzen Körper zu steuern. In modernen westlichen Begriffen ausgedrückt, umfaßt Qi Gong aerobische, isometrische, isotonische und medita-

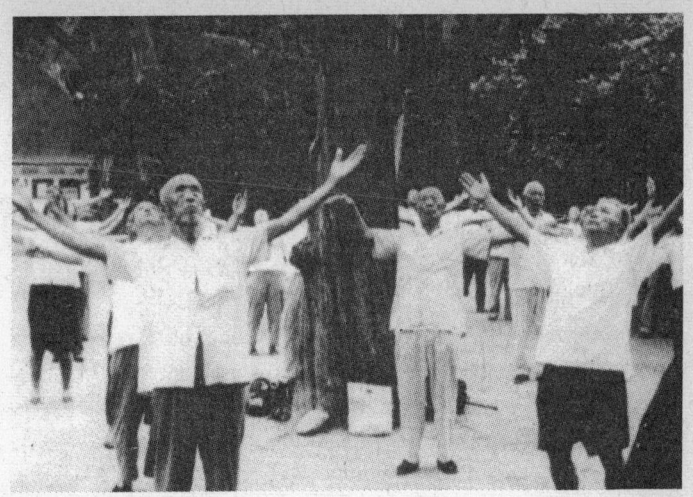

Einige der Millionen Krebspatienten, die täglich Qi Gong praktizieren.

tive Übungen und Entspannung. Die Chinesen bestehen darauf, daß Qi Gong den natürlichen Verlauf einer Krankheit in bedeutendem Maße beeinflussen kann.

Eine Schlüsselfigur der Qi-Gong-Volksbewegung ist eine achtzigjährige frühere Krebspatientin, Madame Guo. Laut ihrer Aussage hatte sie in ihren dreißiger Jahren eine bösartige Unterleibserkrankung. Auf Anraten von Gynäkologen in China und im Ausland unterzog sich Madame Guo mehreren Operationen. Ihre Schmerzen, ihr Gewichtsverlust und ihre Krankheit blieben jedoch, und weitere Eingriffe wurden empfohlen. Madame Guo wählte aber eine weniger übliche Therapieform und beschloß, Qi Gong zu studieren. Nach längerer Qi-Gong-Praxis ging ihre Krebserkrankung zurück.

Madame Guos Überzeugung, daß Qi Gong ihre tödliche Krankheit geheilt habe, motivierte sie, diese Techniken anderen beizubringen. Etwa 1970 fing sie ernsthaft mit dieser Arbeit an. Seitdem hat Madame Guo viele Tausende von begeisterten Patienten unterrichtet, die angeblich alle an unheilbaren Erkrankungen und unter den schlimmen psychischen Folgen litten, die solche Diagnosen auslösen. Madame Guo leitet an sieben Tagen der Woche Qi-Gong-Unterricht. Ihr Ruf als Heilerin bringt Hunderte von Menschen zu ihren Klassen. Die untersetzte, stämmige Dame mit der rauhen Stimme trug ein leuchtend gemustertes blaues Kleid, als wir uns trafen. Sie äußerte die Überzeugung, daß Qi Gong den Krankheitsverlauf bei vielen unheilbar kranken Patienten verändern könne.

In den siebziger Jahren unternahm Madame Guo eigene, improvisierte klinische Studien über die Wirksamkeit von Qi Gong. Ihre Methodologie war, mit den Maßstäben der westlichen Wissenschaft gemessen, sehr einfach. In ihren Beispielen ließ sie Patienten mit diversen Krankheiten wie Krebs, Asthma, Magengeschwüren oder rheumatischen Leiden *wählen*, welche Therapie sie haben wollten. Die Patienten entschieden sich entweder für a) nur Qi Gong, b) Qi Gong und chinesische Medizin, oder c) Qi Gong und chinesische Medizin zusammen mit westlicher Medizin. Ihre Studie muß aus der westlichen Perspektive als mangelhaft angesehen werden, weil die Entscheidungen der Patienten in erheblichem Maße von ihren Präferenzen und Glaubenssystemen geprägt wurden. Ein besserer Studienentwurf hätte eine zufällige Auswahl von Patienten berücksichtigt. Wir besprachen diese Punkte mit Madame Guo, die zugab, daß es ihr an Forschungstalent fehlte. Sie erklärte, daß es ihr eine Freude sein würde, mit uns zusammenzuarbeiten, um eine klinische Studie neu zu entwerfen, anhand derer ihre Behauptungen über die Wirksamkeit der Qi-Gong-Therapie bewiesen oder widerlegt werden könnten. Wir sagten zu, dies im Gesundheitsministerium zur Sprache zu bringen.

Nachdem wir den Park verlassen hatten, wurden wir ins Institut für Traditionelle Chinesische Medizin gebracht, wo uns eine Reihe von einführenden Vorträgen über die Geschichte von Qi

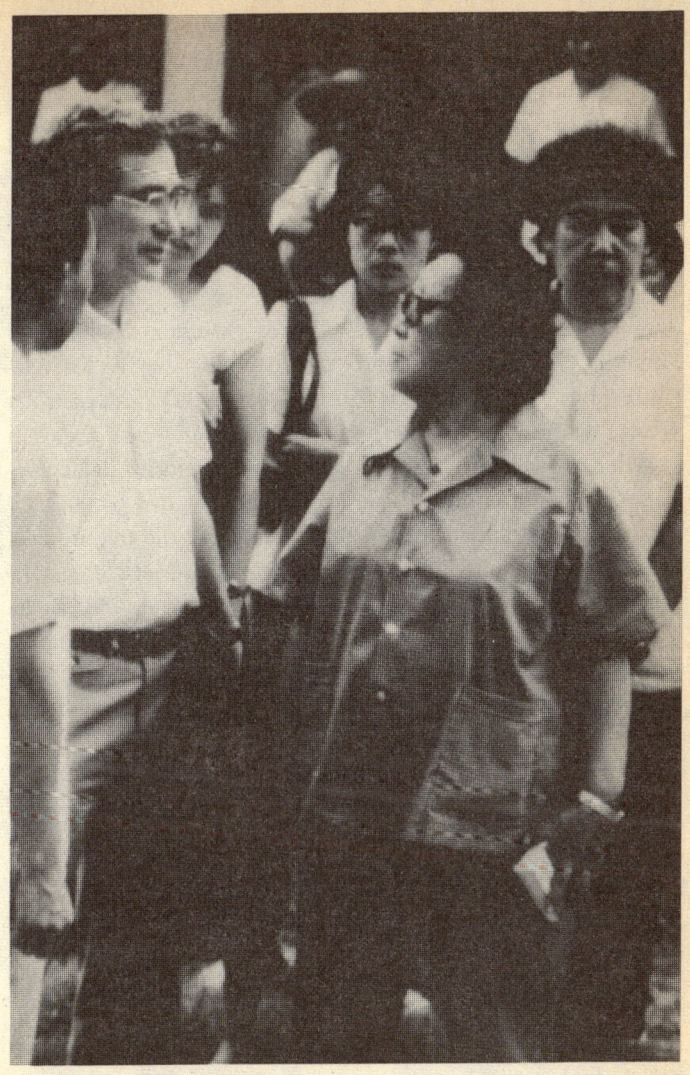

Dr. Herbert Benson mit Madame Guo, einer Qi-Gong-Meisterin, berühmt für ihre Behandlung von Krebspatienten.

Gong wertvolle Perspektiven verschaffte. Von der Qi-Gong-Praxis heißt es, sie sei bereits vor mehr als dreitausend Jahren entstanden. Ihre schriftlichen Erwähnungen reichen zurück bis in die »Zeit der streitenden Staaten«. Auch wird sie detailliert in *Des Gelben Kaisers Klassiker der Inneren Medizin* beschrieben. Chinesische Taoisten erfanden die Techniken, doch beeinflußten indische Buddhisten spätere Qi-Gong-Praktiken.

Alle berühmten Gelehrten und Philosophen Chinas, darunter Konfuzius, Lao Ze und Meng-tse, studierten Qi Gong.

Zwei Arten von angewandtem Qi Gong wurden beschrieben. »Internes Qi Gong« bezeichnete die Manipulierung des Energieflusses im eigenen Körper mittels Übungen. »Externes Qi Gong« dagegen kennzeichnet die Fähigkeit, inneres Qi gezielt von sich zu geben. Ich hatte beide Begriffe bereits im Laufe meiner Aufenthalte in China kennengelernt.

Theorie und Praxis von Qi Gong wurden auf die traditionelle chinesische Medizin übertragen. Akupunktur-Meridiane wurden als Qi-Bahnen betrachtet, Organsysteme und Krankheitszustände zeigten Ausgewogenheit und Unausgewogenheiten von Qi an. Kräutermedizin, Massage und Moxibustion wurden als therapeutische Versuche entwickelt, das Qi im menschlichen Körper zu regulieren.

Qi Gong ist älter als alle anderen Kampfsportarten. Seine ausgesprochen stilisierten, kreisenden und fließenden Körperbewegungen führten im Laufe der Jahrhunderte zu solch bekannten Disziplinen wie Tai Ji Quan, Kung Fu (Wu Shu) und Tai Kwan Do. Nach dem Erlernen dieser Bewegungen muß sich der Qi-Gong-Student Atemmuster aneignen. *Qi Gong* bedeutet wörtlich »Atem-Geschick«, so wie das Zeichen *Qi* »Lebensenergie« und »Atem« bedeutet. Die Atemtechniken des Qi Gong sind kompliziert und unterschiedlich. Bei der tiefen, rhythmischen Atmung geht es um langsames Ein- und Ausatmen der Luft durch Kontrolle des Zwerchfells, des Rippenfells, der Kehle,

Zunge und Nasenwege. Nach dem Meistern der Atmung und der Körperbewegungen lernt der Aspirant, sein Qi an einem Punkt in der Körpermitte zu »zentrieren«. Dieser Punkt, ungefähr fünf Zentimeter unter dem Nabel und tief im Becken liegend, heißt *dan tian* (Lebenszentrum). Es heißt, daß von diesem Punkt aus Qi in die restlichen Bereiche des Körpers ausgeht. Mit zunehmender Übung sollte der Lernende in der Lage sein, diesen Punkt als örtliche Wärme oder Hitze zu spüren. Mit weiterer Übung sollte er fähig werden, Qi an entfernte Körperstellen zu dirigieren. Das Erlernen des gesamten Vorganges soll von einem bis zu drei Monaten benötigen.

Chinesische Forscher untersuchen derzeit mehr als hundert eigenständige Varianten von Qi Gong. Über die Jahrhunderte hat es jedoch mehr als 3600 Schulen oder Variationen von Qi Gong gegeben. Die antiken Aufzeichnungen der Qi-Gong-Praxis im Rahmen der religiösen Literatur sind riesig und wurden bislang noch nicht vollständig katalogisiert.

Die moderne Geschichte von Qi Gong reicht lediglich bis 1950 zurück. Zu der Zeit betrachteten viele die Wirksamkeit von Qi Gong bei der Heilung von Krankheiten als zu phantastisch, um glaubwürdig zu sein. Qi Gong sei, so die Gegenargumente der Skeptiker der fünfziger Jahre, nichts weiter als ein »schädlicher Aberglaube«. Mao Ze-dongs Aufruf zur Integration von chinesischer und westlicher Medizin löste jedoch die erste wissenschaftliche Untersuchung von Qi Gong aus.

1953 wurde das erste Qi-Gong-Sanatorium unter der Leitung von Dr. Lu Zhen in der Stadt Beidaihe eröffnet. Weitere bedeutende Forschungszentren entstanden in Beijing und Schanghai, so auch die Rei-Jin-Qi-Gong-Hypertonieabteilung. In all diesen Zentren erhielten Patienten Unterricht in Qi-Gong-Übungen.

Bei einem nationalen Symposium im Jahre 1959 berichteten Vertreter von 64 Qi-Gong-Forschungseinrichtungen über ihre ersten Ergebnisse. Sie berichteten, daß Qi Gong eine dramatische klinische Wirksamkeit bei der Behandlung von Patienten mit Hypertonie, Magengeschwüren, Asthma, Diabetes, Erkrankung der Herzkranzgefäße, chronischer Nierenerkrankung, Tuberkulose, peripheren Gefäßerkrankungen, Neurasthenie, Arthritis, Erkrankungen des Darmtraktes und einer großen Anzahl weiterer, chronischer Krankheiten aufwies. Erste physiologische Studien belegten, daß Qi-Gong-Übungen die Pulsfrequenz, den Blutdruck, Sauerstoffbedarf und Stoffwechsel sowie die Lactat-Produktion senken konnten.[1]

Die Praxis und Erforschung von Qi Gong wurde 1964 mit dem Beginn der Kulturrevolution jäh unterbrochen. Über die nächsten vierzehn Jahre geschah wenig auf dem gesamten Gebiet. Erst 1978 fingen die Qi-Gong-Forschungseinheiten an, sich zu erholen.

1980 veröffentlichte Dr. Lin Ya-gu vom Institut für Traditionelle Chinesische Medizin zu Schanghai seine erste Arbeit über Messungen von externem Qi im *Shanghai Journal of Traditional Medicine*.[2]

1981 veröffentlichte ein Internist am Institut für Traditionelle Chinesische Medizin zu Beijing, Dr. Fong Li-da, einen Bericht mit dem Titel »Die Auswirkungen von externem Qi auf bakterielle Wachstumsmuster«.[3] Laut dieser Studie wurde ein Qi-Gong-Meister, der Qi ausstrahlen konnte, angewiesen, sein Qi einzusetzen, um Bakterien zu töten oder ihre Vermehrung zu beschleunigen. Das Experiment war recht einfach strukturiert. Drei Reagenzgläser mit gleichen Mengen von *Escherichia coli*,

---

[1] Diese Studien müssen so wertvoll sein, daß die Chinesen sie nie veröffentlicht haben

[2] Lin Ya-gu, »On the Thermovision of Ancient Chinese Traditional Training of ›Body Inner Force‹«, *Shanghai Journal of Traditional Chinese Medicine*, März 1980, S. 38

[3] In: *China Qi Gong magazine*, Januar 1983, S. 36

einem weit verbreiteten Bakterium, wurden dem Qi-Gong-Meister übergeben. Ein Glas diente der Kontrolle. Nachdem der Meister es in Händen gehalten hatte, stellte er es auf den Labortisch zurück, ohne etwas damit getan zu haben. Dann nahm er eines der beiden anderen Reagenzgläser und versuchte, alle darin enthaltenen Bakterien abzutöten, indem er »tötendes Qi« eine Minute lang darauf richtete. Schließlich nahm er das dritte Glas und richtete eine Minute lang »gesundheitsförderndes« externes Qi darauf. Mehr als vierzig Wiederholungen des Experiments zeigten angeblich, daß eine Dosis von »gesundheitsförderndem« Qi eine sieben- bis zehnfache Vermehrung der *E. coli* bewirkte. Eine Dosis von »tötendem Qi« verringerte ihre Anzahl um die Hälfte oder noch mehr. Dr. Fong, den wir am Beijing-Institut für Traditionelle Chinesische Medizin kennenlernten, präsentierte seine Befunde und war überzeugt, daß sie in jedem Labor wiederholt und verifiziert werden könnten.

In den letzten zwei Jahren wurde noch mehr auf dem Sektor der Messung und Einordnung von externem Qi getan. In der Chinesischen Akademie der Wissenschaften haben Physiologen, Biophysiker, Ingenieure und Hochenergie-Physiker an den Untersuchungen dieses Phänomens teilgenommen. Kernspintomographie, CAT-Scanner und weitere hochmoderne elektromagnetische Geräte sind eingesetzt worden, um das Wesen von externem Qi zu quantifizieren und dokumentieren. Unsere Gastgeber erzählten uns keine Einzelheiten über diese Forschung. Doch fragten sie Dr. Benson wiederholt, was für ein elektromagnetisches Gerät wir verwenden würden, wenn wir Gelegenheit hätten, die Natur von externem Qi zu untersuchen.

Qi Gong ist in den vergangenen fünf Jahren zu einem Massenphänomen herangewachsen. Die Qi-Gong-Gesellschaften der Volksrepublik führen lange Wartelisten von Personen, die Qi-Gong-Unterricht in den örtlichen Bezirken mitmachen wollen. Es wurde jedoch noch nicht anhand von epidemiologischen Studien gezeigt, ob diese Millionen von Praktizierenden ihren Gesundheitszustand durch das tägliche Üben von Qi Gong verändert haben.

Was soll man diesen Berichten und der explosionsartigen Beliebtheit entnehmen? Die Tatsache alleine, daß mehr als zehn Millionen Menschen bei Tagesanbruch aufstehen, um diese uralte Übungsform zu betreiben, beweist nicht, daß diese Praktik die Anfälligkeit gegenüber Krankheit verändert. Die Tatsache, daß diese Übungsform Tausende von Jahren alt ist und das Gütesiegel des taoistischen, buddhistischen und kaiserlich-chinesischen Gelehrtentums trägt, bedeutet nicht unbedingt, daß der Mensch in sich Flüsse, Bäche und Becken von »Lebensenergie« hat. Auch gibt es keine objektiven Beweise, daß Menschen willkürlich Energiestöße abgeben können. Chinesische Berichte über phantastisch anmutende Experimente, bei denen Menschen Bakterien töten, Heilung fördern, Partikelstrahlen abgeben und übersinnliches bewirken, beweisen nicht, daß das Phänomen wirklich existiert. Was wir bei unserer Expedition brauchten, war eine gesunde Dosis an nachvollziehbaren, objektiven Daten. Wir mußten sehen können, wie Menschen ihr Qi auf leblose Gegenstände richteten und diese Gegenstände dabei veränderten. Subjektive Aussagen und Berichte über unvorstellbare Experimente würden nicht ausreichen.

Am nächsten Morgen um halb sechs verließen wir das Beijing-Hotel auf dem Wege zum Himmelstempel, der von einem Park reich an Kiefern und Wachholderbäumen umgeben ist. Eine schattige Lichtung unter Reihen von Nadelbäumen diente als Klassenzimmer für Hunderte von Qi-Gong-Jüngern, die ihr tägliches Trainingsprogramm leisteten. Fünf weitere Qi-Gong-Lehrer, allesamt berühmt, begrüßten uns mit kräftigem Händedruck und selbstsicherem Lächeln. Diese waren die fähigsten Qi-Gong-Meister Beijings. Sie sahen diesem Treffen bereits seit Monaten entgegen.

Wir setzten uns an einen Gartentisch aus Eisenrohr und erhielten Flaschen mit lauwarmer, grüner Limonade mit Dauerlutscher-geschmack. Dieses Getränk war der Augenöffner bei offiziellen Qi-Gong-Besuchen im Park um halb sechs Uhr morgens. Flüssige Zahnpasta hätte besser geschmeckt. Dr. Zhao Jin-xiang, Gründer und Hauptlehrer der Kranich-Schule von Qi Gong — nach den Bewegungen der Kraniche benannt und mit Millionen Mitglie-dern die größte Chinas —, stellte uns seinen Kollegen vor. Jeden Morgen wechselten die Qi-Gong-Meister zwischen den achtzehn in ganz Beijing verstreuten Qi-Gong-Zentren. An jedem davon un-terrichteten sie, hielten Vorführungen und beobachteten. Tausen-de von Patienten übten im Park des Himmelstempels. Drei von ih-nen waren gebeten worden, Aussagen darüber zu machen, wie Qi Gong ihnen geholfen hatte. Ein Patient, von dem es hieß, er leide an Speiseröhrenkrebs, sprach von seiner »Heilung« durch Qi Gong. Ein anderer mit Blasenkrebs trug seine Geschichte vor. Eine junge Frau mit einer chronischen Nervenerkrankung schilderte, wie es ihr Qi Gong ermöglicht hatte, nach zehn Jahren der fast völ-ligen Behinderung ihre Nervenfunktionen vollständig wieder zu erlangen.

Wir baten um eine Demonstration von externem Qi. Würde es den Qi-Gong-Meistern etwas ausmachen, auf uns zu »feuern«?

»Es wäre uns ein Vergnügen«, sagte Dr. Zhao Jin-xiang.

Dr. Bensons sechzehnjähriger Sohn Gregory und Dr. med. Dr. phil. Margaret Caudill, eine Mitarbeiterin Bensons, meldeten sich als erste Probanden. Gregory und Margaret wurden im Abstand von zwei Metern nebeneinander aufgestellt. Gregory sollte den rechten Arm gerade seitlich ausstrecken und Margaret den linken, so daß sich ihre Hände fast berührten. Einer der fünf Qi-Gong-Mei-ster, selbst ein ehemaliger Krebspatient, stellte sich etwa drei Meter vor ihnen hin. Er atmete mehrmals tief durch, hielt den Atem an, hob den rechten Arm, so daß seine Handfläche direkt auf die Fin-gerspitzen von Gregory und Margaret zeigte. Dann »feuerte« er

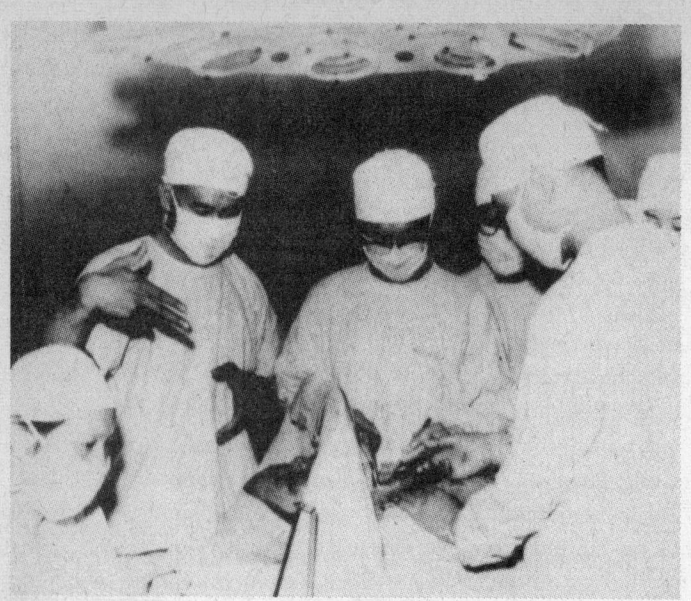

Ein Qi-Gong-Meister benutzt externes Qi anstelle von Nadeln, um die entscheidenden Akupunktur-Punkte für eine schmerzlose Operation zu stimulieren. (Foto mit freundlicher Genehmigung von Lin Ho-sheng, Institut für Traditionelle Chinesische Medizin in Schanghai.)

sein Qi. Spürten die beiden etwas? Zuerst nichts, doch dann bemerkten sie eine Gefühllosigkeit und ein Kribbeln. Dann machte sich ein leichter Druck auf den Handflächen bemerkbar. War dieser der ungewohnten Armhaltung zuzuschreiben? War es die Kraft der Suggestion? War es überhaupt nichts, oder vielleicht ein subjektives Empfinden, eine Selbsttäuschung?

Ich war der nächste. Etwa drei Meter vor mir saß Dr. Zhao Jinxiang, Lehrer der Lehrer im Qi Gong. Zhaos Fähigkeiten, Qi abzugeben, gehörten angeblich zu den stärksten in China. Zhao war ein Bär von einem Mann, besaß einen großen Körper, kraftvolle Arme und einen kräftigen Nacken. Ich saß auf dem Stuhl mit den

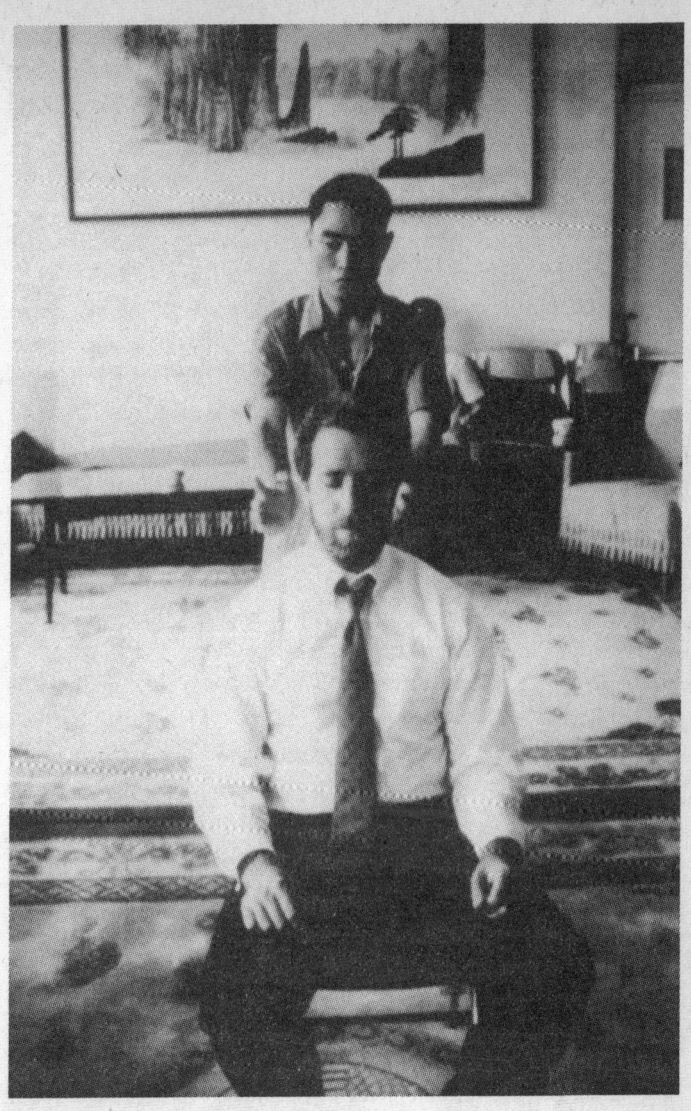

Der Autor, der mit externem Qi »behandelt« wird.

Händen im Schoß, die Augen geschlossen und versuchte zu entspannen. Ich bat Zhao, mir nicht mitzuteilen, was ich empfinden könnte. Er stimmte zu, daß dies eine gute Idee sei und sagte: »Sind Sie soweit, Dr. Ai?«

»Ich bin bereit«, antwortete ich. »Fegen Sie mich weg. Ich will keine halbherzigen Empfindungen.«

Bevor ich die Augen dann endgültig schloß, sah ich Zhao hinter der hochgehaltenen Hand, die auf mich gerichtet war, lachen.

In den ersten zehn bis zwanzig Sekunden spürte ich nichts. Dann erhielt auch ich eine Dosis des subjektiven Giftes. Ich begann, ein stechendes Kribbeln von den Schultern bis hinab in die Fingernägel zu spüren. Die Empfindungen verstärkten sich, das Kribbeln wechselte in elektrische Schläge über. Es war, als hätte ich die Finger in Niedervolt-Steckdosen getan. Meine Finger, Handgelenke, Arme und Schultern kribbelten und wurden gefühllos. Ich sagte nichts und versuchte so gut ich nur konnte zu entscheiden, ob dies eine illusorische, vorübergehende Empfindung sei, die ich hervorgerufen hatte, oder eine atypische Reaktion auf die Energie, die von dem vor mir sitzenden Volkshelden ausging.

»Ich spüre etwas«, sagte ich zu Dr. Zhao. »Geben Sie mir alles, was Sie haben.«

Innerhalb von Sekunden nahm das Gefühl von elektrischen Schlägen in meinen Armen zu. Es war, als hätte jemand den Strom der Steckdose intensiviert, in der meine Finger steckten.

»Herb«, rief ich Benson zu, »ich habe so ein unglaubliches Gefühl von Elektrizität, die durch meine Arme jagt.«

Benson sagte nichts. Wenige Sekunden später hörte Zhao auf, und die abnormen Empfindungen endeten sofort. Ich war überglücklich, doch hatte ich keine Ahnung, was ich mit dieser Vorführung anfangen sollte.

Benson erinnerte mich an die Kraft der Suggestion, die in meinem Fall tatsächlich ein beachtenswerter Punkt ist. Als Medizinstudent in einem seiner Kurse hatte man meine Veranlagung zur Hypno-

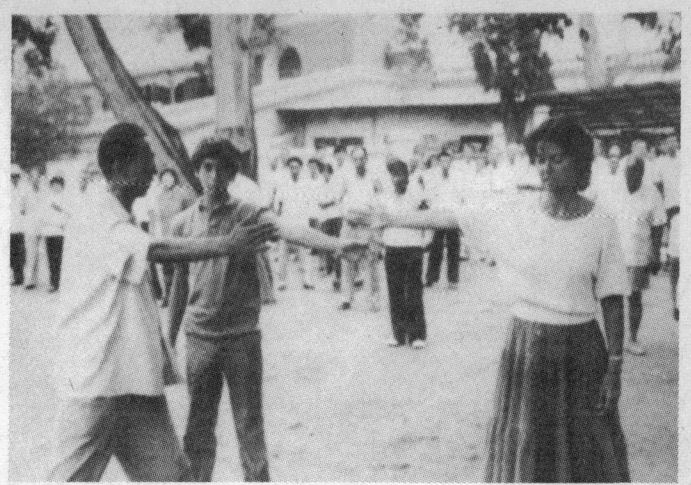

Ein Qi-Gong-Meister (und ehemaliger Speiseröhrenkrebs-Patient), der externes Qi auf Dr. Margaret Caudill und Gregory Benson lenkt.

tisierbarkeit geprüft. Im allgemeinen gibt es drei Kategorien: minimal, mittelmäßig und extrem hypnotisierbar. Ich bin extrem hypnotisierbar. Benson meinte, daß dies bei meinem Empfinden von elektrischen Schlägen eine bedeutende Rolle gespielt haben könnte. Auch spekulierte er darüber, daß mein früheres Miterleben von Qi-Gong-Aktivitäten und besonders von Psychokinese wie auch der Fähigkeit der Wang-Schwestern von meiner Hypnotisierbarkeit beeinflußt worden sein könnten. Ich konnte dem nichts entgegensetzen und weiß nicht, welche Rolle, wenn überhaupt, die Anfälligkeit gegenüber Suggestion bei meinen Beobachtungen spielte. Daher ist es um so wichtiger, objektives Datenmaterial zu bekommen, anhand dessen die Wirklichkeit von Qi bewiesen oder widerlegt werden kann.

Zum wiederholten Male erinnerten wir unsere chinesischen Gastgeber daran, daß wir unbeeinflußte Vorführungen bräuchten, am besten an leblosen Gegenständen. Dieses Thema anzusprechen

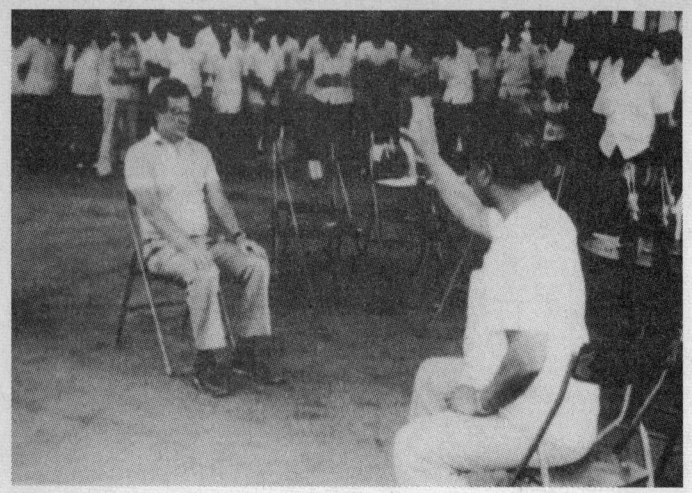

Der Qi-Gong-Meister Zhao lenkt externes Qi auf Dr. Herbert Benson.

war jedoch heikel, denn wir wollten nicht den Eindruck erwecken, daß wir unwillig wären, irgend etwas zu glauben, noch wollten wir unhöflich wirken.

Unsere Gastgeber waren offensichtlich mehr von der Anwendung von innerem und externem Qi zur Einflußnahme auf die Gesundheit fasziniert als von der Entdeckung physischer Kräfte. Sie wollten uns davon überzeugen, daß Qi Gong die Kraft hatte, Menschen zu heilen, und es war ihnen egal, wie Qi Gong das bewirkte. Wir wollten Beweise dafür, daß ihre Techniken echt waren. Wir erklärten ihnen, daß es unsere Aufgabe wesentlich erleichtern würde, wenn sie uns objektivere Daten verschaffen würden.

»Nun, würden Sie gerne sehen, wie ich mit meinem externen Qi eine Lampe erglühen lasse?« fragte einer der Qi-Gong-Meister. Auch er hatte früher Speiseröhrenkrebs gehabt.

»Wollen Sie sagen, daß Sie tatsächlich eine Lampe nur durch die Abgabe von Qi zum Glühen bringen können?« fragte ich.

»Ja, das kann jeder, der externes Qi geübt hat. Wenn man das Qi aus dem Arm heraustreten fühlt, kann man es auf einen Leuchtkörper richten, und der glüht jedesmal. Nicht irgendeine Lampe, nur Leuchtstoffröhren. Aber jede Leuchtstoffröhre ist geeignet. Es ist wirklich nichts Spezielles. Wir alle können das.«

Es ist eine Sache, um halb sechs Uhr früh auf der anderen Seite der Erdkugel aufzuwachen, sich in einen Park zu begeben, wo Tausende von Krebspatienten uralte Übungen machen, lauwarme Limonade zu trinken und sich von jemandem unter Strom setzen zu lassen. Es ist jedoch um einige Größenordnungen beunruhigender, gesagt zu bekommen, daß bei einem fünfzigjährigen Mann ein tödliches Krebsleiden geheilt wurde (Speiseröhrenkrebs führt fast immer zum Tode) und dieser die Fähigkeit besitzt, mit der Hand auf eine Leuchtstofflampe zu zeigen und sie willkürlich erglühen zu lassen.

»Warum zeigen Sie uns das nicht?« sagte ich. »Wir sind den ganzen Nachmittag über am Beijing-Institut für Traditionelle Chinesische Medizin. Treffen wir uns doch dort, und Sie können uns eine Demonstration geben.«

»Ja, gut, ich werde da sein«, sagte er. Wenn dieser merkwürdige Mann das tat, was er behauptete, dann war aber bei mir eine neue Einschätzung von Realität fällig.

Nachmittags hielt Dr. Benson einen Vortrag über seine Forschungsergebnisse vor der Fakultät des Instituts für Traditionelle Chinesische Medizin zu Beijing. Als erstes definierte er die bei der Entspannungsreaktion ablaufenden physiologischen Prozesse. Dann meinte er, daß die Qi-Gong-Übungen eine Entspannungsreaktion auslösen, und daß die therapeutische Wirksamkeit von Qi Gong vielleicht auf diesen physiologischen Mechanismus zurückgeführt werden könnte.

Im Laufe der informellen Diskussionen, die seinem Vortrag folgten, erzählte Benson von seinen Versuchen, die Grenzen unserer Fähigkeit zu definieren, mit dem Geist körperliche Funktionen zu verändern. Er hatte Praktiker der Meditation studiert, wie auch

Mönche und diverse Heiler, hatte sich mit Fragen des Placebo-Effekts auseinandergesetzt und versucht, die physiologischen Veränderungen zu messen, die mit Heilung verbunden sind. Die Chinesen hatten diese Phänomene auch studiert, doch waren sie mit ihren Erfahrungen nicht so freizügig. Darin spiegelten sich zweifellos die politischen Kräfte wider, die unsere Diskussionen leiteten und eingrenzten.

Als sich die Nachmittagssitzung dem Ende näherte, erkundigten wir uns nach dem Qi-Gong-Meister, den wir im Park gesprochen hatten. Wir erwähnten, wie wichtig es für uns sei, eine Vorführung seiner Fähigkeit mitzuerleben, Leuchtstofflampen zum Glühen zu bringen.

Genau in dem Augenblick kam unser Freund mit einem breiten Grinsen zur Tür herein, atemlos und verschwitzt, denn er war gerade den Weg von der nächsten Bushaltestelle hierher gelaufen. Er war seit über zwei Stunden auf Bussen unterwegs und war den Rest des Weges gelaufen, weil er befürchtete, uns zu verpassen. Ich war hocherfreut, ihn zu sehen, doch unsere Gastgeber wirkten nicht besonders glücklich. Immerhin war er ein unerwarteter, unbekannter Gast. Unsere Gastgeber würden etwas Zeit benötigen, um die Sache zu überdenken, bevor sie dem Auftritt dieses Qi-Gong-Meisters zustimmten. Man bat uns höflich, im Warteraum Platz zu nehmen. Wir zogen uns dorthin zum Tee zurück, und unsere Gastgeber verschwanden entlang den Korridoren des Instituts.

Es war eine Krise. Bis jetzt hatten die Chinesen sämtliche Karten gegeben. Sie hatten ein beachtliches Blatt für sich beanspruchen können — inklusive Psychokinese, gesundheitsfördernde externe Energien und Übersinnliches. Während sie über den nächsten Schritt entschieden, machten wir es uns auf mit Häkeldeckchen verzierten Sofas bequem und tranken Jasmintee.

Konnte der Qi-Gong-Meister eine Leuchtstoffröhre zum Erglühen bringen? Was würde es bedeuten, wenn er es könnte? »Dann ist wahrscheinlich statische Elektrizität im Spiel«, sagte Benson. »Weißt du, es ist ja bereits demonstriert worden, daß, wenn man ausreichend statische Elektrizität generiert, sagen wir durch das Reiben der Füße auf einem Teppich, man ein Flackern in einer Leuchtstofflampe auslösen kann.«

»Ach, wirklich?« bemerkte ich.

»Ja, und dafür müßte man auch keine neue Physik erfinden.«

Genosse Fang, unser zuvorkommender Dolmetscher, stand in der Tür. »Entschuldigen Sie die Störung. Ich habe eine gute Nachricht für Sie. Wir werden Ihnen jetzt etwas sehr Interessantes vorführen. Würden Sie mir bitte folgen?«

Sie hatten tatsächlich beschlossen, uns das sehen zu lassen. »Herb«, sagte ich, »ich denke, die werden uns jetzt ein Licht aufgehen lassen.« Herb lächelte. Seine üblicherweise gefurchte Braue und ernste Miene veränderten sich. Er wirkte statt dessen eher entspannt, sogar schelmisch. Es war der Auftritt von Benson, dem Jäger, kurz vor der Begegnung mit seiner Lieblingsbeute. Seine Studien der Interaktionen von Geist und Körper hatten ihn auf die abgelegensten Pfade von »Heilern« und »Mystikern« auf mehreren Kontinenten geführt, an Plätze, die wesentlich unwirtlicher gewesen waren als China. Gewappnet mit wissenschaftlicher Methodik und einer gesunden Skepsis, sah Benson dieser neuen Behauptung entgegen. »Mal sehen, was es zu sehen gibt«, meinte er ruhig.

Wir folgten dem grünen Korridor bis hin zu einem Einbettzimmer, das dem Hausmeister gehörte. Improvisierte Vorhänge waren in das kleine Fenster gedrückt. Der Raum war kaum größer als ein Schrank. Ein Bett und eine Kommode nahmen den größten Teil des Platzes ein. Weder hier noch sonstwo im gesamten Gebäude gab es einen Teppich. An der Decke war eine Röhrenhalterung angebracht, die nun leer war. Auf dem Bett lag eine 40W-Leuchtstoffröhre von ungefähr eineinhalb Meter Länge. Uns wurde gesagt, daß diese Röhre gerade der Halterung an der

Zimmerdecke entnommen worden war. Es waren keine weiteren Lampen und auch keine anderen elektrischen Gegenstände im Raum zu sehen.

Unser Qi-Gong-Freund wärmte sich nebenan im Büro des Hausmeisters auf. Bei ihm waren der Vize-Präsident des Instituts für Traditionelle Chinesische Medizin, Dr. Gao He-ting, und der Leiter der Beijing Qi-Gong-Gesellschaft, Dr. Zhang Wan-you. Wir fragten den Qi-Gong-Meister, wie seine Fähigkeiten entdeckt worden waren.

»Vor einigen Jahren streckte einer unserer Qi-Gong-Lehrer die Hand nach einer Leuchtstoffröhre aus, nachdem er gerade seine Qi-Gong-Übungen absolviert hatte, und die Röhre leuchtete auf. Seitdem ist ziemlich bekannt, daß jeder, der zu externem Qi fähig ist, es nach einigem Üben auch auf eine Lampe richten und sie erglühen lassen kann. Aber wir können das nur sofort nach unseren Qi-Gong-Übungen. An manchen Tagen erscheint es leichter, die Lampe zum Glühen zu bringen, als an anderen. Ach ja, aus irgendeinem Grund können wir Lampen nicht in einem Gebäude erglühen lassen, wenn wir höher als im fünften Stock sind. Ich habe nicht die geringste Ahnung, warum das so ist, aber die fünfte Etage ist so hoch, wie man gehen und immer noch Lampen aufleuchten lassen kann. Sind Sie jetzt bereit zuzusehen, wie ich die Lampe leuchten lasse?«

Der Raum war nur groß genug für die Hälfte unserer Gruppe. Benson stand neben mir in einer Ecke vor der Kommode und direkt hinter dem Qi-Gong-Meister. Er kam von draußen herein, wo er ungefähr eine halbe Stunde lang Übungen gemacht hatte. An den Händen hatte er einen weißen Puder, doch weiß ich nicht, welcher Art. Der Qi-Gong-Meister nahm die Leuchtstoffröhre mit der linken Hand auf, hielt sie etwa 30 cm vom linken Ende vor seiner Brust. Er beugte den linken Ellbogen leicht und hielt die Röhre in einem Winkel von ca. 75° aus der Horizontale.

»Schließen Sie die Tür«, sagte er, und Benson schubste sie mit dem Fuß zu. Es war völlig finster im Zimmer, und wir konnten nichts erkennen, nicht mal einen Umriß des Meisters oder der Röhre. »Sind Sie bereit? Ich werde es jetzt tun«, sagte er.

»Ja«, antwortete ich, »beginnen Sie. Wir sehen alle zu.«

Der Qi-Gong-Meister atmete dreimal enorm tief durch. Das Ausströmen seines Atems war das einzige Geräusch im Raum. Sehen konnten wir nichts. Nach dreißig Sekunden des Durchatmens hörten wir ein Klatschen. Die rechte Hand des Meisters klatschte auf die Röhre, etwa 30 cm vom rechten Ende, dann hielt die Hand die Röhre fest und bewegte sich über nochmals 30 cm von rechts nach links. Das Geräusch der Haut auf dem Glas war zu hören, als die Hand rasch über den mittleren Teil der Röhre glitt. Bei dem zweiten oder dritten Draufklatschen, das nur eine Sekunde dauerte, begann die Röhre zu glühen. Die Fluoreszenz wanderte von rechts nach links unmittelbar vor der Hand des Meisters, die sich über die Mitte der Röhre hinweg bewegte. Jedesmal, wenn er mit der Hand auf die Röhre klatschte, leuchtete diese hell auf. Den hier beschriebenen Ablauf wiederholte er fünf- oder sechsmal genau so. Dann hielt er an und fragte außer Atem: »Da, haben Sie es gesehen? Haben Sie es gesehen?«

Wir hatten es gesehen. Benson öffnete die Tür. Der Qi-Gong-Meister schwitzte heftig. »Ich bin froh, daß ich es für Sie tun konnte. Ich wußte, daß Sie mir heute morgen nicht geglaubt hatten. Ich mußte es Ihnen zeigen. Ich weiß, daß Ihnen dies sehr fremdartig vorkommt, aber es ist echt, und viele Leute können es machen.«

Unser Qi-Gong-Freund ging in das Zimmer des Hausmeisters zurück, um sich auszuruhen. Er setzte sich sichtlich erschöpft auf das Bett und bat um etwas Wasser oder Tee. Dr. Gao He-ting, der Vize-Präsident des Instituts, erschien auf dem Flur und rief mir zu: »Dr. Ai, Sie sind die ersten ausländischen Freunde, die diese Vorführung zu sehen bekamen. Ist es nicht verblüffend?«

»Ja, ja«, sagte ich. »Vielen Dank, daß wir daran mit Ihnen teilhaben durften. Es ist genau die Art von Demonstration, die wir sehen wollten. Ihnen nochmals vielen Dank. Wir sind sehr dankbar.«

Es war spät, der Qi-Gong-Meister war zu erschöpft, um seine Darbietung zu wiederholen, und wir waren müde und hatten für einen Tag genügend Gefallen erbeten. Wir verabschiedeten uns und nahmen den Minibus zurück zum Beijing-Hotel.

»Was meinst du, Herb?« fragte ich unterwegs.

»Nun«, antwortete er, »ich denke, es handelt sich um irgendeine Form von statischer Elektrizität. Oder das Ganze ist ein Trick. Weißt du, wir konnten ja nichts in dem Zimmer sehen. Sobald die Tür zu und es finster war, hätten eine Million Dinge da drin geschehen können, ohne daß wir sie mitbekamen. Man kann nichts darüber sagen. Wir hatten über keinen Teil dieser Vorführung Kontrolle. Wenn du versuchen würdest, eine Beschreibung dieser Art von Beobachtungen in einem wissenschaftlichen Journal zu veröffentlichen, würden dir die Kritiker die Haut abziehen, und das mit Recht. Ich weiß nicht, was die da gerade gemacht haben. Wir werden mit einigen Physikern und Zauberern sprechen müssen, und wir werden das gleiche oft unter vollkommen kontrollierten Bedingungen sehen müssen, bevor wir es für etwas Neues halten.« Bensons Rüstung war weiterhin unangekratzt.

Am darauffolgenden Nachmittag sollten wir uns mit Vize-Minister Tan Yun-he vom Gesundheitsministerium treffen. Man hatte uns gebeten, konkrete Vorschläge für zukünftige gemeinsame Qi-Gong-Forschungsvorhaben zu unterbreiten. Benson ging genauestens alles durch, was wir gesehen hatten, und beschloß dann, zwei Projekte vorzuschlagen.

Im Gesprächszimmer des Vize-Ministers schlug Benson vor, daß eine klinische amerikanisch-chinesische Studie entworfen werde, die in China unter der Führung amerikanischer Experten durchgeführt würde. Das Experiment sollte aus zwei Teilen bestehen: Der eine sollte die Wirksamkeit von Qi Gong bei der Behandlung von Hypertonie prüfen und der andere bei nachgewiesenen Vorkommen von Lungenkrebs.

Benson empfahl ferner, daß Qi-Gong-Meister die Vereinigten Staaten besuchen sollten, um ihre Fähigkeiten unter kontrollierten Laborbedingungen vorzuführen. Vize-Minister Tan fand beide Vorschläge ausgezeichnet und beauftragte Direktor Dong Yuchang vom Büro für Auswärtige Angelegenheiten mit ihrer Durchführung. Anschließend berichtete Direktor Dong, daß das Gesundheitsministerium an unserer Mitarbeit an einem Dokumentarfilm interessiert wäre, welcher der westlichen Welt Qi Gong und die Grundlagen der chinesischen Medizin vorstellen sollte. Er meinte, je früher detaillierte Verhandlungen beginnen könnten, um so besser. Das Gesundheitsministerium hatte ein weltweites Symposium über die Wissenschaft des Qi Gong für 1985 in Beijing geplant.

Es ist keineswegs einfach, den Sinn in all diesen Qi-Gong-bezogenen Beobachtungen, Behauptungen und politischen Einladungen ausfindig zu machen. Die Vorstellung, daß der Geist die Materie verändert, scheint für Mythologie oder Science-fiction besser geeignet als für Medizin oder Physik. Und dennoch entspricht auch sie dem chinesischen Prinzip, daß unsere Gedanken weitreichenden Einfluß auf unseren körperlichen Zustand ausüben.

Es gibt mehrere mögliche Wege, die von den chinesischen Stellen angeführten Beobachtungen zu erklären. Zuerst muß man die Praxis des Qi Gong in ihre Einzelteile zerlegen. Die Hauptform von Qi Gong ist inneres Qi Gong. Das ist das tägliche Durchführen der uralten Übungen, die alle leicht erlernen und durchführen können. Millionen von Chinesen haben sich dieser Art von Körpertraining verschrieben, um die Gesundheit zu verbessern und Krankheiten zu heilen. Traditionell-chinesische Autoritäten der Medizin im Gesundheitsministerium sind überzeugt, daß tägliche Qi-Gong-Übungen in bedeutendem Maße die Anfälligkeit gegenüber Krankheiten verändern und die Sterblichkeitsrate senken. Ferner bitten jetzt diese Autoritäten westliche medizinische Forscher um Hilfe, um ihre Auffassungen anhand von klinischen Studien beweisen zu können. Wenn sie irren, hat die westliche medizinische Wissenschaft nichts durch die Mitarbeit an klinischen Studien verloren. Wenn sich die Auffassungen jedoch als richtig erweisen, wird man im Westen gezwungen sein, grundlegende Annahmen über das Wesen von Gesundheit und Krankheit zu überprüfen.

Wenn nachgewiesen werden kann, daß die Qi-Gong-Praxis die Dauer oder Symptome von Krankheiten reduziert und zu einer Verlängerung der Lebenszeit führt, wird die nächste Frage sein, wie Qi Gong das erreicht. Ist es der *Glaube* an die Ausübung von Qi Gong, was wir im Westen den Placebo-Effekt nennen würden, oder ist es die Praxis selbst, die den Gesundheitszustand unmittelbar verändert? Wenn es unmittelbar die Praxis von Qi Gong ist, dann wird die nächste Frage sein, welche Elemente dieser Praxis die entscheidende Rolle spielen. Eine Qi-Gong-Trainingsstunde umfaßt aerobische, isometrische und isotonische Übungen und kombiniert diese mit Entspannung, Meditation, Visualisierungsübungen und wahrscheinlich einigen weiteren, noch unbekannten Verhaltenstechniken. Sie wendet gleichzeitig fast jede Verhaltensbeeinflussung an, die die westliche Medizin kennt. Vielleicht kann die synergistische Wirkung dieser Techniken die menschliche Physiologie (besonders das Immunsystem des Körpers) verändern und somit den natürlichen Verlauf einer Krankheit beeinflussen. Wenn ja, könnte die westliche Medizinpraxis eines Tages gesundheitsfördernde Techniken wie die Qi-Gong-Therapie beinhalten.

Die weitere Hauptkomponente der Qi-Gong-Praxis ist die des externen Qi Gong. Es ist dieser Aspekt von Qi Gong, der die westlichen Gesetze der Biophysik völlig durcheinanderbringt. Die Chinesen betrachten externes Qi Gong einfach als Verlängerung des inneren Qi Gong. Dieses befähigt den Menschen angeblich, Qi innerhalb des eigenen Körpers zu erspüren, zu regulieren und zu steuern.

Ein kleiner Bruchteil der Praktiken des inneren Qi Gong erreicht eine Ebene der Kontrolle des inneren Qi, welches sie befähigt, dieses Qi nach außen abzugeben. Nicht jeder, der inneres Qi Gong praktiziert, kann letztendlich lernen, externes Qi Gong zu beherrschen. Laut chinesischen Medizinexperten ist diese Fähigkeit weder voraussehbar noch wird sie bislang gründlich verstanden.

Obwohl der Praxis des externen Qi Gong eine dreitausendjährige Geschichte vorangeht und Praktiker von externem Qi Gong in zahlreichen medizinischen Abhandlungen Chinas erwähnt werden, wurde externes Qi Gong erst 1978 wissenschaftlich untersucht. Die Chinesen glauben, daß sie seitdem den Beweis für die physikalische Wirklichkeit von Qi Gong erbracht haben. Sie behaupten, daß es sich in psychokinetischen Kräften zeigt, in hellseherischen Fähigkeiten wie in gesundheitsfördernden Energien. Diese Behauptungen können zum Teil auf Mythen, Selbsttäuschung und erhöhter Anfälligkeit für Suggestion basieren. Die Chinesen wollen an die Wirklichkeit von Qi glauben. Immerhin hat es eine zentrale Rolle in ihrer Philosophie, Wissenschaft, Literatur und Kunst eingenommen.

Der Gedanke, chinesische Medizinautoritäten würden die westliche wissenschaftliche Gemeinde bewußt täuschen wollen, wäre absurd. Was hätte das chinesische Gesundheitsministerium dadurch zu gewinnen, daß es fingierte Ergebnisse präsentiert und amerikanische Wissenschaftler einlädt, sie zu untersuchen? Wenn sich auch nur eine der chinesischen Behauptungen als zutreffend erweist, hat China einen couragierten Schritt hin zu neuen Wegen des Verständnisses unternommen. Durch das Einladen westlicher Wissenschaftler, an ihren Studien teilzuhaben, hat die chinesische Führung ferner eine Verpflichtung gegenüber der internationalen Zusammenarbeit und Freundschaft auf sich genommen. Die Chinesen haben ihre Bereitschaft bekundet, Qi Gong nach den höchsten Standards der modernen wissenschaftlichen Forschung untersuchen und analysieren zu lassen.

Es ist noch keine zwanzig Jahre her, daß die medizinische Führung Chinas westlichen Wissenschaftlern die Praxis der Akupunktur vorführte. Zuerst wurde Akupunktur-Analgesie für unmöglich gehalten. Als nächstes hieß es, Akupunktur bewirke einen Placebo-Effekt. Heute wissen wir, daß es sich bei diesem »Placebo-Effekt« um eine Gruppe von morphiumartigen Stoffen handelt, die Endorphine und Enkephaline. Diese im Hirn auftretenden Substanzen scheinen eine Schlüsselrolle bei der Dämpfung von Schmerz und anderen Empfindungen zu spielen. Ein völlig neuer Bereich der medizinischen Forschung erblühte aus Samen wie der ersten Beobachtung der Akupunktur-Analgesie. Das chinesische Qi Gong könnte weitere Samen von großer Bedeutung für die westliche Medizin säen. Über das Testen von Qi-Gong-Meistern in amerikanischen Forschungslabors wird gegenwärtig verhandelt.

Die Beweispflicht obliegt weiterhin den Chinesen. Bis heute kann die Forschung die chinesischen Behauptungen über Qi Gong weder bestätigen noch widerlegen. Dr. Lu Bing-kuai, Vize-Präsident des Instituts für Traditionelle Chinesische Medizin Chinas und Präsident der Beijing Qi-Gong-Gesellschaft, sagte unserer Delegation: »Qi Gong ist eine uralte Praxis, ein Teil der ›nationalen Schatzkammer‹ traditioneller chinesischer Medizin. Wir haben im Laufe der letzten Jahre versucht, es durch moderne wissenschaftliche Prinzipien und Techniken zu verstehen. Wir verstehen es weiterhin nicht und würden Ihre Hilfe bei dem Bestreben begrüßen, die Natur von Qi zu definieren. Es ist meine Überzeugung, daß, um Qi Gong und die damit verbundenen Aspekte des Heilens vollständig zu begreifen, es mehr geben muß als die einfache Anwendung von derzeitigen wissenschaftlichen Prinzipien und Methodologien. Notwendig ist eine Revolution der westlichen biomedizinischen Wissenschaft.«

Wir werden sehen.

Die Heirat der chinesischen Medizin mit der westlichen

Vor über dreißig Jahren äußerte der Vorsitzende Mao Zedong den Wunsch, die traditionell-chinesische und die modern-westliche Medizin mögen sich verbünden, um die medizinische Versorgung des chinesischen Volkes zu verbessern. Eine solche Vereinigung käme einer Heirat zwischen rivalisierenden Königreichen gleich. Um die Ehe möglich werden zu lassen, müßten beide Parteien unterschiedliche Sprachen, Philosophien und Praktiken sowie allgemein spürbares, gegenseitiges Mißtrauen überwinden.

Was die Verlobung beendete, war das Chaos der Kulturrevolution. Fast zwei Jahrzehnte lang schwebte die Beziehung im luftleeren Raum. Doch seitdem ist die chinesische Regierung bemüht, Frieden zwischen den streitbaren Brautleuten zu stiften. Es wird nicht unbedingt eine Ehe sein, die im Himmel geschlossen wurde. Mediziner, die Kernspintomographie anwenden, haben wenig gemeinsam mit Ärzten, die Antilopenhorn-Tee verschreiben. Fachleute beider Schulen haben sich der Herablassung, Abwehrhaltung und Ignoranz der jeweils anderen Methodologie schuldig gemacht. Es hat wenig an gegenseitigem Verständnis und Zusammenarbeit gegeben.

Die Ärzte der westlichen Medizin haben keine unwiderlegbaren Beweise dafür, daß die Praktiken der traditionellen Medizin wirksam sind, noch kennen sie deren mögliche Nebenwirkungen. Aus diesen Gründen wenden westlich-orientierte chinesische Ärzte die traditionell-chinesische Medizin nicht an und überweisen Patienten auch nicht an traditionelle Praktiker. Entsprechende Voreingenommenheiten herrschen bei den traditionellen Ärzten, die wenig über westliche Medizin wissen. Dieses Patt macht es Ärzten beider Richtungen in China wie im Westen unmöglich, Patienten situationsgerecht zu überweisen. Ohne genaues Wissen darüber, ob in einem gegebenen Fall chinesische oder westliche Behandlung am wirksamsten wäre, erhalten Patienten weiterhin eine weniger als optimale Behandlung. Um diese Situation zu verändern, muß die klinische Wirksamkeit der chinesischen Therapien wissenschaftlich bestätigt werden.

Die für solche Bestätigungen erforderliche klinische Forschung stellt eine wertvolle Investition dar. Sie wird klarstellen, welche Techniken für welche Patienten am wirksamsten sind, und das Verständnis der westlichen Medizin von menschlicher Physiologie und Gesundheit bereichern.

Meine klinischen Beobachtungen überzeugten mich, daß Akupunktur als Analgesie und bei der Kontrolle gewisser chronischer Syndrome wirksam ist. Wir beginnen die Physiologie dessen zu verstehen, wie Akupunktur unser Zentralnervensystem über die Bahnen der Endorphine und Enkephaline beeinflußt. Wenn die chinesischen Behauptungen über die Wirksamkeit von Akupunktur bei der Behandlung von schmerzlos verlaufenden Krankheiten zutreffen, dann muß Akupunktur unmittelbar wirkende, gesundheitsfördernde Auswirkungen auf diverse Organsysteme haben. Diese Entdeckung wird wiederum zu einem neuen und verbesserten Verständnis des Heilungsprozesses führen.

Die chinesische Massage ist eng mit der Akupunktur-Praxis verknüpft. Akupunktur und Massage verwenden identische Punkte an der Körperoberfläche, und beide sind in ihrer Wirkung von vorbestimmbaren, präzisen Verbindungen zwischen den Oberflächenpunkten und den inneren Organen abhängig. Der Unterschied zwischen diesen Praktiken hat mit der jeweiligen

Art der Reizung zu tun. Wenn bewiesen werden kann, daß Akupunktur klinisch nützlich ist, wird sich Massage wahrscheinlich
auch als wirksam erweisen. Es wäre besonders befriedigend,
nachweisen zu können, daß Massage ebenso wirksam wie ange-
nehm ist. Man stelle sich vor, wie sich die Arzt-Patient-Beziehung verbessern würde, wenn westliche Internisten und Kinder-
ärzte ihre Patienten nicht nur untersuchen, sondern ihnen zusätzlich eine therapeutische Massage verabreichen würden.

Die Mehrheit der Kräutermixturen in Chinas riesigem Arzneimit-
telbuch wurde noch nicht nach westlichen Maßstäben klinisch
bewertet. Das Prüfen auf Wirksamkeit bei der Behandlung von alltäglichen Krankheiten ist bei Kräutermedizinen eine komplizierte Aufgabe. Doch sie kann bewältigt werden und wird westlichen
Wissenschaftlern zweifellos neue pharmakologische Wirkstoffe
sowie ein verbessertes Verständnis der Physiologie eröffnen.

Die rätselhafteste chinesische Therapie ist Qi Gong. Sie ist uralt,
fundamental und die am schwersten zu durchblickende der chinesischen Therapieformen. Einige Phänomene an ihr stellen die
Grundauffassungen des westlichen biomedizinischen Denkens
in Frage.

Qi-Gong-Techniken stellen den Inbegriff der chinesischen Behauptungen dar, daß die menschliche Psyche die Krankheitsanfälligkeit und den natürlichen Verlauf von Krankheiten beeinflussen kann. Im Westen fangen wir damit an, das Verhältnis von
Lebensstreß zur Immunologie zu untersuchen, besonders in bezug auf Krebs. Neuere Studien der Nationalen Gesundheitsinsti-
tute haben gezeigt, daß Tiere konditioniert werden können, ihre
Abwehrkräfte (insbesondere die Aktivitäten der natürlichen
»Killer-Zellen«) als Reaktion auf einen gegebenen Stimulus zu
regulieren.[1] Ein beachtlicher Teil der Forschung hat sich mit

---

[1] Persönliche Korrespondenz, Dr. Wong Chong-xing, Shanghai Hypertension
Research Unit, Juli 1983

der Beziehung zwischen bestimmten Persönlichkeitstypen und spezifischen Krankheiten befaßt. Die westliche Medizin hat begonnen, die Frage zu stellen, ob und wie Meditation, Biofeedback, der Glaube und schließlich die Entspannungsreaktion die menschliche Physiologie verändern können. Wissenschaftler der Verhaltensmedizin, der Verhaltensforschung, Psychosomatik, Endokrinologie und Neurologie sind dabei, die Verbindungen zwischen Hirn und Körper neu zu definieren. Dieser interdisziplinäre Bereich wird auch *Psycho-Neuroimmunologie* genannt. Dreitausend Jahre vor dem Auftreten des ersten Psycho-Neuroimmunologen bemühten sich chinesische Ärzte bereits um die gleichen Fragen der Geist-Körper-Beziehungen.

Viele technische Fragen komplizieren das Prüfen der klinischen Wirkungen traditioneller chinesischer Behandlungsformen. Subjektives Schmerzempfinden ist nach wie vor das Hauptmittel der Bewertung von Akupunktur. Wir haben hierfür noch keine objektiven Meßwerte, die etwa die chemischen oder physiologischen Veränderungen genau bestimmen.

Kräuterpräparate sind besonders schwierig zu testen. Chinesische Kräutertherapien beruhen auf Diagnosen, die nichts gemeinsam haben mit denen, die in der modernen westlichen Medizin üblich sind. Erinnern wir uns daran, daß die bakterielle Lungenentzündung des Westens in China ein »Übermaß an Feuer der ›Leber‹« oder ein »Mangel an Yang der ›Milz‹« sein kann. Zusätzlich können Kräuterrezepte von einem Tag zum anderen anders ausfallen, wenn sich das Befinden des Patienten verändert.

Qi Gong kann theoretisch bei allen Patienten und Erkrankungszuständen angewendet werden. Klinische Studien, die Hypertonie und das Überleben von Krebserkrankten als objektive Richtwerte verwenden, könnten die Behauptung bestätigen, daß Qi Gong die Krankheitsanfälligkeit wie auch die Schwere und Sterblichkeit bei Erkrankungen verringern kann. Falls Studien in amerikanischen Labors irgendwelche chinesischen Behauptungen über das Ausstrahlen von Energie, Psychokinese, Hellsichtigkeit oder Heilkräfte der Qi-Gong-Meister bestätigen, werden wir unsere Auffassungen der Grenzen des menschlichen Körpers revidieren müssen.

Die Heirat der chinesischen Medizin mit der westlichen bietet westlichen Wissenschaftlern jedoch mehr als nur klinische Techniken und physiologische Mechanismen. Sie bietet zusätzlich eine alternative Herangehensweise bei Gesundheit und Krankheit.

Die westliche Medizin setzt Behandlung vor Vorbeugung. Der größte Teil der westlichen Forschung befaßt sich mit den Einzelheiten der eingetretenen Krankheit. Sie schenkt den Auswirkungen von Lebensführung, von persönlicher Veranlagung und von Denkweisen auf Erkrankungen vergleichsweise wenig Aufmerksamkeit. In China hat man einen ganz anderen Kurs gewählt. In seinen traditionellen Systemen ist Gesundheit viel mehr als das bloße Fehlen von feststellbarer Pathologie. Aktivität, Ernährung und die Psyche sind von entscheidender Bedeutung in der chinesischen Auffassung von Gesundheit und Krankheit.

Technologie und Spezialisierung haben die westliche Ärzteschaft sich von ihren Patienten distanzieren lassen. Medizinern wird zunehmend vorgeworfen, an Sensibilität verloren zu haben. Von den Patienten heißt es, sie seien weniger vertrauensbereit. Die traditionelle chinesische Medizin bietet wertvolle Hinweise auf diesem Gebiet. Sie empfiehlt, daß sich der Arzt als Berater und Lehrer der Vorbeugung darstellt, und nicht als losgelöster Techniker, der Reparaturen ausführt. Im klassischen Sinne umfaßt die Verantwortung des chinesischen Arztes weit mehr als nur die Behandlung von Krankheiten. Zu ihr gehören vielmehr Vorbeugung, Lehren, emotionelle Unterstützung und Hinweise zur Lebensführung. Theoretisch, wenn auch nicht immer in der Praxis, ist der chinesische Patient ein aktiver Partner im Gesundheitsprozeß. Diese Ideale sind im Westen nicht unbekannt, doch sind sie nicht Teil der alltäglichen Einstellung zur Gesundheitsversorgung. Wenn westliche Ärzte und Patienten von China nichts weiter als eine neue Sicht ihrer Beziehung zueinander lernen würden, hätten sie dennoch allen Grund, der traditionellen Medizin zutiefst dankbar zu sein.

Die chinesische Betonung auf Lebensstil und Geisteshaltung führt zu der Frage, warum Menschen krank werden. Sind wir alle nur hilflose Zielscheiben, die warten, bis die fatale Kombination aus Erbgut, äußerlichen Faktoren und der Lauf der Zeit sie trifft? Oder sind wir anhand unserer Lebens- und Denkweise primär verantwortlich für unsere eigene Gesundheit? Die richtige Antwort liegt wohl irgendwo zwischen diesen Extremen. Die Integration chinesischer und westlicher Medizin sollte dazu beitragen, unser Verständnis der Ursachen und des Verlaufs von Krankheit zu verbessern.

Die chinesische Medizin studieren bedeutet auch, die Dynamik des Placebo-Effekts zu studieren. Viele Kritiker traditioneller chinesischer Medizin meinen, daß die Wirksamkeit der gesamten chinesischen Therapie hauptsächlich auf der Kraft des Placebo-Effekts beruht. Solche Kritiker sind überzeugt, daß chinesische Therapien wirken, weil die Patienten glauben, daß sie wirken werden. Dieselbe Behauptung kann man bei einer großen Anzahl der westlichen Medizinpraktiken gleichermaßen anbringen. Doch statt diesem Phänomen auf die Spur zu kommen, statt zu versuchen zu verstehen, genau wie das Glaubenssystem eines Patienten seine Physiologie verändert, hat die westliche Wissenschaft den Placebo-Effekt größtenteils unberücksichtigt gelassen. Die Bezeichnung Placebo-Effekt wird allzuoft herabsetzend verwendet, um eine klinische Reaktion zu beschreiben, die schlecht verstanden, unerwartet und mit der vorherrschenden Theorie nicht zu erklären ist.

Entsprechend gestaltete klinische Studien der chinesischen Medizintechniken würden präzisieren, welche Patienten bei welcher Therapie einen vollwertigen Placebo-Effekt erfahren. Solche Individuen würden dann nach subtilen physiologischen Veränderungen untersucht werden. Diese Forschung könnte von unermeßlichem Wert für unser Verständnis der Beziehung zwischen Geisteshaltung und Krankheit sein.

Die Geist-Körper-Interaktion hat auch mit unserem Verständnis des Konzepts »Heilen« zu tun. Wir müssen uns fragen, wie Heilung eigentlich stattfindet. In der westlichen Medizin hat eine Pille aus Chemikalien oder biologischen Stoffen die Kraft, zu heilen. Das Skalpell des Chirurgen hat die Kraft, zu heilen. Gewisse körperliche und geistige Übungen besitzen wahrscheinlich die Kraft, Heilung zu fördern. Sich selbst überlassen besitzt der menschliche Körper die erstaunlichsten Heilkräfte von allen.

Wie steht es um andere Aspekte des Heilens? Westliche Wissenschaftler beginnen, den Placebo-Effekt als einen wirklichen, wenn auch schlecht verstandenen Mechanismus der Heilung anzuerkennen. Was hat es mit bedingungslosem Glauben auf sich, zum Beispiel dem religiösen Glauben des einzelnen oder seinem Glauben an einen bestimmten Arzt? Kann diese Art von bedingungslosem Glauben auch heilen? Vielleicht gibt es andere Dimensionen des Heilens, solche, die nichts mit Pillen, Skalpellen, Übungen oder bewußtem Glauben zu tun haben. Es ist vorstellbar, daß Menschen die Fähigkeit besitzen, Heilung wechselseitig zu fördern. Diese Art von Heilung hat viele Namen: Glaubensheilung, Schamanismus, Handauflegen oder externes Qi Gong. Wir verstehen diese Heilmethoden noch nicht. Die Anhäufung von Fallstudien und Erfolgsberichten fordert geradezu eine Antwort der Wissenschaft heraus. Vielleicht stellt diese Art der Heilung die Fähigkeit eines Menschen dar, die Physiologie eines anderen ohne Zuhilfenahme von Medikamenten oder Skalpellen zu verändern. Diese Art des Heilens, die immer schon ein integraler Bestandteil der Arzt-Patient-Beziehung war, bleibt ein zu wenig erforschter Bereich der modernen Medizin. Ihn zu verstehen wird Fachkenntnisse auf vielen Gebieten erfordern, darunter Medizin, Psychologie, Physik und Philosophie. Die Kunst des Heilens ist viele tausend Jahre alt. Die Wissenschaft des Heilens ist noch im Entstehen.

Obwohl das Vorkommen von spezifischen Krankheiten sich in China anders verhält als im Westen, sind die Patienten im großen und ganzen die gleichen — sie leiden an den gleichen Symptomen, denselben erkrankten Organen, denselben seelischen Problemen. Die medizinischen Modelle Chinas und des Westens sind wie zwei Bezugssysteme, von denen aus identische Phänomene studiert werden. Keines der beiden Systeme bietet eine vollständige Betrachtung von Gesundheit und Krankheit. Beide sind unvollständig und bedürfen der Komplettierung.

Die Unterschiede zwischen der traditionell-chinesischen und der westlichen Medizin haben mit den Wegen zu tun, auf denen Krankheiten wahrgenommen, diagnostiziert und behandelt werden. Es bleibt abzuwarten, wie sich die beiden Systeme im Sinne ihrer Wirksamkeit behaupten, doch müssen sie einander keineswegs ausschließen. Es gibt keinen ersichtlichen Grund, warum Ärzte nicht die besten Elemente beider Schulen kombinieren sollten. Ein chinesisches Sprichwort besagt: »Die Methoden eines Menschen mögen fehlerhaft sein; die Methoden von zwei Menschen werden besser sein.«

Die derzeitige Regierung Chinas hat vorgeschlagen, daß Fachkräfte der chinesischen und westlichen Medizin zusammenkommen, um voneinander zu lernen und die Einzelheiten dieser Heirat auszuarbeiten. Am 8. März 1985 unterzeichnete Dr. Wang Yu-ren, Präsident des Instituts für Traditionelle Chinesische Medizin zu Schanghai, eine Absichtserklärung, in der eine Serie von gemeinsamen chinesisch-amerikanischen Forschungsvorhaben umrissen wird. Diese klinischen Untersuchungen werden die relative Wirksamkeit der westlichen Medizin im Vergleich zu Akupunktur, Kräutermedizin und Qi Gong bei der Behandlung von allgemeinen Krankheiten, wie auch Krebs, prüfen. Zusätzlich heißt es: »Sowohl die Wirksamkeit und Mechanismen von Qi Gong als auch eine physiologische Beschreibung von innerem und externem Qi Gong werden klinisch und aus biophysischer Sicht bewertet.« Die medizinischen Leitungsgremien in Beijing und Kanton haben seitdem Interesse an gleichartigen Studien zum Ausdruck gebracht.

Diese Forschung, die sich zur Zeit in der Planungsphase befindet, wird chinesische und westliche Wissenschaftler über viele Jahre hinweg beschäftigen. Es gibt keine Garantien, aber die Ehe der chinesischen und westlichen Medizin könnte beide Seiten dem Ziel näherbringen, die gesundheitsfördernden Aspekte besser zu unterstützen und die krankmachenden Faktoren möglichst auszuschalten.

ANHANG

KONTAKTADRESSEN

Internationale Gesellschaft für
chinesische Medizin
Leopoldstr. 17
8000 München 40

Chinesische Naturheilkunde-
Akademie
Hans-Dill-Str. 9
8650 Kulmbach

Deutsche Ärztegesellschaft für
Akupunktur (DÄGfA)
Zweibrückenstr. 1
8000 München 2

AG für klassische Akupunktur und traditionelle chinesische Medizin
c/o Hans Giesen
Schiess-Str. 8—10
4000 Düsseldorf

Deutsche Akupunktur-
Gesellschaft
Goltsteinstr. 26
4000 Düsseldorf

Deutsche Akademie für Akupunktur und Auriculo-Medizin
Connollystr. 26
8000 München 40

Ärztegemeinschaft zur
Förderung der Akupunktur
c/o Dr. Bürgin
CH-3538 Rötenbach

Deutsches Forschungsinstitut
für chinesische Medizin
Silberbachstr. 10
7800 Freiburg

Österreichische Gesellschaft
für Akupunktur und
Auriculotherapie
c/o Prof. Johannes Bischko
Mariannengasse 10
A-1090 Wien

Österreichische wissenschaft-
liche Ärztegesellschaft für
Akupunktur
Schanze 3
A-4902 Wolsegg

Deutsche Sektion der Jin Shin
Do Foundation
Charlottenstr. 6
2800 Bremen

Heilendes Tao/Mantak Chia
Nollisweid
CH-9050 Appenzell

Internationale Medizinische
Gesellschaft für
Elektroakupunktur
Richard-Wagner-Str. 15
7310 Plochingen

Akademie für chinesische
Naturheilkunst
Gasometer Str. 18
CH-8005 Zürich

International Tai Chi
Association
Frieder Anders
Am Weingarten 12
6000 Frankfurt 90

Qi-Gong-Ausbildung
Foen Tjoeng Lie
Tangstedter Landstr. 516
2000 Norderstedt

Europäisches Shiatsu Institut
Freiligrathstr. 32
8000 München 40

Lehrinstitut für alte
chinesische Naturheilkunst
Allmansdorfer Str. 90
7750 Konstanz

Literaturempfehlungen

Benson, Herbert: *Gesund im Streß. Eine Anleitung zur autosuggestiven Entspannung.* Ullstein Verlag, Berlin 1978

Chia, Mantak: *Tao-Yoga. Erwecken der heilenden Urkraft Chi.* Ansata Verlag, Interlaken 1985

Chia, Mantak: *Tao-Yoga des Heilens. Die Praxis der Chi-Massage.* Ansata Verlag, Interlaken 1987

Conelly, Dianne: *Traditionelle Akupunktur. Das Gesetz der fünf Elemente.* Verlag Anna Christa Endrich, Heidelberg 1988

Guorui, Jiao: *Qi Gong Yangsheng. Gesundheitsfördernde Übungen der traditionellen chinesischen Medizin.* MLV, Uelzen 1989

Kaptchuk, J. Ted: *Das große Buch der chinesischen Medizin.* Scherz Verlag, München 1988

Ostrander, Sheila: *PSI.* Goldmann, München 1985

Peterson, Liselotte und Zhu Long Yu: *Qi Gong. Das Übungssystem der chinesischen Medizin zur Gesunderhaltung.* Haug Verlag, Heidelberg 1989

Porkert, Manfred: *Chinesische Medizin.* Econ, Düsseldorf 1984

Schillings, Astrid: *Qi Gong. Der fliegende Kranich.* Windpferd Verlag, Durach 1989

Stux, Gabriel: *Grundlagen der Akupunktur.* Springer, Heidelberg u. a. 1986

Zöller, Josephine: *Das Tao der Selbstheilung. Die chinesische Kunst der Meditation in der Bewegung.* Ullstein Sachbuch, Frankfurt 1987

Register